U0302348

中西医健康教育

ZHONG–XIYI JIANKANG JIAOYU

王冬梅 ◎ 编著

甘肃科学技术出版社

甘肃·兰州

图书在版编目（CIP）数据

中西医健康教育 / 王冬梅编著. -- 兰州 ：甘肃科
学技术出版社， 2024.8. -- ISBN 978-7-5424-3231-5

Ⅰ．R2-031

中国国家版本馆CIP数据核字第2024E5E122号

中西医健康教育

王冬梅　编著

责任编辑　陈学祥

封面设计　麦朵设计

出　版　甘肃科学技术出版社

社　址　兰州市城关区曹家巷1号　　730030

电　话　0931-2131572(编辑部)　　0931-8773237(发行部)

发　行　甘肃科学技术出版社　　印　刷　甘肃发展印刷公司

开　本　880毫米×1230毫米　1/32　印　张　9　插　页　2　字　数　231千

版　次　2024年8月第1版

印　次　2024年8月第1次印刷

印　数　1~3000

书　号　ISBN 978-7-5424-3231-5　　定　价　68.00元

前　　言

健康是人类最宝贵的财富。实现国民健康长寿是国家富强、民族振兴的重要标志，也是全国各族人民的共同愿望。现代化最重要的指标还是人民健康，这是人民幸福生活的基础。党的二十大报告中提出，要把保障人民健康放在优先发展的战略位置。

随着全球科技与经济的发展、人们饮食结构和生活方式的改变、人口老龄化等因素的影响，人类疾病谱发生了很大的变化，慢性非传染性疾病、心因性疾病以及病毒性感染已成为目前威胁人类的主要疾病，这给维护和促进健康带来一系列新的挑战。

但很多疾病都是可以预防的！作为中华民族瑰宝的中医药学，凝聚着中华民族数千年深邃的哲学智慧、养生文化及实践经验，其"治未病"思想在现代疾病的预防方面具有前所未有的实际意义。"共建共享、全民健康"是建设健康中国的战略主题。在当代大健康理念下，健康管理的重心要从专注治疗转向重视预防，树立"治未病"理念，积极预防为主、健康教育先行已成为解决"人人享有保健目标"的首选策略。

　　为弘扬中华民族传统医学文化，展示现代保健新知，满足人们对医学保健知识的渴求，同时为满足综合性大学全面发展人才的需要，笔者结合多年临床与教学的实践工作经验，精心编写了本书。全书以健康的基石和《黄帝内经》养生精要为主线，将现代医学、现代营养学和中医学理论知识相融合，结合当代现实生活进行拓展解读，使读者既知其然又知其所以然，实现自主保健。全书内容安排合理，编写条理清楚、逻辑性强、科学严谨，图表准确，文字表达清楚准确，既专业又通俗易懂，既可作为大学生的公共课教材，又可作为民众健康教育的读物，覆盖面大、受益面宽，对健康中国建设具有一定的现实意义。

　　甘肃中医药大学魏清琳教授、康学东教授等老师在书稿编写过程中给予多方面的支持和帮助，值此付梓之际，衷心感谢！

　　由于编者水平有限，书中不妥和疏漏之处在所难免，敬盼读者予以批评指正！

王冬梅

2024 年 3 月于兰州

目　　录

第一章 现代医学语境下的健康观

自古以来,健康延年都是个永恒不变的话题,人类从未停息对它的追求。健康是人类最宝贵的财富;健康是促进人的全面发展的必然要求,是经济社会发展的基础条件;健康也是幸福生活最重要的指标。《"健康中国2030"规划纲要》指出:"实现国民健康长寿是国家富强、民族振兴的重要标志,也是全国各族人民的共同愿望。"

随着社会的进步、科技的发展和医学的不断发展,医学模式、健康观以及医学时代都发生着相应的变化。20世纪以来,随着工业化、生态环境、生活方式、人口老龄化等的变化,人类疾病谱发生了显著变化,以心脑血管疾病、慢性呼吸系统疾病、癌症和糖尿病为主的慢性病,与人类行为有关的心因性疾病、心身疾病等,以及病毒感染是目前威胁人类健康的主要疾病。这些亟待解决的问题,给维护和促进健康带来一系列新的挑战。

但很多疾病是可以预防的!疾病是人类健康的大敌,预防疾病不仅可以减少疾病的发生率和死亡率,减少疾病给人们的身体健康带来的威胁;而且还会降低疾病给社会经济发展带来的诸多负面影响,还可以提高人们的生活质量和幸福感。中医"治未病"的学术思想是现代预防医学的理论渊源,坚持落实预防为主的方针、树立"治未病"理念和科学健康观对于全民健康意义非凡。

预防疾病、维护和促进健康是一种伟大的事业,也是一门大学问。要想拥有健康,最重要的就是观念、态度和方法,就是坚持做到"知-悟-行",其中"知"是基础,指健康相关知识和学习;"悟"是动力,指信念和态度;"行"是目标。"健康中国"建设的战略主题为"共建共享、全民健康";世界卫生组织(WHO)认为,解决大健康——人人享有保健目标的首选策略就是健康教育和健康促进。通过加强健康教育,提高人们的健康意识,树立"治未病"理念,普及健康知识,倡导健康文明生活方式,从而提高全民健康水平。"知道容易领悟难,行动容易坚持难",健康教育是一项宏伟的工程和事业,也是帮助我们活得更好、更久、更有意义的科学。

第一节　现代医学的发展

医学经历了17世纪的奠基,18世纪的系统分类,19世纪的大发展,到20世纪与现代科学技术紧密结合,发展为现代医学。基于文化体系和医学目的的不同,在医学理论教学与临床实践中所形成的各自不同的风格、理念与规范,也就形成了从总体上认识健康和疾病,以及相互转化的哲学观点,这种观点称之为"医学模式"。医学模式包括了医学认知模式和医学行为模式。迄今为止,医学模式的发展主要经历了神灵主义医学模式、自然哲学医学模式、机械论医学模式、生物医学模式和生物-心理-社会医学模式等五个阶段。在社会生产力低下的原始社会,即神灵主义医学模式阶段,人们用超自然的力量解释健康和疾病,医学和巫术往往交织在一起,反映了原始的宗教思想和唯心主义的哲学观。自然哲学医学模式于公元前3000年左右出现,以中国中医的"天人合一"、"阴阳五行学说"思想及古希腊的"体液学说"为代表,此模式结束了人类社会在原始医学中长期巫医不分的状态,驱逐了神灵主义医学中的鬼神成分,人类开始将零散的医学知识综合和条理化,以自然哲学理论为基础的思维方式来解释疾病与健康,反映了朴素唯物主义的医学观。在机械论医学模式阶段,以机械决定论为主导的实验哲学思想兴起,把医学由经验医学引向了实验医学时代,把实验方法应用到医学领域,促进了解剖学、生理病理学和外科学等学科的发展,对现代医学影响深远;但此模式忽视了生命的生物复杂性和社会复杂性,具有机械性和片面性的缺点。随着生物医学的发展,于18世纪下叶演化为生物医学模式,它从人体的生物属性来观察和解释健康与疾病,对人体的形态结构、生理病理、发病原因机制进行深入地研究,形成了比较完整的科学体系,但忽视了人的社会属性,属于机械唯物主义的医学观。20世纪以来,随着现代医学的发展、疾病谱和死因谱的改变、卫生保健的需求,形成了生物-心理-社会医学模式,它从生物、心理、社会全面综合的水平上认识人的健康和疾病,全方位探求影响人类健康的因果关系,使医学从传统的纯自然科学回归到自然科学和社会科学、人文科学相结合、相交叉的应用性学科,反映了医学技术的进步,从更高层次上实现了对人的尊重,标志着医学道德的进步,对医疗卫生事业各个领域都产生重大而深远的影响。

医学模式的演进是持续不断的,是不断发展和完善的。随着医学科学的发展和人类对医学本质认识的不断深入,医学模式可能会再完善,甚至更新或出现更适应现代人类卫生保健的新模式。

20世纪以来,自然科学的进步极大地促进了医学的发展,最为突出的成就是医学基本理论的发展,这有力地推进了临床和预防医学发展,出现了治疗和预防疾病的一系列有效手段,主要医学问题在微生物和营养素中求得解决。

疫苗的发现可谓是人类发展史上一件具有里程碑意义的事件。预防是控制和消灭传染性疾病最主要的手段,而接种疫苗被认为是最行之有效的措施。人类用疫苗迎战病毒的第一个胜利，就是于1980年应用牛痘疫苗彻底消灭了威胁人类几百年的天花病毒。牛痘疫苗是18世纪英国人Edward Jenner从牛痘中提取的。但其实早在16世纪，我们中华民族的先祖们已经采用"鼻苗法"等方法(人痘)预防天花，即用从天花患者痘痂制备的干粉，引起正常人的轻度感染，从而免于严重或者致命的感染。此后200年间疫苗家族不断扩大和发展，目前人类疾病防治中应用的疫苗已有20多种。我国计划免疫的疫苗包括卡介苗、乙肝疫苗、脊髓灰质炎疫苗、百白破三联疫苗和麻疹疫苗等，应用疫苗免疫的目的主要是提高人群的免疫水平，控制甚至最终消灭相应传染病。

新药物(如新抗生素、营养素)的不断研制和出现，也是治疗史上划时代的进步。比如磺胺药的研制(1935年)，青霉素被发现具有杀菌能力(1928年)并用于临床(1941年后)，链霉素被发现能治疗结核病(1944年)等等，使多种细菌所致的疾病得到了有效治疗。加拿大两位医生因发现治疗糖尿病的特效药物胰岛素(1921年)而获得诺贝尔奖。1965年我国科学家完成了牛结晶胰岛素的合成，这是世界上第一次人工合成多肽类生物活性物质，对生命科学及其相关领域产生了重大影响，在蛋白质合成历史上留下了光辉的一页，它被认为是继"两弹一星"之后我国的又一重大科研成果。

20世纪以来，医学虽然取得了巨大的成就，随着社会发展、工业化、生态环境及生活方式变化、人口老龄化等，人类的疾病谱发生很大的变化，疾病种类已从原来的贫穷病(传染病、寄生虫病等)转变为现代文明病，慢性病、心身疾病或心因性疾病，以及病毒性感染已成为目前威胁人类的主要疾病，这给维护和促进健康带来一系列新的挑战。人们逐渐认识到，单病单因素的生物医学模式以心身二元论和机械唯物论的哲学观为主导,从纯生物学角度研究宿主、环境和病因三大因素的关系,使人们忽视了人的生物、心理、社会诸因素间的联系及相互影响,忽视了疾病与健康的相对性,已不能适应和指导对现代疾病的认识和处理。

1977年美国医学家G.L.恩格尔提出"生物-心理-社会医学模式",它以身心一元论和系统论为指导,从生物学、心理学和社会学三个方面综合考察人类的健康和疾病问题,提出医生既要关心病人的躯体与个体,还要关心病人的心理及其家属和后代,关心社会。生物-心理-社会医学模式为现代医学赋予了更丰富的内涵,开拓了广阔的空间,也是医学心理学发展的重要依据,对未来医疗卫生事业的发展有重大意义。

随着医学模式以及健康观的变化和发展,现代医学也大致历经了临床医学、预防医学和保健医学三个医学时代。现代医学语境下,在不同的医学时代中,人类对健康的目标要求、主要针对人群对象以及达到相应目标的主要具体措施等都有很大的差别。

表1-1　不同医学时代的特点

医学时代	临床医学	预防医学	保健医学
目的	治好病	不得病	健康长寿
措施	药物,手术	消毒,疫苗	健康教育,保健养生
对象	病人	可发病的人	健康人

当今社会正在步入保健医学时代,它所面对的人群对象就是健康人,目标要求是使人们能健康长寿,而不是治好病;首选策略是健康教育、健康管理和保健养生。"健康中国"建设的战略主题为"共建共享、全民健康"。健康教育和健康科普的开展,对于提升人们的健康素养和"治未病"理念、预防疾病、维护和促进人类健康是非常重要的。

第二节 科学的健康观

随着医学模式的转变,健康的概念发生着相应的改变。在生物医学模式下,传统的健康观认为健康就是没有疾病或体格强健或长寿。1978年WHO《阿拉木图宣言》中明确提出了"生物-心理-社会医学模式"下的健康概念,认为健康"不仅仅是没有疾病和身体虚弱,而是身体、心理和社会适应的完满状态",它全面考虑人的自然属性和社会属性,摆脱了人们对健康的片面认识。

1989年WHO又把道德修养纳入了健康的范畴,健康观有了新的发展,认为健康包括"躯体健康、心理健康、社会健康、社会适应良好和道德健康"。道德健康的内容包括:健康者不损人利己,即不以损害他人的利益来满足自己的需要,具有辨别真与伪、善与恶、美与丑、荣与辱的是非观念和能力,能按照社会行为的规范准则来约束自己,并支配自己的思想和行为。健康应"以道德为本",良好的信仰是形成道德健康的基石。道德是人类所应当遵守的所有自然、社会、家庭、人生的规律的统称。"道",指人在自然界及社会生活中待人处世应当遵循的一定规律、规则、规范等,也指社会政治生活和做人的最高准则。"德"指个人的品德和思想情操。2011年荷兰健康学者马特尔德·休伯提出,健康应当是个体在"面对社会、躯体和情感挑战时的适应和自我管理能力"。

WHO同时还提出了有关健康的十条标准:①精力充沛,能从容不迫地应对日常生活和工作的压力而不感到过分紧张;②处事乐观,态度积极,乐于承担责任,事无巨细不挑剔;③善于休息,睡眠良好;④应变能力强,能适应各种环境的各种变化;⑤能够抵抗一般性感冒和传染病;⑥体重适当,身材匀称,站立时头、肩、臂、臀比例协调;

⑦眼睛明亮,反应敏锐,眼睑不发炎;⑧牙齿清洁、无缺损、无疼痛,牙龈颜色正常、不出血;⑨头发有光泽、无头屑;⑩肌肉、皮肤富有弹性,走路轻松。这十条标准涵盖了身体、心理和社会适应三个方面健康相关的评判标准。

依据健康的十条标准,WHO全球性调查结果显示:真正属于健康范畴的人仅占5%~15%,真正患有疾病的人约占20%,65%~75%的人群则处于"亚健康状态(又称次健康状态、第三或灰色状态)"。而且,调查数据显示,在工作压力越大、竞争越激烈的行业中,处于亚健康状态的人群占比会更高,比如在IT界亚健康状态人群甚至可高达98%,高管阶层中达到86%左右。

"亚健康状态"由苏联学者布赫曼提出,是指机体没有疾病,但机体活力降低、适应能力出现不同程度减退的一种生理状态。处于"亚健康状态"人群主诉症状多而不固定,体查及实验室检查基本无阳性体征,无器质性的病变,故又称其为"不定陈述综合征"。其临床和社会表现比较多样化,临床上多有情绪低落、郁郁寡欢或急躁易怒、精神不振、疲劳乏力、注意力不集中、记忆力减退、反应迟钝、嗜睡或失眠多梦、头昏头痛、心慌心悸、胸闷气短、食欲不振、腰腿酸软、性欲减退、手足发凉或麻木、易感冒等表现;社会表现方面主要有学习困难、人际关系紧张、家庭关系不和谐、难以进行正常的社会交往,不能较好地承担相应的社会角色及工作等。

"健康—亚健康—疾病—死亡"是一个长期的动态连续的过程,从健康到疾病的过渡状态即是"亚健康状态",此状态下,人体虽然没有发病,但身体的某一脏腑组织中已经有了某些危害因素的存在,它们像是埋伏在人体中的定时炸弹,如不及时清除,就随时可能爆炸或导致疾病。传统中医学理论中认为"阴平阳秘,精神乃治",人体内部的阴阳平衡是健康的根本;亚健康和疾病都属于人体阴阳失衡状态,亚健康是轻度阴阳失衡,若不给予科学合理的干预和调理,身体长期处于阴阳失衡的状态,就会从量变发展到质变,身体就会从亚健康状态转化成生病状态,疾病即为重度的阴阳失衡,这个时候再加以调治,就有一定难度了。

第三节 健康长寿与人口老龄化

一、健康长寿与平均寿命

长寿就是指寿命长。寿命指人类生命期的最大长度或最高寿线,其长短受卫生医疗水平、社会经济条件的制约,不同社会、不同时期差别很大。因个体性差异,如遗传因素、体质、生活条件、生活习惯等的不同,个体的寿命长短相差也很悬殊。《内经》中说"人之寿百岁而死",《尚书》中说"以百二十为寿"。自然寿命或预期寿命是指一个人在保持身体各器官都在健康状态下自然的寿命。预期寿命的估算方法大约有以下几种:

1. 德国学者 H. Franke 提出,如果一个人既未患过疾病,又未遇到外源性因素的不良作用,只单纯性高龄衰老要到120岁才出现生理性死亡;

2. 美国学者海弗利克从细胞死亡角度推算平均预期寿命,人体约由500亿个细胞组成,大部分细胞分裂50次后停止分裂,每分裂一次平均需要2.4年,人类寿命120岁左右;

3. 蒲丰氏用生长期和"寿命系数"推算平均预期寿命,哺乳动物寿命(年)=生长期(年)×寿命系数,人的生长期为20~25年,系数为5~7,寿命=25×(5~7)=125~175(年);

4. 用性成熟期来推算,哺乳动物的寿命=性成熟期×(8~10),人类的性成熟期约为14岁,人的寿命=14×(8～10)=112～140(岁)。

现代常用人口平均预期寿命来反映寿命的长短,它是衡量国家人口素质的一个重要指标,也是衡量一个社会的经济发展水平及医疗卫生服务水平的指标。人口平均预期寿命是通过科学的方法计算并告知在一定的死亡水平下,预期每个人出生时平均可存活的年数。平均寿命指从出生到死亡的寿限平均值。WHO《世界卫生统计》(2013版)中数据显示,在187个国家中,日本是世界上平均寿命最长的国家,达到了83.4岁,而中国以73.4岁位居全球第83位。国家卫生健康委统计公报显示:中国居民人均寿命在不断提高,2015年为76.3岁,2019年底为77.3岁,4年提高了1岁;2022年7月又提高到77.93岁。

二、健康长寿的表现

人是一个高度智能的生物,无论其组成如何,最终总是反映在功能上。简单评价健康长寿的表现应该具有"五快三良好"的特征,其中,"五快"代表速度,主要反应人的大脑、四肢、免疫和消化等功能;"三良好"则主要反映心理健康程度。"五快"包括:说得快,思维敏捷,口齿伶俐;走得快,行走自如,步履轻盈;睡得快,有睡意,上床后能很快入睡,且睡得好,醒后头脑清醒,精神饱满;吃得快,进餐时,有良好的食欲,不挑剔食物,并能很快吃完一顿饭;便得快,一旦有便意,能很快排泄完大小便,而且感觉良好。"三良好"包括:良好的个性人格,情绪稳定,性格温和,意志坚强,感情丰富,胸怀坦荡,豁达乐观;良好的人际关系,助人为乐,与人为善,对人际关系充满热情;良好的处世能力,观察问题客观现实,具有较好自控能力,能适应复杂的社会环境。

三、年龄划分标准与人口老龄化

1994年以前，年龄的划分标准有三个年龄段：①0～14岁为少儿；②15～64岁为中年人；③64岁（中国60岁）以上为老年人。随着全球人口平均寿命的延长和老龄化的加剧，WHO对年龄分期重新制定了划分标准（2021年）：未成年人为0～17岁、青年人为44岁以内、中年人（壮年期）为45～59岁、年轻老人为60～74岁、老人为75～89岁、长寿老人为90岁以上、百岁老人为100岁及以上。新的划分标准将人类衰老期推迟了10年，这将对人们的抗衰老意志和心理健康产生积极影响。

人口老龄化是指人口生育率降低和人均寿命延长导致的总人口中因年轻人口数量减少、年长人口数量增加而导致的老年人口比例相应增长的动态。国际上通常把60岁以上的人口占总人口比例达到10%，或65岁以上人口占总人口的比重达到7%作为国家和地区进入老龄化的标准。按照此标准，我国自2000年已进入老龄化社会。以65岁及以上占总人口比例的数据为参考，此指标从2002年的7.3%上涨至2012年的9.4%，2012年我国65岁以上的老年人口已达到亿人，且每年仍以800万人的速度增加。2014年年末，国民经济和社会发展统计公报显示，我国65周岁及以上人口占比首次突破10%。2021年第七次全国人口普查显示，65周岁及以上人口占13.50%（表1-2）。

2022年，国家卫生健康委与科技部等15部门联合印发《"十四五"健康老龄化规划》，提出"十四五"时期，我国人口老龄化程度将进一步加深，60岁及以上人口占总人口比例将超过20%，进入中度老龄化社会。预测2025年我国60岁以上老人可能将达到3亿，占比达21%，65岁以上老年人比例将达到13.7%，接近深度老龄化社会。我国将在2027年进入深度老龄化社会,即65岁以上老人比例高于15%。

表1-2　我国人口老龄化情况统计数据

	≥60 岁		≥65 岁	
	人口数(万人)	占总人口比重(%)	人口数(万人)	占总人口比重(%)
2002年	—	10.33	9420	7.3
2012年	19 400	13.26	12 700	9.4
2014年	21 242	15.50	13 755	10.1
2021年	26 402	18.70	19 064	13.50

《国家积极应对人口老龄化中长期规划》是到21世纪中叶我国积极应对人口老龄化的战略性、综合性、指导性文件。"健康中国"战略中指出,要积极应对人口老龄化,构建养老、孝老、敬老政策体系和社会环境,推进医养结合,加快老龄事业和产业发展。

第四节　人类衰老机制

人的衰老是生命过程的必然现象,是一种自然规律,衰老的实质就是身体各器官功能逐渐减退的过程。目前,较为有影响的衰老机制主要有中医肾虚学说、遗传基因学说、自由基学说以及免疫功能下降学说等几种假说。随着医学、分子生物学、遗传学等的发展,还会有其他未知的机制有待探索。

一、中医肾虚学说

《素问·上古天真论篇》中记载了女子以七、男子以八为基数递进的肾气盛衰变化规律。其原文如下:"帝曰:人年老而无子者,材力尽邪,将天数然也? 岐伯曰:女子七岁,肾气盛,齿更发长;二七,而天癸至,任脉通,太冲脉盛,月事以时下,故有子;三七,肾气平均,故真牙生而长极;四七,筋骨坚,发长极,身体盛壮;五七,阳明脉衰,面始焦,发始堕;六七,三阳脉衰于上,面皆焦,发始白;七七,任脉虚,太冲脉衰少,天癸竭,地道不通,故形坏而无子也。丈夫八岁,肾气实,发长齿更;二八,肾气盛,天癸至,精气溢泻,阴阳和,故能有子;三八,肾气平均,筋骨劲强,故真牙生而长极;四八,筋骨隆盛,肌肉满壮;五八,肾气衰,发堕齿槁;六八,阳气衰竭于上,面焦,发鬓斑白;七八,肝气衰,筋不能动,天癸竭,精少,肾藏衰,形体皆极;八八,则齿发去。肾者主水,受五脏六腑之精而藏之,故五脏盛乃能泻。今五脏皆衰,筋骨解堕,天癸尽矣,故发鬓白,身体重,行步不正,而无子耳。"

《内经》认为"夫精者,身之本也",机体的生、长、壮、老、已均受肾中精气的调节。肾气是衰老最为主导的内因,肾气盛则寿长。肾为五脏之根,先天之本,肾藏精(元气),主生长、发育、生殖与脏腑气化。若肾气虚衰或不足,则五脏六腑功能就会减退,出现性功能减退、精神疲惫、腰膝酸痛、须发早白、齿摇脱落等衰老或未老先衰(早衰)现象。两千余年前人们就已经明白:先天遗传因素、气血、肾中精气等与健康长寿密切相关。《内经》中说:"帝曰:有其年已老而有子者何也?岐伯曰:此其天寿过度,气脉常通,而肾气有余也。"其意思是说:有些老年人为什么还能有生殖能力呢?岐伯说原因有三:一为"天寿过度",即先天遗传禀赋超过常人,健康长寿者生殖能力往往超过一般人,有人统计1000余位90岁以上的健康长寿老人,90%以上有家族长寿遗传史;二是"气脉常通",气血是生命之本,"人之所有者,血与气耳",气血以流通为贵;三是"肾气有余",即肾中精气旺盛,肾气盛则寿长,故历代对老年人的强身、延缓衰老均以补肾填精助阳为要。

二、遗传基因学说

美国著名学者海弗利克教授,从20世纪60年代开始研究细胞水平上的衰老过程,认为衰老是生物体按一种"生物钟"控制下的既定程序逐渐推进的,任何生物都经历"出生、发育、成熟、衰老、死亡"五个阶段。目前大多数学者认为"生物钟"由遗传基因支配,衰老就是细胞程序死亡(PCD)或细胞凋亡,是由基因决定的、细胞主动而有序的死亡方式。

现有学者还提出端粒学说:端粒长度的逐渐变短直至完全消失是衰老的一个重要标志。端粒是分布于染色体末端的结构,人的生长发育过程中,细胞不断分裂,染色体DNA每分裂一次,端粒区就缩短一截,当短到一个极限时,细胞就不再分裂,如人胚肺成纤维细胞连续培养50代后不再分裂,出现复制性衰老。现代医学研究发现,癌细胞是一种异化细胞,具有人体正常细胞所没有的端粒酶,端粒酶可保持癌细胞基因的完整性,使癌细胞具有了无穷无尽的分裂增殖能力,从而导致肿瘤的形成。

三、自由基学说

自由基学说是1956年由Denham Harman提出的,认为细胞代谢过程中产生自由基的有害作用造成了衰老过程中的退行性变化。近年研究证实,体内过多的活性氧自由基是人类衰老和患病的重要原因。自由基的产生会引发自由基连锁反应,引起细胞膜损伤,生物分子的交联变性,酶活性下降,损失DNA,染色体突变或细胞死亡等,从而导致老年痴呆症、帕金森病、白内障、心脏病、糖尿病、骨质疏松和肿瘤等多种疾病的发生。

自由基是指含有不配对电子的分子基团。生命离不开自由基,它是人体正常新陈代谢的产物,是负责传递能量的搬运工。自由基是一把双刃剑,因自由基非常活跃,很容易与其他物质发生化学反应,在进行反应和结合的过程中得到或失去一个电子时,就会恢复平衡,变成稳定结构。当体内自由基过量时,自由基的攻击作用会对机体带来伤害。人体本身具有平衡自由基或清除多余自由基的能力。维持体内自由基的稳态有赖于其抗氧化系统的抗氧化能力和修复能力。人体内抗氧化系统有酶类和非酶类两种,酶类抗氧化系统包括超氧化物歧化酶(SOD)、过氧化氢酶(CAT)、谷胱甘肽过氧化物酶(GSH-Px)和谷胱甘肽还原酶(GR)等抗氧化酶。非酶类抗氧化物质主要有维生素类和各种植物化学物质。

人类生存的环境中充斥着不计其数的自由基,自由基无处不在。人处于自由基的包围和进攻中,如过量运动、精神压力过大、放化疗、吸烟以及外界环境中的阳光辐射、厨房炒菜、汽车尾气、工业废气等空气污染,都会使人体产生过多的活性氧自由基。随着年老,自由基清除系统功能减退,自由基产生相对增加,加速了机体的衰老性变化。

四、免疫功能下降学说

免疫系统是机体执行免疫应答及免疫功能的重要系统,分为非特异性免疫(或称固有免疫)和特异性免疫(或称适应免疫),其中特异性免疫又分为体液免疫和细胞免疫。免疫系统由免疫器官、免疫细胞以及免疫活性物质(或称免疫分子)组成。

人类中枢淋巴器官是免疫细胞发生、发育、分化与成熟的场所,主要有骨髓和胸腺。骨髓是主要造血器官和重要免疫器官,是各种血细胞、免疫细胞的重要发源地。骨髓含有强大分化潜力的多能干细胞,在某些因素作用下分化为不同的造血祖细胞,再分化为髓系干细胞和淋巴系干细胞,淋巴系干细胞分别衍化成T细胞和B细胞,最后定居于外周免疫器官。B淋巴细胞产生抗体,介导体液免疫应答和提呈可溶性抗原,约占外周淋巴细胞总数的20%。

胸腺是发生最早的免疫器官,为T细胞分化发育和成熟的场所。青春期后,胸腺随年龄增长而逐渐萎缩退化,功能衰退,细胞免疫力下降,对感染和肿瘤的监视功能减低。T淋巴细胞介导细胞免疫,NKT细胞具有细胞毒作用和免疫调节作用。在病理情况下,T淋巴细胞可参与器官特异性自身免疫性疾病和迟发型超敏反应。

外周免疫器官主要包括脾脏、淋巴结、扁桃体、小肠集合淋巴结以及阑尾等器官,是免疫细胞聚集和发生免疫应答的场所。免疫分子种类较多,主要包括免疫球蛋白、抗体、补体、溶菌酶以及白细胞介素、干扰素、肿瘤坏死因子等诸多细胞因子。

免疫系统具有免疫监视、免疫自稳调控和免疫防御的功能,与机体其他系统相互协调,共同维持机体内环境的稳定和生理的平衡。随着年老,人体免疫系统的功能下降,就会出现易感染、易患癌、易发生自身免疫性疾病,引起机体衰老和死亡。

第五节　影响健康的危险因素

一、健康危险因素

健康危险因素指能使疾病或死亡发生的可能性增加的因素,或能使健康不良后果发生概率增加的因素,主要包括环境、生物遗传、医疗卫生服务、行为生活方式等四大类因素。

(一)环境因素

环境因素包括自然和社会自然环境危险因素两个方面。自然环境危险因素包括物理性危险因素(如噪声、振动、电离辐射等)、化学性危险因素(如毒物、农药、废气、污水等)以及生物性危险因素(如细菌、真菌、病毒、寄生虫等)。社会环境危险因素包括政治、居住条件、家庭关系、就业、文化教育、经济收入、工作紧张程度、心理刺激以及各类生活事件等。

(二)生物遗传因素

生物遗传因素如疾病遗传史、种族、年龄、性别、身高、体重等因素,包括直接与遗传有关的疾病,以及遗传与其他危险因素共同作用的疾病。

(三)医疗卫生服务因素

医疗卫生服务因素包括医疗制度不完善、医疗质量低、误诊漏诊、院内交叉感染等医疗卫生服务系统中存在的各种不利于保护和增进健康的因素。

(四)行为生活方式因素

《素问·上古天真论篇》:"今时之人不然也,以酒为浆,以妄为常,醉以入房,以欲竭其精,以耗散其真,不知持满,不时御神,务快其心,逆于生乐,起居无节,故半百而衰也。"以上正是那些不良行为生活方式因素对人们健康和寿命影响的经典描述。行为生活方式因素也称为自创性危险因素,指由于自身行为生活方式而产生的健康危险因素,如不合理饮食、缺乏锻炼、吸烟、酗酒、熬夜以及毒物滥用等不良行为生活方式,与慢性病或社会病的发生和发展密切相关。

二、健康危险因素对人体的影响

健康危险因素具有潜伏期长、联合作用、广泛存在和特异性弱等特点。潜伏期长指人长期、反复接触危险因素之后才能发病,而且潜伏期不易确定。联合作用为多种危险因素常同时存在,可明显增加致病危险性。危险因素广泛存在于人们日常生活之中,还没有引起人们的足够重视。特异性弱指一种危险因素往往与多种疾病有联系,也可能多种危险因素引起一种慢性病。

20世纪以后,随着全球科技的进步、经济的发展和人民生活水平的提高,人们的饮食结构和生活方式发生了很大改变,这也给人民健康带来了很多问题:人类疾病谱发生了很大的变化,疾病种类已从原来的贫穷病(传染病、寄生虫病等)转变为现代文明病,其中慢性非传染性疾病(简称慢病,NCD)的患病率、死亡率呈明显上升趋势,如心血管疾病、癌症、慢性呼吸系统疾病、糖尿病等疾病。慢病已成为世界上最主要的死因,成为人类健康"沉默的杀手"。WHO调查研究显示,各种危险因素对健康的影响程度大致为:遗传因素约占15%、社会条件和自然环境因素约占17%、医疗条件约占8%、行为生活方式约占60%。可控性行为生活方式健康危险因素是当前影响个人健康和寿命的最主要因素。在行为生活方式健康危险因素中,心理平衡的影响又最为重要,其影响程度约占30%,而缺乏运动、熬夜及烟酒不良嗜好等因素占17%,合理膳食约占13%。1992年WHO发表维多利亚宣言提出"健康的四大基石",即合理膳食、适量运动、戒烟限酒与心理平衡。2009年钟南山院士补充提出第五大基石——早防早治。此后又有专家补充了远离淫毒、避免伤害和充足睡眠这三条,从而形成了"健康的八大基石"。

世界卫生组织前干事钟道恒博士曾经说过:"许多人不是死于疾病,而是死于无知,死于不健康的生活方式。"并再三提出告诫:"不要死于愚昧,不要死于无知,因为很多病可以不让它发生,可以避免死亡;只要采取预防措施可减少一半的死亡,也就是说,有一半的死亡完全是可以预防的。"很多疾病都是可预防的!很多慢病都可以通过"治未病"的种种措施得到预防和控制。

第六节　疾病预防策略与治未病思想

"治未病"是传统中医学的重要理论之一,是中华民族数千年来重视养生保健、未病先防的中医预防学思想的理论渊源。《内经》"不治已病治未病"的防病养生谋略是"预防为主"思想的最早体现。预防医学是现代医学的重要内容,"治未病"理念与预防医学相辅相成,关系密切,共同促进着人类的健康。

一、现代预防医学的"三级预防"策略

现代预防医学中的"三级预防"是针对疾病发生和发展的全过程,按病因、临床前期及临床期采取分级预防措施的总称,其关键强调一个"早"字。

（一）第一级预防

又称病因或初级预防。主要针对致病因子采取措施,是预防疾病发生和消灭疾病的根本措施,如疫苗的接种。通过健康教育提高公众的健康意识和自我保健能力是积极预防的有力措施,它们的优点是投入少、效率高。

（二）第二级预防

又称"三早"预防或临床前期预防,即在疾病临床前期,做好早发现、早诊断、早治疗的预防措施,涉及传染病还应有早隔离和早报告措施。其目标是控制或延缓疾病发展,促使病变逆转,缩短病程或防止转为慢性及病原携带状态,降低现患率。主要措施有高危人群的重点监护、普查、筛查、定期检查及专科门诊等。

（三）第三级预防

又称临床期预防。对症治疗,防止病情恶化和复发转移,预防并

发症和伤残,延长寿命;通过康复医疗措施,使已丧失劳动能力者尽量恢复或保留功能。主要措施有专科治疗、由社区建立家庭病床、开展社区康复、加强心理咨询和指导等。

二、传统中医学的"治未病"理念

《黄帝内经》中"不治已病治未病"的防病养生谋略是"预防为主"思想的最早体现。《内经》中说"圣人不治已病治未病,不治已乱治未乱,此之谓也。夫病已成而后药之,乱已成而后治之,譬犹渴而穿井,斗而铸锥,不亦晚乎?"其意思是说:治病如同治理一个国家一样,不应等到患了病/内乱发生才予以治理/重视,而是应在疾病/内乱尚未发生时就进行预防。如果等到疾病/动乱发生了以后再用药治疗/进行治理,就如同人渴了才去挖井,开战了才去制造武器,岂不是为时太晚了吗?

"上工治未病,中工治欲病,下工治已病。"预防疾病不是一件简单的事情,需要更高的智慧和水平,只有医术最高明的"上工"才能够预防疾病的发生,预防疾病有时甚至比治疗疾病难度更大。先秦道家著作《鹖冠子》中所记载的扁鹊与魏文王的一段对话很是意味深长,意思是:扁鹊兄弟三人都精于医术,扁鹊说"长兄医术最好,二哥次之,自己医术最差但最出名"。原因是他治病是在病情严重之时,人们见他治病又放血、又手术和敷药,以为他医术高明,名气响遍全国。二哥治病于病情初起之时,人们以为他只能治小病,故名气只及于本乡里。长兄则是治病于病情发作之前,一般人不知道长兄能事先铲除病因,故名气无法传出去,只有自家人才知道。故而有说:上工治未病谓之养生,中工治欲病谓之保健,下工治已病谓之医疗。

《黄帝内经》的开篇之作《素问·上古天真论篇》中,岐伯就为保持"未病"状态开出了"千古妙方",其原文如下:"岐伯对曰:上古之人,其知道者,法于阴阳,和于术数,食饮有节,起居有常,不妄作劳,故能形与神俱,而尽终其天年,度百岁乃去。夫上古圣人之教下也,皆谓之虚邪贼风,避之有时,恬惔虚无,真气从之,精神内守,病安从来。是以志闲而少欲,心安而不惧,形劳而不倦,气从以顺,各从其欲,皆得所愿。故美其食,任其服,乐其俗,高下不相慕,其民故曰朴。"

简言之,此妙方即为"法于阴阳,和于术数,食饮有节,起居有常,不妄作劳","虚邪贼风,避之有时"以及"恬惔虚无,志闲而少欲,心安而不惧,形劳而不倦",它不正是现代医学中"健康的基石"的具体体现吗?

那什么是"未病"呢?传统中医学中"未病"主要包含有两层含义,一是指疾病尚未显露症状的阶段和轻浅状态,即"未生者、未盛者"。二是指疾病尚未传变到所相克相乘(侮)的脏腑,即"未病之脏腑",如《难经·七十七难》中说:"所谓治未病者,见肝之病,则知肝当传之于脾,故先实其脾气,无令得受肝之邪,故曰治未病。"当代首届国医大师荣誉称号获得者、中华全国中医学会第二届常务理事何任教授认为,"未病"应该包括以下四种情况:第一种是指完全健康、尚无疾病的状态;第二种是指处于似病非病的"亚健康"状态;第三种是指曾患某病而防其复发的状态;第四种是指已经患病而防其传及他脏的状态。"健康—亚健康—疾病—死亡"是一个长期的动态连续的过程,从健康到疾病的过渡状态即是"亚健康状态",通过"治未病"可将"亚健康"状态向健康状态转变,以防止疾病的发生,仅此其意义就十分重大。

"治未病"是中医先辈智慧结晶之所在,在未病、欲病、已病等各阶段都体现出了防患于未然、防微杜渐的"预防为主"的思想,主要包括以下三方面:

第一为未病先防,是指防病于未然。强调摄生,在疾病发生之前,注重顾护正气保养身体,提高机体免疫功能,使得机体"正气存内,邪不可干",预防疾病的发生。通过健康宣教,提高人们对疾病的认识,预防疾病的高危致病因素,采取相应措施做好养生保健,以保障健康、延缓衰老和提高生命质量。

第二为既病防变,是指既病之后防其传变。要早诊断和早治疗,见微知著,预测疾病可能的传变趋向,对可能被影响的部位采取预防措施,阻止疾病传至深处,以终止疾病的发展和传变。有不少"既病防变"治未病原则的应用典范,如张仲景在《金匮要略·脏腑经络先后病脉证第一》中所说"见肝之病,知肝传脾,当先实脾"原则;清代温病学家叶天士提出"先安未受邪之地"的温病防治原则,治疗时主张在甘寒养胃的基础上,需加咸寒滋肾药物以防肾阴受损,这些都为后世医家"既病防变"的医疗实践提供了极具价值的参考和借鉴。现代医学已证实,很多疾病都有其疾病发展因果链,如老慢支→肺气肿→肺心病、肝炎→肝硬化→肝癌等疾病的发展因果链,中医"既病防变"思想也是对这种疾病发展因果链的认识。

第三为瘥后防复,是指疾病治愈后要防止疾病的复发和治愈后遗症。要深入认识疾病,预评估其复发方向,做到扶正固本,提高机体抗病能力,扎实做好规律性、反复发作性疑难痼疾的预防工作。

三、预防医学与中医"治未病"的融合

中医学是中国古代科学瑰宝之一,它凝聚着中华民族几千年的养生文化及其实践经验,凝聚着深邃的哲学智慧。"治未病"理念是中医预防学思想的理论渊源,是中医健康文化的核心学术思想。"治未病"与预防医学相辅相成,共同促进人体健康。预防医学与"治未病"融合的实质就是人人享有健康,它具有十分重要的现实意义。

（一）提高全民健康素质

中医"治未病"是人类保健养生与防治疾病的最高境界，以增强机体体质和抗病能力为核心。全民健康是建设"健康中国"的根本目的。普及健康生活，必须着眼于提高全民健康素养，这是改变国民不良生活方式和行为的重要途径和有效手段。

健康教育和健康促进是解决"大健康——人人享有保健目标"的首选策略。健康教育的重要性也从另一个角度证实了中医"治未病"理念的先进性和超前性。提高全民健康素养，就要在健康教育中注入"治未病"理念，教育人们树立健康意识，普及健康生活方式，促使人们自觉地采纳和养成有益于健康的行为生活方式，改变不健康生活方式，以降低或消除影响健康的危险因素，预防疾病，促进健康，更好地享受幸福生活。

另外，预防保健"靶点"要前移，要加大学校健康教育力度，将健康教育列入中小学课堂，培养青少年的健康理念和卫生习惯。促进青少年人群体育活动，确保学生在校内参与体育活动时间每天不少于1h，每周达到中等强度3次以上。

（二）发挥中医优势，降低医疗费用

"治未病"是中医学的重要防治原则，也是中医优势和特色的体现。"治未病"的优势在于遵循天人相应的原则，以适应自然变化、增强体质和机体抗病能力为核心，是从功能及整体的变化来把握生命的健身防病思想。而且中医养生保健服务方法众多，简便易行，推崇药食同源养生保健方法。

继承与发扬中医"治未病"理念，大力开展中医养生保健服务，运用毒副作用小、疗效可靠的中药、针灸、推拿、埋线、督脉熏蒸、药浴等"简便、效验、价廉"的中医适宜技术的诊疗方法；推广中医传统运动，如太极拳、易筋经以及五禽戏等；推广中药饮片、膳食、药膳等药食同源食疗方法,都有利于发挥传统中医养生的特色来预防疾病,减少慢病发病率,或推迟患病年龄,使人们在获得健康利益的同时,节省更多的医疗费用。打造有形和无形的中医"治未病"服务体系,也是社会医疗有关机构提供全生命周期大健康服务的重点方向。

通过"治未病"预防疾病的发生发展,还会降低医疗费用,降低疾病给社会经济发展带来的负面影响,还能提高人们的生活质量和幸福感。国内外大量预防医学研究表明,在健康教育或预防保健上投资1元钱,就可以节省8.59元的药费,还能相应节省约100元的抢救费、误工损失以及陪护费等。

(三)"治未病"的发扬光大和创新

中医药是中华民族数千年文明史上宝贵的文化遗产,在继承中医传统理论、传承中医养生精髓的基础上,更好地结合和吸收现代医学的成就和养生观念,使传统医学的宏观与现代医学的微观相互渗透,促进中西医融合发展,中西方思维方式互补,充实和创新"治未病"的内涵,更好地造福全人类。

当代国医大师邓铁涛讲过:"自周朝至清末,我国至少发生过350余次大型瘟疫,伟大的中医药学在历次瘟疫流行中发挥了保卫作用。"2019年底开始后来蔓延至世界很多国家和地区的新型冠状病毒感染的疫情防控,其一大亮点就是中西药的并用、中西医的结合,如清肺排毒汤作为治疗各型患者的通用方剂被推荐使用,缩短了疗程,提高了免疫力和治愈率,降低了死亡率,这是中医药传承精华、守正创新的生动实践。

第七节 慢病现状与健康中国

20世纪以后,随着全球科技进步、工业化、人口老龄化、生态环境及生活方式等的变化,人类疾病谱发生了很大的变化,疾病种类已从原来的贫穷病(传染病、寄生虫病)转变为现代文明病,其中慢性非传染性疾病(noninfectious chronic disease,NCD)的患病率及死亡率呈现明显上升趋势,已经成为现代人类健康的主要威胁和"沉默的杀手"。

慢性非传染性疾病(简称慢病)是一组发病潜伏期长,一旦发病,不能自愈,且也很难治愈的非传染性疾病,它们有着相似的危险因素,与长期的生活方式有着密切联系。慢病具有病因复杂、病程长、健康损害和社会危害严重等特点,包括以心脑血管疾病、恶性肿瘤、慢性呼吸系统疾病、糖尿病等疾病为代表的一组疾病。慢病可以通过良好的生活方式和环境因素的改善进行外因调控。为减少慢病导致的过早死亡,2011年联合国大会就慢病的全球议程达成一致,确认预防工作必须是全球防治对策的基石,这是继艾滋病毒/艾滋病之后,卫生相关内容在历史上第二次成为联合国高级别会议的主题。2018年9月联合国第三次慢病防控高级别会议被认为是促进全球慢病防控的里程碑,其主题为"行动起来,兑现承诺(Time-to Deliver)"。

慢病已成为严重威胁我国居民健康、影响国家经济社会发展的重大公共卫生问题。《中国居民营养与慢性病状况报告》2015年和2020年版两版中提示心脑血管疾病、癌症、慢性呼吸系统疾病和糖尿病等是主要的四类重大慢性病;慢性病的患病、死亡与经济、社会、人口、行为、环境等因素密切相关。慢性病发生、发展的主要行为危险因素是过量饮酒、吸烟、身体活动不足和高盐、高脂等不健康饮食。经济社会快速发展和社会转型给人们带来的生活、工作压力,对健康造成的影响也不容忽视。两版《中国居民营养与慢性病状况报告》(2015年和2020年)所发布的部分监测结果如下表所示。

表1-3　2015年和2020年版《中国居民营养与慢性病状况报告》情况比较

项目	2015年版	2020年版	环比
重点慢性病患病率			
≥18岁高血压	25.20%	27.50%	
≥18岁糖尿病	9.70%	11.90%	
≥40岁慢性阻塞性肺病	9.90%	13.60%	
癌症	235/10万	293.9/10万	
癌症5年生存率	30.90%	40.40%	
全国居民慢性病死亡率	533/10万	685/10万	
占总死亡人数的比例	86.6%	88.5%	
心脑血管病死亡率	271.8/10万		
癌症死亡率	144.3/10万		
慢性呼吸系统疾病死亡率	68/10万		
四类重大慢性病过早死	18.50%	16.50%	降幅10.8%
人均每日烹调用盐	10.5g	9.3g	下降1.2g
男性吸烟率	高达52.9%		
非吸烟者中暴露于二手烟	达72.4%		
15岁以上人群吸烟率	28.1%	超过25%	
运动/身体活动不足问题	普遍存在	普遍存在	
≥18岁居民超重率	—	34.30%	
≥18岁居民肥胖率	—	16.40%	
≤6岁及6～17岁儿童青少年超重率	—	19.0%	
≤6岁及6～17岁儿童青少年肥胖率	—	10.40%	
≥18岁居民平均体重男性	66.2kg	69.6kg	增加3.4kg
≥18岁居民平均体重女性	58.7kg	59kg	增加1.7kg
18～44岁平均身高男性	168.5cm	169.7cm	增加1.2cm
18～44岁平均身高女性	157.2cm	158.0cm	增加0.8cm
6～17岁居民平均身高男性			增加1.6cm
6～17岁居民平均身高女性			增加1.0cm

《中国居民营养与慢性病状况报告》(2020年)结果指出,慢性病死亡比例持续增加,超重肥胖问题不断凸显,不健康生活方式普遍存在,慢病防控工作仍面临巨大的挑战。在慢性病危险因素情况中,除列表显示内容以外,还存在膳食结构不合理问题突出情况,如膳食脂肪供能比持续上升,农村首次突破30%推荐上限;儿童青少年经常饮用含糖饮料问题已经凸显。食用盐、食用油摄入量远高于推荐值,而豆及豆制品、奶类、水果消费量不足。另外,居民身体活动不足问题普遍存在,过量饮酒和吸烟等都不容乐观。

随着"健康中国"合理膳食行动和国民营养计划的推进和实施,居民的营养状况也在持续改善,主要体现在我国居民健康意识逐步增强、成人平均身高继续增长、部分慢性病行为危险因素流行水平呈现下降趋势、营养不足问题得到持续改善等几个方面。部分慢性病行为危险因素流行水平呈现下降趋势,定期测量体重、血压、血糖、血脂等健康指标的人群比例显著增加;再如居民经常饮酒率、吸烟率、二手烟暴露率均有所下降。

党中央、国务院历来高度重视人民健康,重视居民营养改善与慢性病防治工作。健康是促进人的全面发展的必然要求,是经济社会发展的基础条件。实现国民健康长寿,是国家富强、民族振兴的重要标志,也是全国各族人民的共同愿望。原国家卫生计生委和有关部门采取有力的措施,积极遏制慢性病高发态势,不断改善居民营养健康状况。党的十六大就将健康提到了主要议程,提出"全民奔小康,先要有健康!"党的十八届五中全会首次提出了"大健康"概念,将"健康中国"上升为国家战略。《"健康中国2030"规划纲要》(2016年10月25日印发)是推进"健康中国"建设的宏伟蓝图和行动纲领,纲要明确指出:实现国民健康长寿是国家富强、民族振兴的重要标志,也是全国各族人民的共同愿望。党的二十大报告中提出,要把保障人民健康放在优先发展的战略位置。实施"健康中国"战略要强调坚持预防为主,倡导健康文明生活方式,预防控制重大疾病。为加快推动从以治病为中心转变为以人民健康为中心,动员全社会落实预防为主方针,实施健康中国行动,提高全民健康水平。要把健康融入所有政策,全方位、全周期保障人民健康,大幅提高健康水平,显著改善健康公平。

大健康理念是对生命全过程的全面呵护,围绕着人的衣食住行和生老病死,关注各类影响健康的危险因素和误区,主张群众健康将从医疗转向预防为主,不断提高民众的自我健康管理意识和水平。大健康不仅要求已病后能够治愈,更需要增强未病时的预防能力,这意味着社会健康管理的重心要从"治已病"向"治未病"转变。WHO认为,健康教育和健康促进是解决"大健康——人人享有保健目标"的首选策略。健康教育的重要性也从另一个角度证实了中医"治未病"理念的先进性和超前性。

《"健康中国2030"规划纲要》中提出"共建共享、全民健康"是建设健康中国的战略主题。广泛调动和协调个人、集体(行业)和社会的积极性与责任性,形成维护和促进健康的强大合力。要立足全人群和全生命周期两个着力点,提供公平可及、系统连续的健康服务,实现更高水平的全民健康。《"健康中国2030"规划纲要》中指出要加强健康教育。首先,通过健康教育提高全民健康素养。就要在健康教育中注入"治未病"理念,教育人们树立健康意识,普及和推进全民健康生活方式行动,强化家庭和高危个体健康生活方式指导及干预,促使人们自觉地采纳和养成有益于健康的行为生活方式,改变不健康生活方式,以降低或消除影响健康的危险因素,预防疾病,促进健康,更好地享受幸福生活。开展健康体重、健康口腔、健康骨骼等专项行动,到2030年基本实现以县(市、区)为单位全覆盖。其次,加大学校健康教育力度。要将健康教育纳入国民教育体系,把健康教育作为所有教育阶段素质教育的重要内容。要坚持中西医并重,大力发展中医药事业。提升健康教育、慢病管理和残疾康复服务质量,重视精神卫生和心理健康。

　　健康教育和健康促进是帮助人们改变其不良生活方式,以实现最佳健康状况的科学(和艺术),有效地利用有限的资源来达到最大的健康效果。生活方式的改变会得到提高认知、改变行为和创造支持性环境等三方面联合作用的促进,其中支持性环境是保持健康持续改善最大的影响因素。通过健康教育和健康管理,教育人们树立健康意识,提高全民健康素养,有效地控制和降低慢性病各种危险因素,改变自身不良生活方式,引导形成自主自律、符合自身特点的健康生活方式,有效控制影响健康的生活行为因素,形成热爱健康、追求健康、促进健康的社会氛围。学会自我管理和日常保健的方法,可以大大地降低慢病发病率,提高生命质量,降低医疗费用。有统计显示,在文明健康的生活方式下,高血压可减少55%、脑卒中减少75%、糖尿病减少50%、肿瘤减少30%~40%,整体寿命延长10年。

　　健康是一种选择、一种价值取向,健康重在预防、重在保健与养生。健康养生的内涵和价值所在就是让全社会人人都看重并参与到健康保健与养生的行列。健康教育和健康管理是解决"人人享有保健目标"的首选策略,大力开展健康教育和健康科普,有助于倡导健康理念,普及健康知识,努力提升居民健康素养,预防和控制疾病的发生发展,提高生命质量,实现更高水平的全民健康。健康教育是帮助我们活得更好、更久、更健康和更有意义的科学。

思考题:

1. 说说你对健康的认识。

2. 目前影响人类健康和寿命的主要因素有哪些?

3. 说说你对"治未病"和健康教育的理解。

第二章　中医学基本理论与生命调养

　　中华民族的健康调养和养生文化源远流长。数千年来,中华祖先在探索延缓衰老、延年益寿的健康调养实践中,创造和积累了丰富的理论和实践经验,整个中医药和健康养生体系在《黄帝内经》时代就已经比较成熟了,经后世历代医学家和养生家们不懈地努力、继承、发扬和补充,逐渐走向完善,才发展形成现今丰硕的健康调养和养生理论、丰富多彩的健康调养和养生措施。

　　作为中华民族瑰宝的中医学,凝聚着中华民族数千年深邃的哲学智慧、养生文化及其实践经验。中医养生学是中医学的重要组成部分。在中华文化的浩瀚长河中,道家哲学思想有着不容忽视的文化精髓,道家首先将阴阳五行、天人合一的整体观用于生命科学和医学,以及其所提倡的"道法自然""贵生观""我命在我不在天""乐天知命"等健康调养观对中医学、中医养生学理论的形成和发展都产生着深远的影响,是先人们留给我们的宝贵精神财富。我国传统医学的四大经典著作中,如《黄帝内经》《难经》《伤寒杂病论》和《神农本草经》,都不同程度地体现和蕴含着道家养生的哲学思想,这四大经典著作代表着我国秦汉之前医学的最高成就,在现代社会和现代医学中依然有着极深远的影响。

　　中医学(Traditional Chinese Medicine, TCM)本身就是广义的养生学。中医学是发祥于中国古代的研究人体生命、健康、疾病的科学,是以自然科学知识为主体、与人文社会科学等多学科知识相交融的医学科学,具有独特的理论体系、丰富的临床经验和科学的思维方法,是以整体观念为主导思想,以阴阳、五行、精气学说为哲学基础和思维方法,以精气血津液神、藏象(脏腑)、经络、体质学说为生理病理学基础,以辨证论治为诊治特点的独特医学理论体系。中医养生以"天人相应"和"形神合一"的整体观为出发点,以传统中医学理论和古代哲学思想为指导,遵循阴阳、五行生化收藏等的变化规律,强调辨证施养,预防为主,扶正辟邪,以提高人的身体素质和抗衰防病能力,保持生命健康。中医养生就是"治未病"。

在本章中,首先大概介绍一下中国传统医学理论体系的特征,再依次简要介绍有关阴阳学说、五行学说、精气学说、精气血津液神等中医学基本知识和理论基础,以及中医健康调养与养生的基本原则和措施。有关经络学说、藏象(脏腑)学说、体质学说等相关中医学理论基础知识,将在后续相应章节中再逐一做说明。

第一节 中医学理论体系的特征

中医学理论体系是包括理、法、方、药在内的一个整体,主要阐明中医学的基本理论、基本规律和基本方法。中医学理论体系的形成和确立,经历了一个漫长的历史时期。战国至秦汉时期是中医学理论体系初步形成的时期,主要标志为《黄帝内经》《难经》《神农本草经》等医学专著的成书。中医学并非简单的传统医学,她具有相当完备的理论体系作指导,理论源于经验,又反过来指导实践。汉代以后的医学理论与实践的发展,又逐渐充实和完善了这一理论体系。随着中医学的现代化进程,其理论体系的内容将不断得到更新,并纳入现代自然科学、社会科学和思维科学的研究领域,中医学理论体系也将在此基础上得到逐步完善和重新构建。

中医学理论体系中,哲学基础包括精气学说、阴阳学说、五行学说及中医学思维方法。中医学对人体生理的认识包括藏象、精气血津液神、经络、体质学说等内容。中医学对疾病及其防治的认识包括病因、发病、病机和防治原则等。中医学有关预防与延寿的理论与方法体系包括养生、保健、康复理论与方法等内容。制约和指导以上各种理论的是整体观、恒动观与辩证观,它们是中医学理论体系结构中的最高层次,为中医学的特色。中医学理论体系的主要特征是整体观念、辨证论治和擅长哲学思维。

一、整体观念

整体观念是中国古代唯物论和辩证思想在中医学中的体现,是中医学基础理论和临床实践的指导思想,贯穿于中医学的生理病理、诊法、辨证、健康调养和治疗等各个方面。中医整体观认为"天人相应",人和自然在本质上是相通的,天地自然是大宇宙,人体则是一个小宇宙,人的活动应顺乎自然规律,达到人与自然的和谐。人是一个有机整体,不仅具有人体本身的统一性(五脏一体观、形神一体观),还具有与外部环境的统一性,强调人与自然环境、社会环境的统一性(即天人一体观)。

(一)人体本身的统一性

1.五脏一体观

五脏一体观是指以五脏为中心的结构与功能相统一的观点。人体以五脏为中心,通过经络系统"内属于腑脏,外络于肢节"的联络作用,构成了心、肝、脾、肺、肾五个生理系统(见表2–1)。

表2-1　人体生理系统（五脏一体观）

系统	五脏	六腑	官窍	五体	经络
心系统	心	小肠	舌	脉	手少阴心经—手太阳小肠经
肝系统	肝	胆	目	筋	足厥阴肝经—足少阳胆经
脾系统	脾	胃	口	肉	足太阴脾经—足阳明胃经
肺系统	肺	大肠	鼻	皮	手太阴肺经—手阳明大肠经
肾系统	肾	膀胱	耳及二阴	骨	足少阴肾经—足太阳膀胱经

精、气、血和津液分布、贮藏、代谢或运行于各个脏腑、形体和官窍中，支撑着它们各自的功能，并使它们之间密切配合，相互协调，共同完成人体的各种生理机能，从而维持了五个生理系统之间的协调有序，维持了人体的生理平衡。五脏一体观反映出人体所有脏腑、器官、组织是互相关联的系统整体观。

2.形神一体观

形神一体观是形体与精神的结合与统一。形是指构成人体的形体结构，包括脏腑、形体、官窍和经络，以及运行或贮藏于其中的精、气、血和津液等物质。神是人体生命的主宰及总体现，包括精神、意识和思维活动。神的生成包含化神之源（精、气、血、津液）和脏腑精气对外界环境的应答两个方面。五脏所藏的精气是五神（神、魂、魄、意、志）产生的物质基础。人体生理平衡协调的整体作用，还必须在"心主神志"的统一指挥下，脏腑才能各司其职，即人体是一个以心为主导，各脏腑密切协作的有机整体；这体现了中医学神形合一、心神统形的整体观念。

"形神统一"为《内经》的学术思想，就生命体来说，形为神之宅，神乃形之主；无神则形不可活，无形则神无以附，两者相辅相成，不可分离，离则为死，偕则为生，故形壮而神旺，形为精所成，积精可以全神；神旺则形壮，神能驭气，炼气可使体健。形神统一是生命存在的根本保证，而神一旦产生，就对形体起着主宰作用。

（二）人与环境的统一性

人具有生物和社会属性，人体的生命活动受到外部自然环境和社会环境中各种变化的制约。人与自然环境息息相关，大自然中存在的阳光、空气、水、温度、生物圈、磁场、引力等构成了人类赖以生存、繁衍的必要条件；同时，自然环境的变化又可直接或间接地影响人体的生命活动。"美丽中国"生态文明建设就是要实现人与自然和谐共处的现代化。

（三）人与社会的统一性

不同的社会环境、社会背景、社会地位、经济条件等都和人的心理特征、心身功能等有着重要的联系。如文化、政治、经济、宗教、法律、婚姻、人际关系、突发家庭意外事件等等，必然通过与人的信息交换影响着人体的各种生理、心理活动和病理变化；而人也在认识世界和改造世界的交流中，维持着生命活动的稳定、有序、平衡和协调。所以，在预防和治疗疾病过程中，必须考虑到通过精神的调摄来提高个体对社会环境的适应能力，维持身心的健康。故而，《内经》中要求医者要成为道者，要上知天文，下知地理，中知人事，这样才可以长久。

二、辨证论治

辨证论治是中医学的特点和精华，是中医认识和治疗疾病的基本原则。任何疾病的发生发展总是要通过症状、体征等疾病现象而表现出来，人们也总是通过疾病的现象去认识疾病的本质的。证，也称证候，是机体在疾病发展过程中的某一阶段的病理概括，它所包含的内容为疾病处于某一阶段的各种临床表现，反映了疾病的病因、病机、病位、病性以及疾病的发展趋势以及邪正关系等。症状是疾病的现象，证候是疾病的本质。证比症状更全面、更深刻、更正确地揭示了疾病的本质。

辨证论治是认识疾病和解决疾病的过程,是理法方药在临床上的具体运用。辨证即通过四诊合参(望闻问切)、八纲、脏腑、病因、病机等中医基础理论对患者的症状、体征进行综合分析,辨别为何种病证。论治,又称施治,是根据辨证的结果,确定相应的治疗手段和方法。辨证是决定治疗的前提和依据,论治是治疗疾病的手段和方法。通过治疗效果检验辨证论治的正确与否,辨证和论治是诊治疾病过程中相互联系不可分割的两个环节,是理法方药在临床上的具体应用,体现了中医理论与实践相结合,即理论源于经验,又反过来指导实践。

三、擅长哲学思维

中国古代哲学为中医学理论的形成和发展奠定了世界观和方法论基础,而中医学理论的形成和发展又丰富和发展了中国古代哲学。中国古代哲学与中医学相辅相成,相得益彰。

中医学理论体系以唯物主义和辩证法思想为指导,以"中和、平衡思想"为主线,采用取象类比、演绎、司外揣内、内景反观等具体思维方法,对人生命活动的正常、异常以及维持正常和纠正异常过程进行理性的认识、归纳和总结。

第二节　精、气、血、津液与神

精、气、血、津液是构成人体和维持人体生命活动的基本物质,既依赖于脏腑、经络等组织器官的生理功能活动而产生,又是脏腑、经络等组织器官生理功能活动的物质基础。

一、精

《素问·金匮真言论篇》说："夫精者，身之本也。"《灵枢·经脉》说："人始生，先成精。"精是构成人体和维持人体生命活动、脏腑功能活动的物质基础。广义的精包括血液、津液、髓等，狭义的精指生殖之精，一般意义的精包含先天之精、后天之精、水谷之精和脏腑之精。先天之精与后天之精合化为一身之精，一身之精分藏于五脏，为五脏之精。

二、气

气是人体内活力很强、运行不息、由精化生的极精微物质，是构成人体和维持人体生命活动的基本物质之一。气运行不息，推动和调控着人体内的新陈代谢，维系着人体的生命进程。气的运行停止，则意味着生命的终止。

(一)气的分类

人体之气分为元气、宗气、营气、卫气四类。元气由肾脏的先天之精化生，受后天之气的充养，通过三焦而流行于全身，推动和调节人体的生长、发育、生殖机能以及各脏腑组织的生理活动。宗气是积聚于胸中(气海或膻中)的气。宗气通过上呼吸道贯注心脉，沿三焦布散全身，有行呼吸、行血气和资先天等生理功能。营气是行于脉中而具有营养作用的气。"营者，水谷之精气也。"营气属阴，又称营阴。有化生血液，营养全身的功能。"卫者，水谷之悍气也"。卫气属阳，又称卫阳，行于脉外，具有保卫、防御外邪、温养全身和调控腠理的功能。

(二)气的生理功能

1.推动作用

气是活力很强的精微物质,能激发和推动人的生殖、生长、发育以及各脏腑经络等组织器官的生理功能,推动和促进血液的生成、运行以及津液的生成、输布和排泄等。当气的推动作用减弱时,会出现早衰、脏腑器官生理活动的减退,或血液和津液的生成不足、运行迟缓、输布排泄障碍等病理变化。

2.温煦作用

气是机体热量的来源,机体正常体温维持、脏腑经络的生理活动、血和津液的运行等都依赖于气的温煦(温暖和熏蒸)作用。若此作用失常,可出现肢冷畏寒、体温低下、脏腑功能减退、血液和津液运行迟缓等;可因气聚过多,气郁化火,出现发热、心烦不宁等。

3.防御作用

气具有护卫肌表、防御外邪入侵,或外邪入侵后与之抗争、并祛邪外出的作用。气的防御功能与疾病的发生、发展、转归都有着密切的关系。防御功能正常,则邪气不易侵入;或虽有邪气侵入,也不易发病;即使发病,也易于治愈。若气的防御功能减弱,机体抗邪能力下降,则易染疾病或患病后难愈。

4.固摄作用

指气对血、津液、精液等液态物质具有统摄、防止其无故流失以及对脏器的固护作用。如固摄血液,使其循脉而行,不溢出脉外;固摄汗液、尿液、唾液、胃液、肠液和精液等,使其分泌排泄正常,防止异常丢失;固护胃、肾、子宫等脏器,使其不致下垂。若气的固摄功能减弱,可致出血、自汗、尿失禁、流涎、泄泻、滑精、早泄、崩漏、带下以及胃、肾、子宫下垂和脱肛等。

5.气化作用

气化是指通过气的运动而产生的各种变化,表现在精、气、血、津液各自的新陈代谢及其相互转化方面。如摄入食物转化成水谷精微,再化生为气、血、津液等;津液经过代谢转化成汗液和尿液;摄入食物的残渣转化成糟粕。若气化功能失常,则影响整个物质代谢过程,从而形成各种复杂的病变。在诸多脏腑之气中,脾胃之气在气化活动中起着至关重要的作用。

三、血

血是构成人体和维持人体生命活动的基本物质之一,循行于脉中而富有营养的红色液态物质。血液不在脉中运行而逸出脉外称"离经之血"。肾精、水谷之精及其化生的营气和津液等是生成血液的基本物质。

(一)血的生成

血的生成主要来源于脾胃化生的水谷精微。饮食物经胃的腐熟和脾的运化转化为水谷精微,水谷精微经脾的运化上输于肺,与肺吸入之清气相合,通过心肺的气化作用,注之于脉,化而为血。水谷精微所化生的营气和津液是血液的主要组成成分。《灵枢·邪客》说:"营气者,泌其津液,注之于脉,化以为血。"

由于脾胃化生的水谷精微是生成血的最基本物质,故说脾胃是气血生化之源。如果饮食营养长期摄入不足,或脾胃功能的长期失调,则均导致血的生成不足而形成血虚的病变。

此外,精血同源,精可以化血,肾中精气充盈,肝有所养,血有所充。"气不耗,归精于肾而为精;精不泄,归精于肝而化清血。"

(二)血的运行

血在脉中循环运行。《素问·经脉别论篇》说:"食气入胃,浊气归心,淫精于脉。脉气流经,经气归于肺,肺朝百脉,输精于皮毛。毛脉合精,行气于府。"

心气是推动血液运行的主要动力。血液的正常循行,又决定于气的推动作用和固摄作用的协调平衡。血液的正常运行,与心、肺、肝、脾等脏腑的功能密切相关。心主血脉,心气推动血液在脉中运行全身。肺朝百脉,辅助心脏主管全身血脉。肝主疏泄,调畅气机,有贮藏血液和调节血量的功能。脾主统血,脾气健旺则能控摄血液在脉中运行,防止血逸脉外。

(三)血的功能

1.濡养作用

"血主濡之",血液具有营养和滋润全身的生理功能。全身各个部分的生理功能无一不是在血液的濡养作用下得以正常发挥的。《素问·五脏生成篇》中说:"肝受血而能视,足受血而能步,掌受血而能握,指受血而能摄。"血的濡养作用,反映在面色、肌肉、皮肤、毛发、感觉和运动等方面。血液充盈,濡养功能正常,则面色红润,肌肉壮实,皮肤和毛发润泽,感觉灵敏,运动自如。如若血虚,或濡养功能减弱,则可出现脏腑功能低下,面色萎黄,肌肉瘦削,皮肤干涩,毛发不荣,肢体麻木或运动无力等。

2.化神作用

血液是机体精神活动的主要物质基础。人体的精神活动有赖于血液的营养,《灵枢·平人绝谷》中说:"血脉和利,精神乃居。"血液充盛,则精神充沛,神志清晰,感觉灵敏,思维敏捷。反之,血液亏耗,血行异常,则可出现不同程度的精神情志方面的病证,如神疲、失眠、健忘、多梦、惊悸、烦躁,甚至神志恍惚、谵妄、昏迷等。

四、津液

津液是构成人体和维持生命活动的基本物质之一,是机体一切正常水液的总称,包括各脏腑形体官窍的内在液体及其正常的分泌物。津液的生成、输布和排泄过程,以脾、肺、肾三脏的综合调节为首要。《景岳全书·肿胀》中说:"盖水为至阴,故其本在肾;水化于气,故其标在肺;水惟畏土,故其制在脾。"

(一)津液的生成

津液的生成取决于两方面因素,即充足的水饮摄入和脾胃、大小肠正常的运化功能。在津液生成一系列气化过程中,诸多脏腑之气,尤其是脾胃之气的腐熟运化起着至关重要的作用,气化过程推动和激发脾胃的功能活动,使中焦之气旺盛,运化正常,津液充足。任何一个脏腑功能失调,均可导致津液生成不足,出现津液亏虚的病理表现。

(二)津液的输布

津液的输布主要是依靠脾、肺、肾、肝和三焦等脏腑生理功能的协调配合来完成的。《素问·经脉别论篇》中说:"饮入于胃,游溢精气,上输于脾,脾气散精,上归于肺,通调水道,下输膀胱,水精四布,五经并行。"

脾气散精。脾气将津液上输于肺,向四周布散至全身各脏腑。

肺为水之上源,肺气宣发肃降而行水。在肺气的宣发作用下,将部分津液向上、向外布散于头目和肌肤,以利于发挥其濡养滋润功能;在肺气的肃降作用下,将大量津液向下、向内输送,滋润内脏,并下达于肾。

肾对津液输布代谢起着主宰作用。肾中阳气的蒸腾气化作用,则对津液蒸清泌浊,蒸发出清者复归于脾肺,重新参与体内环流循行,剩下的浊者则化为尿液,注于膀胱,适时排出。

肝主疏泄,调畅气机,气行则水行,保持水道的畅通,促进津液输布的通畅。

三焦为水液和诸气运行的通路。《素问·灵兰秘典论篇》中说:"三焦者,决渎之官,水道出焉。"三焦为六腑之一,为上、中、下三焦的合称,位于躯体和脏腑之间的空腔,包含胸腔和腹腔。横膈以上为上焦,内脏器官有心、肺;横膈以下至脐为中焦,包括脾、胃;脐以下为下焦,包括肾、大肠、小肠和膀胱。按部位来说,肝应划归中焦,但因它与肾关系密切,将肝和肾一同划归为下焦。水液代谢虽由脾、胃、肺、肾、肠、膀胱等脏腑共同协作而完成,但人体水液的升降出入,周身环流,必须以三焦为通道才能实现。

(三)津液的排泄

津液的排泄主要通过排出尿液和汗液来完成,与肾、肺、脾的功能密切有关。肾气的蒸腾气化作用,将脏腑代谢产生并下输到肾或膀胱的津液分为清浊两个部分,清者重新吸收布散至全身,浊者则成为尿液。肺气宣发,将津液外输于体表皮毛,津液在气的蒸腾激发作用下,形成汗液由汗孔排出体外,呼气和粪便糟粕排出时也都带走一些水分。

(四)津液的功能

津液有着较强的滋润和濡养作用,津以滋润为主,液以濡养为主。如能润泽皮毛、肌肤,滋润和濡养各脏腑组织器官,润滑和保护眼、鼻、口等孔窍,充养骨髓、脊髓、脑髓,滑利关节等。津液也是血液的重要组成部分,有充养血脉、调节机体内外环境平衡等作用。体内津液亏虚,则脏腑、组织、官窍失却滋润、濡养、充盈,表现为口渴尿少,口鼻唇舌皮肤干燥等。津液输布和排泄异常致水液停聚而形成痰、饮、水停及湿证。

五、神

神是人体生命的主宰及总体现,调节精气血津液的代谢和脏腑的生理功能。精、气、血、津液为化神之源,五脏所藏的精气是五神产生的物质基础。还有人体内部脏腑精气对外界(自然、社会)环境刺激而做出应答反应便产生了神,表现为精神、意识和思维活动,还可产生不同的情志活动,如《素问·阴阳应象大论篇》中说:"人有五脏化五气,以生喜怒悲忧恐。"

精与神关系密切,神为精的功能外观,精为神的物质内守,精为形之本,神之基,精伤则形神俱伤。《灵枢·本神》说:"五脏主藏精者也,不可伤,伤则失守而阴虚,阴虚则无气,无气则死矣。"因此,精的盛衰对神的影响非常明显。

六、精、气、血、津液与神之间的关系

血与津液的关系为"津血同源"和"津血互生"。血与津液同源于水谷精微,而且在运行、输布过程中相辅相成,相互转化。津液进入脉中,与营气结合,便化生血液;血中的津液,与营气分离而渗出脉外,便化为津液。津可入血,血可成津,脉中脉外,有进有出,有分有合,即津液与血液互相转化的生理基础。"血汗同源"指津液可化为汗液排出于外。

精血同源。血和精化源相同,都由水谷精微化生和充养,并都具有濡养和化神等作用。血液流于肾中,与肾精化合成为肾藏之精。由于血能生精,血旺则精充,血亏则精衰。精又是化生血液的物质基础之一,肾精化血上荣于发,故发为肾之外化,发为血之余。五脏之中,肾藏精,肝藏血,肾精能化肝血,肝血可化肾精,精血同源互化,相互资生与转化,以维持精血之间动态平衡的关系,故说"肝肾同源"或

"精血同源"。

精、血、津液和气在阴阳属性和生理功能上存在着一定的区别，前三者有质而静，属阴，主濡养和滋润；气无形而动，属阳，主温煦和推动。但它们都源于脾胃化生的水谷精微和肾中精气，故彼此在生成、运行和输布等过程中有着密切的关系。血和津液的生成、运行、输布和排泄离不开气的推动、固摄、气化等作用，而气在体内的存在和运动也离不开血和津液的运载和滋养。简言之，它们的关系是一阳一阴，相互依存，相互为用，"气为血之帅，血为气之母。"若血气不和，则百病丛生。

（一）气为血之帅

1.气能生津/血

气化作用是津血生成的动力。津血生成的每一个转化过程都离不开气化，而气化又是通过脏腑的功能活动而体现出来的。饮食水谷经过脾胃的运化、小肠泌别清浊、大肠主津等一系列脏腑气化活动后，水谷精微部分被人体吸收化生为津液以输布全身；在心肺气化作用下，水谷精微中的营气和津液转化成血液。脾胃等脏腑之气旺盛，气化功能正常，则津血生成充足；脏腑之气虚衰，则气化功能减弱，出现津血生成不足等变化。

2.气能行津/血

气的升降出入运动是津血在体内正常运行和输布的动力。气行则血行，气滞则血瘀。气可直接推动血行，如宗气贯心脉行气血；气又可通过促进脏腑的功能活动来推动血液运行，如心主行血，肝主疏泄调畅气机，促进血液运行。津液由脾胃化生后，经脾、肺、肾、三焦、大肠、膀胱等脏腑之气的推动和气化功能，将津液输布到全身，以发挥其生理作用，将代谢废物转化为汗、尿排出体外，从而维持津液代谢的平衡。若气化无力或气机郁滞，可引起津液的输布和排泄障碍，形成痰饮或水湿,称此为"气不行水";反之,津液停聚又可导致气机不利,称"水停气滞",两者常互为因果。

3.气能摄津/血

"脾主统血"的功能实现气对血的统摄作用。脾气健旺,固摄有力,血行脉管之中而不逸出脉外,发挥正常的营养作用。气的固摄作用还控制着津液的排泄,维持津液代谢的平衡,若气虚固摄无力,可出现多汗、多尿、遗尿、小便失禁等病理现象。

(二)血为气之母

1.津血能载气

津血是气的载体,气无形而动,必须依赖于津血之运载而到达全身。若血不载气,则气浮散无根而发生气脱。津行则气行,津液的输布代谢正常,则气机调畅。津液丢失过多必导致气的损耗,如暑热所致大汗出,会出现少气懒言、体倦乏力等气虚症状。

2.津血能化气

指气的充盛及其功能的发挥离不开津血的濡养。津血在输布或运行过程中,受到各脏腑阳气的蒸腾温化,化生为气;同时,各脏腑得津血的濡养滋润,功能活动才能得以维持,气的活力才能得以发挥。津血不断为气的生成和功能活动提供营养,津血盛则气旺,津血亏衰则气少。

(三)气与精的关系

1.气能生精摄精

人体之精起源于先天之精,在生命过程中需要得到后天水谷精微的不断供给和充养。气能促进精的化生,精的化生依赖于气化运动和脏腑生理功能活动。气又能固摄精,使精聚而充盈,不致无故耗损外泄。气聚则精盈,气弱则精走。若肾气亏损,封藏失职,则可致男子滑精等失精病证。

2.精能化气

五脏藏精,精化为气,以完成五脏的功能。尤肾精藏于肾,化生元气,元气是生命活动的原动力,促进人体的生长、发育及生殖功能的成熟,推动、激发和调节各脏腑的生理功能。

(四)精、气、神的关系

古人称精、气、神为人身"三宝"。"精"是人的生命起源,"气"是维持生命的动力,"神"为生命的体现。精、气、神三者关系密切,相互资生,相互助长。

气能化精、摄精:气的运行不息能促进精的化生;气又能固摄精,防止其无故耗损外泄。

精能化气:精为气化生的本源,人体之精在气的推动激发作用下可化生为气。各脏之精化生各脏之气,精足则人身之气得以充盛,各脏之气化生充沛,自能推动和调控各脏腑形体官窍的生理活动。

精与气化神:精与气都是神得以化生的物质基础,神必须得到精和气的滋养才能正常发挥作用。气充则神明,气虚则神衰,故称气为"神之母"。《内经》倡导"积精全神"以养生,精盈则神明,精亏则神疲。

神驭精气:神以精、气为物质基础,但神又能驭气统精。人体脏腑形体官窍的功能活动及精气血等物质的新陈代谢,都必须受神的调控和主宰。

保养精气神是养生的根本,养精是基础,养气是途径,养神是关键。精充则气足,气足神就旺;精亏则气虚,气虚则少神;反之,神旺则气足,气足则精充。

第三节 阴阳学说——阴平阳秘，精神乃治

一、阴阳学说简介

"一阴一阳之谓道"，阴阳是我国古代的哲学概念，指自然界一切具有相互对立又相互联系的两个方面，并用以阐释事物运动变化的规律。阴阳概念被古代医家所吸收和发扬，并结合所积累的生理、解剖知识和临床防治经验，形成了中医学的阴阳学说理论。太极图浓缩了《易经》最高深的阴阳哲理，图中阴阳鱼的S曲线是一分为二的阴阳双方彼此依存、制约、消长、转化的动态运动的展现，象征着宇宙万象遵循对立统一法则实现的和谐。《素问·阴阳应象大论篇》中说："阴阳者，天地之道，万物之纲纪，变化之父母，生杀之本始，神明之府也。"天地万物运动、变化的动力和根源就在于阴阳的矛盾作用，生命得以生存和发展的根本就是阴阳的平衡。

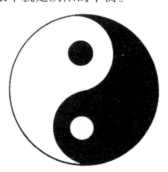

图2-1 太极图/阴阳鱼图

阴阳学说的基本内容包括阴阳对立、阴阳互根、阴阳消长和阴阳转化等几个方面。阴阳是对立统一的，它是自然界一切事物运动变化固有的规律。阴阳属性普遍存在于自然界各种事物或现象之中，

阴和阳可以代表相互对立的两个事物或同一事物内部相互对立的两个方面。一般来说,凡是明亮、向外、剧烈运动着、温热、上升、无形、兴奋的归属于阳;相对晦暗、内守、静止着、寒冷、下降、有形的属于阴。如天为阳,地为阴;上为阳,下为阴;热为阳,寒为阴;药物的性属阳,味属阴;人体中气为阳,血为阴;体表为阳,体内为阴,背为阳,腹为阴;五脏属里为阴,六腑属表为阳。阴阳属性的相对性是指对于具体事物或现象来说,其一,阴阳属性在一定条件下是可以互相转化;其二,是指阴阳有无限可分性。如昼为阳,夜为阴,而上午与下午相对而言,则上午为阳中之阳,下午为阳中之阴;五脏之中,心肺居于上部为阳,肾属阴;就肾而言,肾中所藏"精"为阴,肾中"命门之火"属阳。

阴阳互根是指对立的阴阳双方是互相依存的,任何一方都不能脱离对方而单独存在,双方都以对立的存在为条件,阳存于阴,阴依存于阳;即没有阴就谈不上有阳,如热为阳,冷为阴,而没有冷就无所谓热。若单独有阴无阳,或有阳无阴,则一切就都归于静止寂灭了。所以说,阴阳之道,乃天地之常理,世界万物孤阳不生,独阴不长。

阴阳消长是指对立互根的阴阳双方并不是一成不变,而是始终处于不断增长和消减的变化之中。阴阳双方在彼此消长的运动过程中保持着动态平衡。由于四季气候阴阳消长、才有寒热温凉的变化,万物才能生长收藏。阴阳就在这种运动变化中,生生不息。但任何一方太过盛或太过衰,会破坏了"阴消阳长,阳消阴长"的动态平衡。例如,若冬天应寒反暖,人体的生命活动会受影响,就会引起机体的不适或导致疾病。

阴阳双方的消长变化发展到一定程度,就会发生阴阳属性的转化,如《素问·阴阳应象大论篇》中说:"重阴必阳,重阳必阴";"寒极生热,热极生寒"。例如四时寒暑的更替,夏天炎热到了极点,就会开始凉爽,向秋天过渡;冬天三九严寒之后,春天就将来到。事物或现象的阴阳转化的内在根据是阴阳的互藏互寓,即阴中寓阳,阴才有向阳转化的可能性;阳中藏阴,阳才有向阴转化的可能性。阴阳的互根与转化从另一个侧面说明了阴阳的消长平衡。

二、阴平阳秘,精神乃治

《素问·生气通天论篇》中说:"阴者,藏精而起亟也;阳者,卫外而为固也。"李中梓在《内经知要·阴阳》中说:"阴血平静于内,阳气秘密于外,阴能养精,阳能养神,精足神全,命之曰治。"阴是体内贮藏的精微物质,是养护阳气的物质基础;阳卫护于外,起着使体表固密并使阴精安守于内的作用。阴精宁静不耗,阳气固密不散,阴阳双方保持动态平衡,才能使人体维持正常活动。一言蔽之,"阴平阳秘,精神乃治"。

在中医学理论体系中,处处体现着阴阳学说的思想。在中医学理论应用方面:阴阳学说被用以说明人体的组织结构,如人体组织的内外表里、上下、前后各部分之间以及内脏之间,都包含着阴阳的对立统一。被用于说明生理功能及病理变化,认为人体的生理活动是以物质为基础,物质属阴,功能属阳,没有物质运动就无以产生生理功能;还认为机体在阴阳平衡的正常状态下,即使遇见了大风大雨等异常的气候变化,也不会得病;亚健康和疾病的发生都是因为阴阳失调。

阴阳学说还被用于指导疾病的诊治和保健养生方面。阴阳是八纲辨证的总纲,临床上从对呼吸、声音、色泽、脉象部位等的四诊合参来分辨阴阳,以分析病情和认识疾病的本质。中医治疗的基本原则即是恢复阴阳的相对平衡,如虚则补之,实则泄之,比如肥胖从阴阳判断,为虚证属阴,治则补之,第一补法即为充足的睡眠,其次要均衡饮食。中医治疗中所用中药四气(寒热温凉)五味(辛甘酸苦咸)的特性也都有阴阳之分,如寒凉属阴,温热属阳,辛甘(淡)属阳,酸苦咸属阴,分别通过辨证用于减轻或消除不同的病证。对于阴阳疾病,防治各有不同。认为阴性疾病一般发病较慢,主要由寒气引起,需要经过长期的调理才能痊愈,可坚持热水泡脚或搓揉双脚,以促进和改善血液循环。阳性疾病多发病快,为急性病,常由热气引起,容易治愈;生活中若高温天气运动或劳作后,头部血管扩张,一定不要用冷水冲洗,要"以热治热",及时用热毛巾擦汗,以促进皮肤透气。

阴阳平衡是生命得以生存发展的根本,身体只有处在阴阳平衡的状态,才能百病不生。无论是养骨、养心还是养生,要想健康长寿,就要"法于阴阳",始终要坚持阴阳平衡的理念,一切活动和健康调养措施,都是促使阴阳双方复归和达到"阴平阳秘,精神乃治"的状态。

第四节　五行学说——五行制克,生命和谐

"五行"是阴阳的扩展,是阴阳从无形到有形的体现。五行学说也是我国古代人民朴素辩证唯物的哲学思想,古代思想家根据取象比类等方法,认为五行是指金、木、水、火、土五种物质运动方式,并用五行理论来说明世界万物的形成及其相互关系,认为任何事物都是在不断的相生、相克的运动之中维持着协调平衡,而不是孤立的或静止的。

一、五行学说简介

在五行理论中,将凡是具有向上向外周生长、升发、条达舒畅等作用的物质归属于木,木曰曲直;凡具有温热、光明、升腾作用的归属于火,火曰炎上;凡具有刚柔相济、沉降、肃杀、收敛等作用的归属于

金,金曰从革;凡具有寒凉、滋润、下行、闭藏作用的归属于水,水曰润下;凡具有承载、生化、受纳作用的归属于土,土爰稼穑。

中医学五行理论在天人相应思想的指导下,将人体的生命活动与自然界的事物或现象联系起来,以五行为中心、以空间结构的五方、时间结构的五季,以及人体脏腑结构为基本框架,形成了联系人体内外环境的五行结构系统,用以说明人体以及人与自然环境的统一(表2-2)。

表2-2 五行归类表

对应事物	木	火	土	金	水
五色	青色	赤色	黄色	白色	黑色
五味	酸	苦	甘	辛	咸
五畜	鸡	羊	牛	马	猪
五谷	麦	黍	稷	稻	豆
季节	春季	夏季	长夏	秋季	冬季
生命变化	生	长	化	收	藏
五方	东方	南方	中	西方	北方
五脏	肝	心	脾	肺	肾
五腑	胆	小肠	胃	大肠	膀胱
五官	目	舌	唇(口)	鼻	耳
五体	筋	脉	肉	皮毛	骨(髓)
五华	爪	面	唇	毛	发
五液	泪	汗	涎	涕	唾
五志	怒	喜	思	悲(忧)	恐(惊)
五声	呼	笑	歌	苦	呻
五嗅	臊	焦	香	腥	腐
五音	角	徵	宫	商	羽
五劳	久行伤筋	久视伤血	久坐伤肉	久卧伤气	久立伤骨

对应事物	木	火	土	金	水
五虚	肝气虚则恐	心气虚则悲	脾气虚则四肢不用，五脏不安	肺气虚则鼻塞不利，少气	肾气虚则厥
五实	肝实则恐	心实笑不休	脾实则腹胀，经溲不利	肺实则喘喝，胸盈仰息	肾实则胀

中医学运用五行类比联系法，形成以五脏（肝、心、脾、肺、肾）为中心，配合六腑（胆、小肠、胃、大肠、膀胱、三焦），主持五体（筋、脉、肉、皮毛、骨），开窍于五官（目、舌、口、鼻、耳），外荣于体表（爪、面、唇、毛、发）的脏腑组织结构系统，为脏象学说的系统化奠定了坚实的基础。

五行学说的基本内容包括五行的相生相克、制化与胜复、相乘与相侮和母子相及等四个方面。相生是指五行之间存在着有序的递相资生、助长和促进的作用，"生我"者为母，"我生"者为子，相生次序是木→火→土→金→水→木。相克是指五行中事物间的克制和制约作用，相克次序是木→土→水→火→金→木，"克我"者为所不胜，"我克"者为所胜。五行学说认为，相生和相克是自然界和人体生理中的正常现象，没有生，就没有事物的发生和成长；没有克，就不能维持事物间的稳定和平衡协调，必须生中有克，克中有生，相反相成，才能使自然界和人体维持生态和生理的平衡。"亢则害，承乃制，制则生化"，五行制化即为生与克的关系，制为克制，化为生化。五行胜复也称"子复母仇"，指五行中的一行亢盛（即胜气），则按相克次序克制，引起其所不胜（即复气）的报复性制约，从而使五行之间复归于协调和稳定，例如木亢（胜气）乘土，金为土之子，金旺（复气）则能克木，使木行之偏盛得以平复。五行相乘和相侮都是不正常的相克现象；五行相乘又称"过克或倍克"，是指五行中一行对其所胜的过度制约或克制;五行相侮又称"反克",是指五行中一行对其所不胜的反向制约和克制。母子相及指某一行异常,影响和累及其母行或子行,导致母子两行皆异常。

二、五行制克,生命和谐

五行学说被运用到中医学建立的中医基本理论,用以解释人体脏腑的生理病理上的种种现象,以及脏腑组织之间、人体与外在环境之间相互联系的统一性。

五脏是人体生理活动的中心。中医五行学说从理论上阐明了五脏的生理特性和功能,五脏间相互资生、相互制约、相互协调的生克关系,把脏腑紧密地联结成一个整体,从而维持了人体内环境的协调统一。五脏中每一个脏在功能上均有他脏资助,因而本脏不至于虚损;又能制约其他脏,使他脏不致过亢;若本脏之气过盛,则有他脏之气制约之;而本脏之气虚损,则又有他脏之气以滋养之。

五行学说在中医临床上和健康调养上也具有重要意义。五行学说的理论在中医临床上的应用主要体现在控制疾病的传变和确定治则治法等方面。如依据五行生克规律的治法有培土生金法、滋水涵木法(或滋补肝肾法)、扶土抑木法、培土制水法、佐金平木法和泻南补北法(或滋阴降火法)等。《难经》中说:"见肝之病,则知肝当传之于脾,故实脾气。"就是强健脾胃,以防肝病的传变,且易于痊愈。再如,经络的经穴也有五行属性,五腧穴中阴经井穴属木,荥穴属火,腧穴属土,经穴属金,合穴属水;阳经井穴属金,荥穴属水,腧穴属木,经穴属火,合穴属土。中医临床根据经穴的五行属性,配合五行生克制化的关系进行配穴治疗,疗效较显著。五行学说的理论还广泛运用于人们的日常生活和健康调养之中,运用于身心疾病的防治等方面,为保障人民的健康发挥着重要的作用。

第五节　中医健康调养

我国中医学养生之道源远流长。数千年来,中华祖先在探索延缓衰老、延年益寿的健康调养实践中,创造和积累了丰富的理论和实践经验。"中医药学凝聚着深邃的哲学智慧和中华民族几千年的健康养生理念及其实践经验,是中国古代科学的瑰宝,也是打开中华文明宝库的钥匙。"

道家养生哲学思想和中医"治未病"思想一脉相承。《道德经》中说:"其安易持,其未兆易谋;其脆易泮,其微易散。为之于未有,治之于未乱。"而在《黄帝内经》中则有:"圣人不治已病治未病,不治已乱治未乱。"它们的意思都是说"为之于未有,治之于未乱",要预防为主,防患于未然或防微杜渐,要在事情或疾病尚未发生以前或萌芽状态就处理妥当或进行预防。中医健康调养就是"治未病"。中医健康调养以"天人相应"和"形神合一"的整体观为出发点,强调辨证施养,预防为主,扶正辟邪,以提高身体素质和抗衰防病能力,保持生命健康。

何谓"养生"呢?"生"为生命、生存、生长,"养"为保养、调养、补养,养生就是保养生命,是指通过各种方法颐养生命、增强体质、预防疾病,从而达到延年益寿的一种医事活动。首届国医大师、皖南医学院终身教授李济仁曾经说过:西汉《淮南鸿烈》这一著作中,对养生要义的表达最为经典。此书中指出,人体生命系统(称"器")由形、气、神三要素组成,"夫形者生之舍也,气者生之充也,神者生之制也。""舍"指"房子",即形为生命的房子,生命的基础;神(精神)是生命的主宰,指人的自组织和自康复能力;气是为生命输送能量的无形的流动体,沟通形与神之间关系的使者。养生最重要就是养生命的主宰——养"神",其次才是"和弱其气""平夷其形",即柔和气志,平稳身体。"形、气、神"三要素相互依赖,其中"神"居首位,次为"形"和"气",三者俱备则生命旺盛,"一失位,三者俱伤也"。养"神"对于养生是最重要的,精神恬静平和而日益充实,人的身体就强壮;反之,精神躁动烦恼而日益耗损,人的身体就衰老。养生主要是提高人类自组织和自康复能力,提高人的生命力。《吕氏春秋》中也说:"得道者生以长寿。"即懂得养生之道的人可延年益寿。

一、《内经》养生原则

《黄帝内经》是一本蕴涵着很高智慧的千古奇书,其中有大量的篇幅都在讲养生。它虽然是现代中医学的源头,却并不着眼于疾病治疗,而是致力于预防和保健,致力于探索人与自然的和谐;它虽然以养生和诊疗为主要内容,却提倡养生和诊疗应该融入生活的方方面面,养生是一朝一夕的事情,要从生活中的点点滴滴做起,在举手投足之间完成。中医养生方法很多,诸如调神、吐纳、导引、食饵、保精以及环境养生、运动养生、饮食养生等均蕴含着诸多丰富的养生理论和养生文化,更重要的是必须循道自然规律,以强身健体,防病抗衰为目的。

(一)法于阴阳,和于术数

《内经》开篇之作《素问·上古天真论篇》中就蕴含着中医养生的总原则:"法于阴阳,和于术数,食饮有节,起居有常。"

节选原文如下:"昔在黄帝,生而神灵,弱而能言,幼而徇齐,长而敦敏,成而登天。乃问于天师曰:余闻上古之人,春秋皆度百岁,而动作不衰;今时之人,年半百而动作皆衰者,时世异耶? 人将失之耶? 岐伯对曰:上古之人,其知道者,法于阴阳,和于术数,食饮有节,起居有常,不妄作劳,故能形与神俱,而尽终其天年,度百岁乃去。"

　　"法于阴阳"意为顺应自然界的变化规律而起居生活,比如日出而作,日落而息,就是在天亮就起床,让人体阳气与天地阳气一起生发;天黑了早睡觉,不熬夜,使阳气潜藏,以阴养阳。"和于术数"意为按照正确的养生保健方法进行调养和锻炼,如调摄情志、怡养心神、练形体、慎房事、适寒温、食饮有节、起居有常等。一言以蔽之,就是"居处依天道,饮食遵地道"。天道指日夜,地道指节气。比如,饮食要遵照节气规律去吃,尽量吃应季食品,如很多地方"咬春"吃春饼的习俗可以追溯到晋代,清明时节吃青团,小满节气吃野菜苦菜等清淡食材等等。饮食上夏天宜温热,秋冬忌燥热,如"冬吃萝卜夏吃姜"。这些饮食习俗的目的都为平衡阴阳。

　　"夫四时阴阳者,万物之根本也。所以圣人春夏养阳,秋冬养阴,以从其根;故与万物沉浮于生长之门。"一年四季阳气的升降变化也有春生、夏长、秋收和冬藏的规律。清代著名医家张志聪释义说"春夏之时,阳盛于外而虚于内,所以养阳;秋冬之时,阴盛于外而虚于内,所以养阴"。所以"春夏养阳,秋冬养阴"就是顺应阳气的升发和阳气收敛,以从其根。还要注意因时起居生活,如随四季变化而适当增减衣被,俗话说"春捂秋冻",所谓"春捂"是为了避免春寒遏制体内阳气的升发,"秋冻"则是在秋天天气渐凉时,应该慢加衣服,以帮助阳气的收敛。纳凉避热也是夏天最易忽视,夏季酷暑,出汗后最易受风着凉,不要过用空调,贪凉露宿,过食阴性寒凉食物,以防伤阳气。人们应该按照春夏秋冬四季阳气的变化,顺从生长收藏的规律进行调摄养生,因时调神、起居、饮食和锻炼等,才能使人体阴阳达到平衡,使之形与神俱,而终其天年。

　　不妄作劳,故能形与神俱。"妄"意思是不遵循法度,"作劳"即劳作,包括心劳、体劳、房劳等方面。"不妄作劳"指不要过度劳累,要有劳有逸,劳逸有度,尤注意节制房事,不要妄泄肾精。告诫人们不要违背常规地劳动,注重道德养生。否则必然会造成身体虚弱,影响身体健康,加速衰老。形神协调是健康长寿的基本保证,形是神之宅,神乃形之主;神安则精固气畅,神荡则精失气衰。不妄作劳,则形壮神旺,形与神俱。

慢病已成为现代人类健康"沉默的杀手",但大多数的慢病不是因为遗传因素造成的,而主要是由于人们不健康的生活习惯,严重违背了身体内部的运行规律和自然的一种正常状态而造成的。这些不健康的生活习惯在《内经》中也都是有迹可循,如原文中的"今时之人不然也,以酒为浆,以妄为常,醉以入房,以欲竭其精,以耗散其真,不知持满,不时御神,务快其心,逆于生乐,起居无节,故半百而衰也"。再者,与古人相比,现代人少了很多对天地应有的敬畏之心,少了很多禁忌。如果人们违背了阴阳,放弃了恬恢,没有了内守,弱化了人性,从而就偏离了人类健康的"大道"。

在现代社会,人们应该如何养护自己的身体?那就是要遵循岐伯提出的养生总原则,养成健康科学的生活方式。"和于术数",要坚持"和"的原则,因过犹不及,东晋医学家葛洪在《抱朴子·极言》中说"积伤至尽则早亡,早亡非道也"。在我们的生活工作中要注意"衣不过暖,食不过饱,住不过奢,劳不过累,行不过富(即绿色出行),逸不过安,乐不可过,怒不可暴"等实用养生方法。

(二)正气存内,邪不可干

很多人常常困惑:为什么有些经常抽烟喝酒的人照样活得健康长寿,而有些人平常特别注意生活品质却又易得病不健康长寿呢?

因为"正气存内,邪不可干,邪之所凑,其气必虚"。人体内"正气"的旺盛是决定身体健康的关键因素。中医学理论中认为,"正气"是由元气、谷气、自然界的清气三者结合而成"一身之气",也为人之三宝"精气神";"正气"还是对病原微生物的抵抗力、机体自身的免疫力、调节和适应能力。"邪气"则是指各种致病因素。人与自然是生命共同体,大自然对所有生命都一视同仁,不论是微生物(如细菌、病毒等)、人或动物等,都赋予了生存的权利,存在就是合理的。在人的周围环境和身体内部都有很多的微生物相伴,如果身体处在阴阳平衡的和谐状态,人和微生物或其他潜在致病因子可以处在一种和平共处、相安无事的状态,这些潜在致病因子是不会让人生病的。如果身体的状况变差、内环境发生了变化时,那些致病因子就有了可乘之机,邪气乘虚而入,当邪气压过身体里的正气时,致病因子就兴风作浪,身体就会得病。

机体在正常状态下,阴阳处在一个很平衡的状态,即使遇见了大风大雨异常的气候变化,也不会得病。要想健康无疾,就要内养正气,外避邪气,防患于未然,以维护好身体的大环境的和谐与平衡。如何来养护正气?《内经》告诉我们:能做到重视精神调养、注意饮食起居、加强身体锻炼这三点就可以了。

(三)顺四时,以适寒暑

四时即春夏秋冬四季。《内经》中说:六气的正常运行,有利于万物的生长变化。"六气"即风、寒、暑、湿、燥、火六种气候变化。如果气候反常,六气太过或不及,或者在人体的抵抗力和适应能力下降时,六气就会成为对人体致病的因素,此情形下的六气就被称为"六淫或六邪"。

"四时不正之气,皆谓之虚邪贼风。"虚邪贼风泛指一切不正常的气候变化和有害于人体的外界致病因素。六淫病邪多与居住环境、季节气候等有关,如长久居住在潮湿环境就易感湿邪,夏季酷暑或高温作业人易中暑。"避六淫各有主时,逆之则灾害生,从(顺)之则苛疾不起。"因四时各有主病,如春季多风病、盛夏多暑病、夏末秋初多湿病、深秋多燥病、冬天多寒病,所以,在日常生活中要顺应自然四时变化规律,注意寒暖天气变化,虚邪贼风要避之有时。如春天阳气生发,但春暖乍寒,寒暖常有交替,不要脱衣过早过快,要"春捂",唐代药王孙思邈也说"春天不可薄衣,(否则)令人伤寒,霍乱,食不消,头痛"。要顺应自然的变化规律才能不得病,生活中点点滴滴的养生会收到事半功倍的效果。

(四)和喜怒而安居处,节阴阳而调刚柔

人有七情六欲,情感会影响人体气血的运行,如"怒则气上,喜则气缓,悲则气消,恐则气下,寒则气收,炅则气泄,惊则气乱,劳则气耗,思则气结"。气血的运行进而影响脏腑的运作,表现出不同的健康状况。所以要"和喜怒而安居处",要调摄情志,使七情和谐,心态平和,并能良好地适应周围的环境。

此外,还要"节阴阳而调刚柔",其意是说,要节制房事,调适劳作与安逸,使劳逸适度。《内经》中说"劳则气耗",劳也专指"房劳",房事最易耗精耗气,进而影响五脏六腑的精气,养生主张要"形劳而不倦",节制房事,不要纵欲。《内经》倡导"积精全神"以养生,精盈则神明,精亏则神疲;保精就要养神、节欲和少嗜,减少不良嗜好,如不嗜烟酒等。

(五)因人施养

由于个人体质、性别、年龄等的不同,对同一个事情会有不同的反应,如进食同样的食物,有的人没啥事,有的人可能会出现腹泻等问题。《内经》以中医辨证思想为指导,主张因人施养,人生也是四季,要顺应自然,按照个体年龄段和体质进行保健调养。

胎儿期的调养要针对母体,如精神安定愉快、饮食丰富平和、行动稳重、睡眠充足、节制房事、耳不闻恶声、目不睹恶事等,以保证胎儿的正常发育。

婴儿期脏腑稚嫩,神气未定,形气未充,易为邪袭,病传变迅速。

要母子同养,防母病及子,养子以保证幼儿的生理需求,使其发育正常和结实。

儿童期虽然生长发育迅速,但脏腑尚娇嫩,心理发育未臻完善,情志不稳,易受惊吓致病,抗病能力低下。要养教并重,除培养良好的生活习惯、合理喂养外,要重视早教。

青壮年期为人生的春夏,精神与形体变化最显著的时期,精气充实,气血调和,为奋斗的黄金时期,可承担学习生活的重任。要全面合理饮食调摄,满足其发育迅速和代谢旺盛的生理需求,提高身体素质。还要培养其健康的心理,指导其明事理、辨善恶,尊重他们独立意向的发展和自尊心。

中年期是人生的秋天,生命活动开始由盛转衰,此期为生命历程的转折点,保健至关重要,要"收",知足常乐,畅达乐观,静神少虑,不强求名利,合理地安排工作休息,节制房事,避免长期"超负荷运转"或积劳成疾。

老年期为人生的冬天。衰老是自然规律,要不再操心,不逞强,做到知足谦和,涵养温和性情,审慎饮食起居,参加适宜的活动,促进气血运行。

二、中医养生的静与动

中医养生注重阴阳平衡、阴平阳秘。阴为体,阳为用,阴阳互根互用。静与动也是阴阳的统一体。《内经》主张养生要形神共养,神属阳,在生命活动中易于动而耗散,难于清静内守,务须养之以静;形属阴,易静而难动,故养形以运动为贵。所以,动则生阳养形,静则生阴养神,动静兼修,形神共养,才能使体内气血流畅,阴阳平衡,达到延年益寿的效果。

精气神是人身三宝,健康的基础。国家级名老中医、北京中医药大学教授孙光荣认为,健康生活方式的养成必须与精气神相结合,保养精气神才是养生的根本,养精是基础,养气是途径,养神是关键。"养身之道在于动,养心之道在于静。"一般说来,静功主要锻炼内在真气,充实精、气、神三宝,运动则主要是强壮筋骨肌肉。

养生之德引领养生之道,养生首先要养德,要持有仁爱、平和之心。仁者寿,即德者寿,是儒家养生思想最为集中而典型的体现。《太平经》中说:"善自命长,恶自命短。人无忧,故自寿。"《寿世保元》中说:"积善有功,常存阴德,可以延年。"再如"谦和辞让,敬人持己,可延年"。孟子曾提出"不动心—寡欲—收心,以达到养浩然正气",所谓不动心,就是指要排除外界的各种干扰,做到"不以一得为喜,不以一失为忧",保持内心的清静。

养心的关键在于回归本心,确保精气神并重。《内经》非常重视养心,重视人的精神情志活动与身体健康的关系。"恬惔虚无,真气从之,精神内守,病安从来。是以志闲而少欲,心安而不惧,形劳而不倦,气从以顺,各从其欲,皆得所愿。"精神内守就是要调和情绪,保持心态的安闲清静,防止不良情绪的产生而干扰气机的正常运动,维护体内气化活动的良好环境。王重阳也曾说:"只要心中清净两个字,其余都不是修行。"精神恬静平和而日益充实,人的身体就强壮;反之,精神躁动烦恼而日益耗损,人就易衰老。

无论从思想、生活习俗或练功等方面,中国传统文化中都渗透着静的神韵,似乎比较青睐"静",比如道家提倡的"致虚极,守静笃"。《养生四要》中说:"人之学养生,曰打坐,曰调息,正是主静功夫。"打坐与调息的目的是达到"静",从而使人"神全"。

静坐是最简单的养生方法。静坐有助于修心养精蓄神,改变人的某些习性。静坐需要充沛的精力,时间选择为一早(5~8时)一晚(21~23时),环境需要安静通风,要调整好身体和心态。静坐前要穿宽松衣服,七八分饱,后背及脖子部位为膀胱经和督脉所过,风邪最易入侵,要保暖避风。双盘腿坐姿最好,挺胸端坐,眼睛微闭或微睁。还要调息,调整呼吸使呼吸由粗到细,由浅到深,由急到缓。要收敛心神,不胡思乱想,不要睡觉或睡着。静坐时间初起可几分钟,根据个人实际情况慢慢延长。坐完后先调整呼吸,由细到粗,按摩膝盖与腿,再走走活动一会,不要一下坐就去睡觉。俗话说:"长吸长命,短吸短命。"若心静到极点,呼吸就会变得缓慢深长,气机也会更为顺畅,不会出现气血滞结,心与呼吸是息息相关的。

动养包括跑、跳、走、爬、打球、游泳、骑车等;动静结合运动如太极拳、八段锦、气功等传统的运动方式,其精髓应该是外动内静、身动心静,即在运动中"养神"才是关键,方法可从呼吸入手,通过静坐、吐纳、调神、调吸等,把杂念收住。运动不光是活动肢体,而且要加入精神修炼,做每个动作时调整到最佳精神状态。通过运动锻炼,活动筋骨,调节气息,畅达经络,疏通气血,和调脏腑,以达到增强体质、延年益寿的目的。古人在养生中要求"不妄作劳",要注意的是所有的活动都要适度,不要太过,因"五劳所伤,久视伤血,久卧伤气,久坐伤肉,久立伤骨,久行伤筋"。

三、中医真气运行养生法

中医真气运行学术创始人李少波老先生编著的真气运行养生实践方法,开创了真气运行调控人体生命之先河,成就了医学养生学史上的一代伟业。老先生为甘肃省名中医,中华中医药学会终身理事,无疾而终,享年102岁。他根据《黄帝内经》理论、祖传密旨和自身修为所得创编的真气运行养生实践方法,经科学研究、临床观察和普及推广验证,对各种药物久治不愈的慢性疑难病症均有显著调理效果,是防病治病、益寿延年的中医预防学和非药物疗法,充分体现了《黄帝内经》"上工治未病"的精神实质。

（一）真气运行理论基础

《道德经》和《黄帝内经》是人类道法自然养生实践的理论基础和渊薮。真气运行涵盖有中医养生的重要观念，如天人合一的养生观、身心合一的整体观和阴平阳秘的健康观。老子的"道"是自然万物所应遵循的规律和法则，最注重宇宙万物的循环和平衡和谐。中医真气运行为双向调节，整体调恒，求得阴阳和合，五行顺理。"养生之法莫如养性，养性之法莫如养精。"精充可化气，气盛可全神，神全则脏腑和谐，气血通畅，从而提升人们的心性，使物质上的"身"与精神上的"心"相协调，精气神高度统一，以臻人生理想的境界。坚持锻炼，就可以达到身心健康、益寿延年的效用。

真气运行的调息方法揭开了人体生命的奥秘，"气"是宇宙生成的本元。"道生一，一生二，二生三，三生万物。万物负阴而抱阳，冲气以为和。"人的生存、呼吸都与大自然"息息相关"，呼吸是由大气压和肺内压的压力关系而形成的，肺内压是负压，吸气是自然的；为了多排除一些浊气，降低肺内压，更好地接受自然之清气，要有意地注意呼气，经过练习，可以把被动的呼气运动变为主动。真气运行锻炼过程选择自然无为的实践途径，通过调理身心、调整呼吸、培养真气、贯通经络而达到防病治病、健康长寿的效果，验证了道本虚无、静极生动、无中生有的自然规律，揭示了宇宙万物由阴阳二气结合而成的自然衍生奥秘，真正达到了"天人合一"的境界。

（二）真气运行养生法的实践

1. 静功实践

真气运行静功的实践既要顺乎自然，灵活运用，不能刻意拘执；又要耐心求进，持之以恒，不可自由放任。坚持锻炼，就可以达到身心健康、益寿延年的效用。静功实践方法分为五步，具体包括以下五步：

第一步　呼气注意心窝部

放松身心，集中思想，精神内守，在呼气的同时，意念随呼气趋向心窝部。每天固定时间练功，养成习惯，对稳定思想更有帮助。要求每日早、中、晚练习三次，每次二十分钟。以培养后天根本为主旨，推动心火下降，温煦脾土，运化功能加强，充实下丹田，补充先天真气。

第二步　意息相随丹田趋

当第一步功做到每一呼气即觉心窝部发热时，就可意息相随，自心窝部开始，呼气注意丹田，不可操之过急，十天左右就可以气沉丹田。可使丹田周围的脾胃、大小肠、肾、膀胱等脏腑功能得到改善。

第三步　调息凝神守丹田

当第二步功做到丹田有了明显感觉，就可以把呼气有意无意地止于丹田。呼吸放自然，只将意念守在丹田部位，用文火温养。这一步是培养丹田实力阶段，需要练习时间较长，一个月左右可以感到小腹充实有力。可以任脉通畅，心肾相交，水火互济，故而心神安泰，睡眠安静；可使中气旺盛，肝得滋荣，肾水旺盛，五行顺理；增强肾功能和脾胃消化吸收能力，精神充沛，元气充足。

第四步　通督勿忘复勿助

原则上还是按照第三步操作，真气沿督脉上行的时候，意识应该跟随上行的力量，即勿忘。若行到某处停下来，不要用意念去导引，即勿助。通督之后，一呼一吸形成任督循环，实现"小周天"，真气不断补益脑髓，大脑皮层的本能力量增强，由内分泌紊乱和肾精亏损所引起的神经官能症状会得到改善或康复。

第五步　元神蓄力育生机

原则上还是守下丹田。丹田是长期意守的部位。通督后各个经脉相继开通。仍意守下丹田，通督后各个经脉相继开通，元神的力量不断得到补充,真气充实,大脑皮层的本能力量增强,对内分泌及全身的协调更好,机体活力旺盛,免疫力也随之增强,从而能预防疾病,原有的沉疴痼疾可以得到改善或痊愈。

2. 动功实践

真气运行动功实践包括五禽导引、鹤飞唳天、漫步周天、龙行挥云和健身十锦等,具体如下:

五禽导引:五禽导引法由华佗所创,是动功养生的源头。以模仿猿、鹿、虎、熊、鹤五种动物的形态和习性,以姿势带动呼吸,贯通经络,使真气运行旺盛,以增强五脏六腑、四肢百骸的生理功能。要求呼吸的长短与运动的快慢,要自然协调一致。

鹤飞唳天(肠胃功):以腰膝脊椎的转动,带动两臂双手的旋转运动,并以身形的外动促使胃肠的内蠕动,以增强胃、小肠、结肠及直肠的消化吸收和正常排泄功能。

漫步周天:是以五行拳与真气运行法相结合的一种导引法,劈、钻、崩、炮、横五种拳式分别有利于五脏六腑,尤其贯通任督二脉,实行真气周天运行为主导,以带动全身真气运行旺盛,通畅经络,从而祛病延年。

龙行挥云:是真气运行与形意拳的龙形结合,久练精纯,形气合一,神驭气生,气流身动,为炼养家的必备。

健身十锦:是在易筋经、八段锦基础上编成的一套有十节动作的健身功,通过肢体的肌肉活动,疏通经络,促进脏腑气血的运行,助于人体真气的旺盛,达到祛病强身的目的。

3.真气抟聚实践

真气抟聚实践为动静结合高级实践方法,包括混元坐、下上河车搬运、五行攒簇、五龙蛰法等功法。经过多年的实践推广,取得了满意的效果。

现代医学研究证实,真气运行改善人体微循环,提高免疫水平,加强人体自我调节、自我修复、自我重建、自我治疗等一系列自然疗能。真气运行养生实践通过调息凝神,培养真气,贯通经络,燮理阴阳,练通小周天、大周天,经过炼精化气、练气化神、炼神还虚三个阶段,可防病治病、健身益智、益寿延年。已故中医泰斗吕炳奎说:"真气运行是人体生命运动的主要功能,人如果能掌握其全部运动规律,则人类的生命可以由人自己来掌握,人可以达到健康无病长寿的境界。"

思考题:

1. 中医学理论体系整体观念的含义。

2. 精气血津液神的含义。

3. 简要说说阴阳、五行的概念。

4.《黄帝内经》中的养生原则有哪些?

第三章　精神心理与健康

　　精神障碍疾病已成为21世纪严重的全球性卫生问题。据目前数据调查,人类65%～90%的疾病与心理压抑有关,抑郁症已成为仅次于心血管疾病的第二大疾病负担源,但国民对于心理问题还知之甚少,有很多的偏见和误解,并不认为它是一种需要治疗并且能治愈的疾病,导致本可治愈的疾病变成严重影响生活工作的顽疾。

　　中医养生贵在养德,养德贵在养心。医病先医"心"。《内经》从医学角度提出了"恬惔虚无"的养生防病思想。首届国医大师、皖南医学院终身教授李济仁认为,养生就是养神和养心,是人类提高自组织、自康复能力的学问,或者说是提高人的生命力的学问。现代医学中认为心理平衡是健康的四大基石之一。世界精神病学协会于1992年发起"世界精神卫生日",其旨在提高对精神卫生重要性和迫切性的认识,普及精神卫生知识和技能,增强心理健康意识,提升精神卫生水平。

第一节　养德养心调神

　　古代医学和养生家都把养性养德作为摄生首务,并一直影响着后世历代养生家。养德可以养气养神,使"形与神俱"。儒家创始人孔子提出"修身以道,修道以仁","仁者寿","大德必得其寿"。明代

《寿世保元》中说："积善有功,常存阴德,可以延年。"《素问·上古天真论篇》中说："外不劳形于事,内无思想之患,以恬愉为务,以自得为功,形体不敝,精神不散,亦可以百数。"道德高尚、豁达宁静者,气血调和,神志安定,脏腑组织功能正常,故而精神饱满,形体健壮。

《内经》非常重视养心,重视人的精神情志活动与身体健康的关系。《素问·上古天真论篇》中说："虚邪贼风,避之有时;恬惔虚无,真气从之,精神内守,病安从来?"它主张"外御内守"的调摄原则,即对外要顺应自然变化和避免邪气的侵袭,对内应谨守虚无,心神宁静,少思寡欲,心无挂碍,则真气从之,邪不能害,即"清静则肉腠闭拒,虽有大风苛毒,弗之能害"。"恬惔虚无"即是"内守"的精神调养思想,让人的心灵和精神获得最大的自由,畅达情志,这样精神才能充沛而无妄耗,精气神内守而不散失,达到"形神合一"的生理状态。《淮南子》中说："神清志平,百节皆宁,养性之本也;肥肌肤,充肠腹,供嗜欲,养性之末也。""养心调神"是养生的道中之道。精神恬静平和而日益充实,人的身体就强壮;反之,精神躁动烦恼而日益耗损,人就易衰老。

调摄情志延年益寿。"内伤七情"即异常的情绪是造成内伤病的主要致病因素之一。根据阴阳五行理论,异常情绪超过了人体的正常生理活动范围,会使人体气机紊乱,如"怒则气上,喜则气缓,悲则气消,恐则气下,寒则气收,炅则气泄,惊则气乱,劳则气耗,思则气结",气机紊乱进而会引起脏腑的阴阳和气血失调,导致机体出现疾病、早衰甚至短寿等。如多愁善感林黛玉的"忧(悲)伤肺",范进中举后的"喜伤心,恐胜喜"等。

情绪小问题,健康大问题。心理健康要从情绪的管理起步。"百病生于气",医病必先医"心"。要重视调摄情志,培养乐观的人生态度,保持良好心境,淡泊宁静,知足常乐,正确认识自身能力,降低过高期望值,量力而行,预防情志过度,保持精神内守,提高心理抗逆能力,才能防病祛疾,益寿延年。

立志养德。人的生命基石和精神支柱就是要有健康的心理、高尚的理想和道德情操。统计显示,没有坚定信心、没有健康情绪者的死亡率比情绪正常人要高大约七倍。《灵枢·本脏》中说:"志意者,所以御精神,收魂魄,适寒温,和喜怒者也。"即意志具有统帅精神、调和情志、抗邪防病等作用。罗曼·罗兰曾说过:"一个人最可怕的敌人,就是没有坚强的信念。信念的力量是无比强大的,它可以摧毁一个人,也可以把人从绝望带向希望,它是唯一能与命运抗衡的东西。"现代生物信息反馈疗法的研究证明,坚强的意志和信念,能够影响和改善神经内分泌系统的生理功能,促进身心健康,增强机体抵抗力。所以,要树立正确人生观,做有目标、有追求、有信念的人。

理想和信念是青少年健康成才的精神保障,新时代的青年人尤其要立志养德。"追求进步是青年最宝贵的特质,也是党和人民最殷切的希望。""历史和实践充分证明,中国共青团不愧为中国青年运动的先锋队,不愧为党的忠实助手和可靠后备军!"新时代的广大共青团员要"做理想远大、信念坚定的模范,做刻苦学习、锐意创新的模范,做敢于斗争、善于斗争的模范,做艰苦奋斗、无私奉献的模范,做崇德向善、严守纪律的模范"。

第二节 精神障碍与心理抑郁

世界卫生组织认为,精神卫生是指精神心理健康(又称"心理健康")。随着社会竞争的加剧,轻度精神发育障碍疾病像感冒一样普遍,如抑郁症、孤独症、焦虑症等。精神障碍疾病已成为21世纪严重的、又耗资巨大的全球性卫生问题。WHO统计显示,全球约10亿人正在遭受精神障碍困扰,每40s就有一人因自杀而失去生命,低收入和中等收入国家的自杀人数占全球自杀人数的77%。新冠疫情后，全球精神障碍疾病负担更重，重度抑郁症和焦虑症的病例分别增加了28%和26%，抑郁症患者激增5300万，增幅高达27.6%。但大多数精神障碍病人缺乏治疗，除经济原因外，很多患者和家属没有认识到精神障碍的可能，也有因世俗偏见，或怕被歧视，而讳疾忌医。专家特别提醒：要正确认识、积极治疗精神障碍。

抑郁症是全球常见病，目前全球抑郁症患者高达3.22亿。《2022年中国抑郁症蓝皮书》调查数据显示：我国成人抑郁障碍终生患病率为6.8%，其中抑郁症为3.4%。目前我国患抑郁症人数9500万，每年大约有28万人自杀，其中40%患有抑郁症。抑郁症患者中，女性抑郁症患病率远高于男性，女性约68.81%，男性31.19%。因独特的生理和心理特征，如经期、产后及更年期等，女性更容易出现情绪问题，约63%的女性曾罹患产后抑郁。但由于认识局限，40%的女性在患上产后抑郁后被家人漠视，有些甚至被视为矫情。

抑郁症是一种危害性相当大的慢性疾病，致残率高，复发率高达50%～85%。动力不足、疲惫、记忆力下降等成为影响大多数人生活质量的重要因素。抑郁症的病因和发病机制尚不清楚，遗传因素、神经生化因素和心理因素等对本病的发生均有明显影响。预防抑郁症复发的最好方法就是接受规范的治疗。

抑郁症发病群体呈年轻化趋势。我国18岁以下抑郁症患者占总人数的30.28%，50%的抑郁症患者为在校学生，41%的患者曾因抑郁休学。青少年抑郁症患病率已达15%～20%，接近于成人。近七成青少年抑郁症患者与不良的家庭关系和人际关系有关，63%与遭受校园霸凌学业、缺乏家庭关爱、父母过于严厉等有关，还有遗传、学习压力过大等因素。抑郁的早期征兆多表现为不愿和同学接触、不愿上学、爱哭、容易生气、注意力不集中、爱走神、睡眠障碍、对以前喜欢的事情丧失兴趣等。遗憾的是,很多家长、老师和青少年对抑郁症缺乏正确的认知,不能及时发现、及早预防和及时给予干预。近一半的学生没有寻求任何帮助。青少年抑郁症是一种急需关注和治疗的疾病。

抑郁症发作时的表现可分为核心症状群(情绪低落、兴趣减退或快感缺失)、心理症状群(焦虑、思维迟缓、认知障碍、自责自罪、自杀未遂和行为等)和躯体症状群(其中,睡眠障碍表现为入睡困难、多梦、早醒、睡眠轻浅、睡眠感缺失等;饮食及体重障碍表现为食欲下降和体重减轻;精力丧失表现为无精打采、疲乏无力和懒惰等)三方面。

预防抑郁症最有效措施就是有效缓解压力,可通过保持乐观情绪、助人为乐、培养幽默感、找朋友聊天、多参加户外运动或体育活动等方式,以排解和释放消极情绪,进行自我调节,愉悦和平静情绪和心情,使个人身心处于和谐的状态。国家卫生健康委2022年世界精神卫生日宣传主题为"营造良好环境,共助心理健康",旨在推动全社会提高认识,增强心理健康意识,关注心理精神需求,提升心理健康和精神卫生水平。当个人出现无助、孤独、焦虑、烦躁、反复感觉身体不适、睡眠障碍等表现时,要引起足够的重视,及时求医,早发现早治疗。在生活中,交流与陪伴很重要,给予抑郁者充分的关怀和爱。谨记心理健康四字箴言:心理养生的营养素是善良、不老丹是乐观、调节阀是宽容、免疫剂是淡泊。

思考题:

1. 养心调神的重要性和主要方法有哪些?

2. 新时代大学生应该如何进行精神的调养?

第四章 经络与健康

经络学说是祖国医学基础理论的核心之一,源于远古,服务当今。在两千多年的医学长河中,一直为保障中华民族的健康发挥着重要的作用。自《黄帝内经》经络学说形成以来,历代医家结合自身的实践,不断予以补充、整理和完善。经络学说与藏象、精气血津液等基础理论相互辅翼,成为中医阐释人体生理活动和病理变化的理论基础。

经络学说是中医学理论体系的重要组成部分,是研究人体经络系统的组成、循行分布、生理功能、病理变化及其与脏腑、形体官窍、气血津液等相互关系的学说。经络学说在中医临床诊断、治疗和预防上都具有重要意义,它贯穿于中医学的整个理、法、方、药之中,成为指导临床各科的基础理论之一。由于经络有一定的循行部位和脏腑络属,它可以反映所属脏腑的病证,因而用于疾病的诊断,进行辨证归经、经络和腧穴的诊断等。还广泛地用以指导临床各科的治疗,尤其对针灸、推拿、气功等都具有重要的指导作用,如《四总穴歌》中的"肚腹三里留,腰背委中求,头项寻列缺,面口合谷收"是我国古代针灸医师临床经验的结晶,在民间广为流传。在疾病预防上,保健灸法是自古以来的防病治病之术。

经络是运行气血、联系脏腑和体表及全身各部、沟通上下内外的通道,是人体功能的调控系统。中国著名生理学家、经络现代化研究的先驱和权威祝总骧教授,倾30年心血研究,证实了古典经络图谱的科学性,准确地揭示出人体14条经络线的分布位置,祝老认为经络系统是人人体内都有的一个自我医疗保健系统,只要保持经络通畅就能祛病强身,健康长寿。祝老所创编的"312经络锻炼法",是祖国医学经络理论与现代"治未病"健康理念的完美结合。此锻炼方法集穴位按摩、腹式呼吸和体育运动为一体,简单实用,易学易练,能激发人体潜能、调整脏腑功能、促进气血运行、提高机体免疫力。

人体经络遍布全身,对任何一个穴位的局部刺激,都会牵动经络网络,引起全身的整体调节,这种"牵一发而动全身"的反应既是人体的经络反应,也是针灸治疗的机制,而宇宙的经络反应则是人的举心动念对周围产生的影响。"天人合一",保健养生无处不在,在生活的一举一动、我们的一念一思之中。

经络养生法就是利用中医经络理论,采用推拿、按摩、导引、针、灸等技术,刺激相关的腧穴和经络,以疏通经络、调和阴阳气血、激发机体自然潜能,最终使机体尽可能恢复阴平阳秘的和谐状态,达到有病治病、无病健身、增进健康的防治与保健方法。

第一节　经络和腧穴

经络是运行气血、联系脏腑、体表及全身各部、沟通上下内外的通道,是人体功能的调控系统。经络是经脉和络脉的总称,经为经络系统的主干,有固定循行路线;络为经络系统的分支,网络全身,无固定循行路线。经络包括十二经脉、奇经八脉、十二经别、十五络脉等。

十二经脉是经络系统的主体,称为正经,具有表里经脉相合、与相应脏腑络属的主要特征。奇经八脉是督脉、任脉、冲脉、带脉、阴维脉、阳维脉、阴跷脉、阳跷脉的总称,它们与十二正经不同,既不直属脏腑,又无表里配合关系,故称"奇经"。冲、带、跷、维六脉腧穴,都寄附于十二经与任、督脉之中;唯任、督二脉各有其所属腧穴,故与十二经相提并论,合称为"十四经"。十四经具有一定的循行路线、病候及所属腧穴,是经络系统的主要部分,在临床上是针灸治疗及药物归经的基础。

一、基本取穴方法

腧穴是人体脏腑经络之气输注于体表的部位,一般分为经穴、经外奇穴和阿是穴、耳穴四大类。经穴又称十四经穴;凡未归属于十四经脉、定位明确、有特定疗效的腧穴,称为奇穴。阿是穴是病症在体表上的反应点,无固定部位,往往随病而起,病愈即失。耳穴是病症在耳郭上的反应点。

腧穴的定位取穴是经络穴位保健尤其是针灸治疗的基础和关键,取穴准确与否直接影响治疗的效果。早在《黄帝内经》时代就已经提出了度量人体的各种方法,发展至今,基本取穴方法基本完善,常用的腧穴取穴定位法有骨度分寸法、自然标志法、手指比量法和简便取穴法四种。

(一)骨度分寸法

是指以骨节为主要标志测量周身各部的大小、长短,并依据其比例折算成尺寸作为定穴标准的方法,古称"骨度法",最早见于《灵枢·骨度》。现代常用骨度分寸是根据《灵枢·骨度》,并在长期医疗实践中经过补充、修改和发展而来的。常用的骨度分寸见表4-1、图4-1。

表4-1　常用骨度量表

部位	起止点	折量尺寸	度量法
头部	前发际正中至后发际正中	12寸	直寸
	眉间至前发际正中	3寸	直寸
	两额角发际之间	9寸	横寸
	耳后两完骨(乳突)间	9寸	横寸
胸腹肋部	胸骨上窝(天突)至胸剑联合中点(歧骨)	9寸	直寸
	胸剑联合中点至脐中	8寸	直寸
	脐中至耻骨联合上缘	5寸	直寸
	两肩胛骨喙突内侧缘之间	12寸	横寸
	两乳头之间	8寸	横寸

续表

部位	起止点	折量尺寸	度量法
背腰部	肩胛骨内侧缘至后正中线	3寸	横寸
上肢部	腋前、后纹头至肘横纹(平尺骨鹰嘴)	9寸	直寸
	肘横纹(平尺骨鹰嘴)至腕掌背侧远端腕横纹	12寸	直寸
下肢部	耻骨联合上缘至髌底(股骨内上髁上缘)	18寸	直寸
	髌底至髌尖	2寸	直寸
	胫骨内侧髁下缘至内踝尖	13寸	直寸
	股骨大转子至腘横纹(平髌尖)	19寸	直寸
	臀沟至腘横纹	14寸	直寸
	腘横纹至外踝尖	16寸	直寸
	内踝尖至足底	3寸	直寸

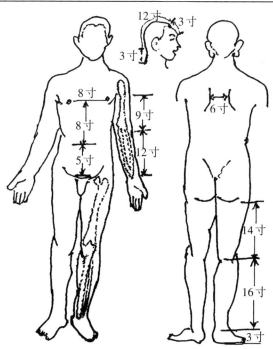

图4-1 骨度分寸法

(二)自然/体表标志法

以人体表面具有特征的部位作为标志定位取穴的方法。自然标志法分为固定标志和活动标志两类。

固定标志法是以人体表面固定不移,又有明显特征的部位作为取穴标志的方法。这些标志有五官、乳头、肚脐、骨节突起、爪甲、肌肉的隆起以及关节处的横纹等。如两眉间取印堂穴,两乳头间取膻中穴,以肚脐为标志取关元穴、气海穴和天枢穴,腓骨小头前下缘取阳陵泉穴等。

活动标志法是依据人体某局部随活动后出现的孔隙、凹陷、皱褶、隆起等作为取穴定位标志的方法。如张口时创新凹陷处取耳门穴、听宫穴和听会穴;闭口时凹陷处取下关穴;屈肘时在横纹头处取曲池穴;屈肘掌心向胸取养老穴等等。

(三)手指比量法

是用手指某局部的长度代表身体局部的长度而取穴定位的方法,又称"同身寸法"或"指寸法"。在生长发育过程中手指与身体其他部位关联生长,在大小和长度上有相对的比例,选定同一人体的某手指一部分作为长度单位,量取身体其他部位的长度是合理可行的。因选取的手指、节段的不同,可分为横指同身寸法、拇指同身寸法和中指同身寸法三类。

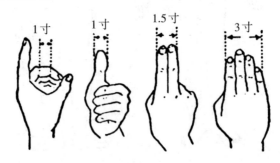

图4-2 指寸法

中指同身寸：以中指中节屈曲，中指指端抵在拇指指腹，并将示指伸直，显露出中指的桡侧面，取中指中节上下两端横纹头之间的距离作为1寸。这种方法适用于四肢部的直寸和脊背横量取穴。

拇指同身寸：以拇指指关节外形的横向长度作为1寸来量取穴位。适用于四肢部的直寸取穴。

横指同身寸：又称"一夫法"，以示指、中指、无名指和小指四指相并拢，以中指中节横纹处为准，量取四横指的横度，定为3寸。这种方法多用于腹部、背部以及下肢部的取穴。再可以示指与中指并拢为1.5寸量取取穴。

（四）简便取穴法

为历代医家在长期的临床实践中形成的比较实用、简便易行的定位取穴方法，此法多用于较为主要的腧穴的定位取穴上。如垂肩曲肘时，肘尖到达躯干侧面的位置即为章门穴；两手臂自然下垂时，大腿外侧中指指端到达处取风市穴；两手虎口自然平直交叉，在示指端到达腕背处取列缺穴；半握拳，中指指尖压在掌心的第一节横纹处即是劳宫穴；两耳角直上连线中点取百会穴等。

二、经络的生理功能

"经脉者，所以决死生，处百病，调虚实，不可不通。"经络畅通则行气血，营阴阳，五脏气血充盈，使人体各部保持平衡，身体才不会生病。经络的生理功能主要体现在以下三个方面：

（一）联系脏腑

经络将人体联系成了一个有机的整体。《灵枢·海论》中说："夫十二经脉者，内藏于腑脏，外络于支节。"人体的五脏六腑、四肢百骸、五官九窍、皮肉筋骨等组织器官，能保持相对的协调与统一，完成正常的生理活动，是依靠经络系统的联络沟通而实现的。经络的联络沟通作用,还反映在经络具有传导功能。

(二)运行气血,濡养脏腑

气血是人体生命活动的物质基础,经络是人体气血运行的通道,能将营养物质输布到全身各组织脏器,使脏腑组织得以营养,筋骨得以濡润,关节得以通利。《灵枢·本藏》中说:"经脉者,所以行血气而营阴阳,濡筋骨,利关节者也。"

(三)抗御病邪

营气行于脉中,卫气行于脉外。经络"行血气"而使营卫之气密布周身,在内和调于五脏,洒陈于六腑;在外抗御病邪,防止内侵。外邪侵犯人体由表及里,先从皮毛开始;卫气充实于络脉,络脉散布于全身而密布于皮部,当外邪侵犯机体时,卫气首当其冲发挥其抗御外邪、保卫机体的屏障作用。

三、十二经脉

十二经脉是经络系统的主体,包括手足三阴经和手足三阳经。十二经脉在体内与相应脏腑络属,一脏配一腑,一阴配一阳,阴经属脏,阳经属腑,形成了脏腑、阴阳、表里的属络关系。通过手足阴阳表里经的联接而逐经相传,构成了一个周而复始、如环无端的传注系统;十二经络的流注,从手太阴肺经开始,依次传至手阳明大肠经、足阳明胃经、足太阴脾经、手少阴心经、手太阳小肠经、足太阳膀胱经、足少阴肾经、手厥阴心包经、手少阳三焦经、足少阳胆经、足厥阴肝经,再回到手太阴肺经。互为表里的经脉在生理上密切联系,在病理上相互影响,在治疗时相互为用。气血通过经脉内至脏腑,外达肌表,营运全身。

十二经脉的走向和交接规律是:手之三阴经从胸走手,在手指末端交手三阳经;手之三阳经从手走头,在头面部交足三阳经;足之三阳经从头走足,在足趾末端交足三阴经;足之三阴经从足走腹,在胸腹腔交手三阴经。

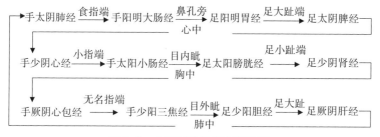

图4-3 十二经脉的走向和交接

(一)手太阴肺经,人体内的宰相

经脉循行:起于中焦胃部,向下联络大肠,回绕过来沿着胃上口,通过横膈,属于肺脏,从"肺系"(肺与喉咙相联系的部位)横出腋下(中府),向下沿着上臂内侧,行于手少阴经和手厥阴经的前面,下行到肘中,再沿前臂内侧桡骨边缘,进入寸口,经过大鱼际,沿着鱼际的边缘,出拇指内侧端(少商)。

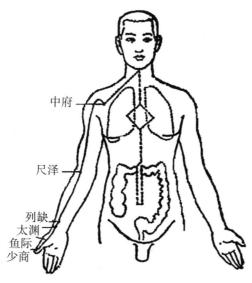

图4-4 手太阴肺经

支脉：从手腕后（列缺）分出，走向示指内侧端（商阳），与手阳明大肠经相接。

主治病候：本经腧穴主治咽喉、胸、肺部疾病，以及经脉循行部位的其他病证。如咳嗽，气喘，咳血，咽喉肿痛，少气不足以息，伤风，胸部胀满，缺盆部及手臂内侧前缘痛，肩背寒冷疼痛等。

保健："肺，相傅之官"，肺相当于人体内的宰相，必须了解和协调五脏六腑的情况。"肺朝百脉"指全身各部的血脉都直接或间接地汇聚于肺，然后敷布全身。各脏腑的气血盛衰情况必然反映在肺经之上。中医切脉的位置正是手太阴肺经上太渊和经渠两穴之所在。手太阴肺经起于中焦，与脾经同属太阴，与脾胃之气相通，而脾胃为后天之本，气血生化之源，故脏腑气血之盛衰都可反映于寸口，所以独取寸口可以诊察全身的病变。

肺为娇脏、清虚之脏，外合皮毛，开窍于鼻，与天气直接相通，故外邪入侵均易犯肺而致病。又因肺叶娇嫩，不耐寒热，无论外感、内伤，抑或他脏病变，多易累及于肺，出现咳嗽、气喘、胸闷等呼吸系统表现，以及各种皮肤病病症。我们要格外爱护肺经！

寅时（3:00～5:00）肺经当令，是保养肺经的最佳时间，但此时正值睡觉，可改为脾经当值的巳时（9:00～11:00）按摩，效果相同。肺经上的重要穴位有太渊、列缺、鱼际、少商穴等。

太渊是肺经的原穴，位于腕前区，当掌后第一横纹上，用手摸有脉搏跳动处的桡侧凹陷中即是本穴。具有补益肺气，宣肺化痰，止咳平喘之功，又是八会穴之一，补气效果极佳。五脏有疾当取之原，肺有疾当取肺之原穴太渊穴。对于寅时醒来难寐者，针刺太渊穴常可一穴见效；不会针刺者，轻柔按摩太渊穴也能够收效。当人气虚乏力，总觉得气不够使，有吸不上气的感觉时，就点揉刺激一下太渊穴，提升中气，效果非常好；对因肺经或肺脏病变所导致的肢体沉重，关节酸痛等也有良好疗效。

列缺是肺经络穴,位于腕横纹上1.5寸,两手虎口自然交叉,当食指尖所到凹陷处。具有疏风解表,宣肺理气,止咳平喘之效,是治疗伤风外感病的要穴。《四总穴歌》中"头项寻列缺",此穴可治疗颈椎病、伤风、头痛、项强、咳嗽气喘、咽喉肿痛、口眼歪斜、齿痛、头晕目眩等。按摩时用弹拨手法,即在穴位做横向推搓揉动,使肌肉、筋腱来回移动,以有酸胀等感觉为佳。列缺穴还可很好地克制烟瘾,有助于戒除烟瘾。

鱼际穴是本经荥穴,位于手拇指第一掌指关节后,约当第一掌骨中点桡侧,赤白肉际处。具有清肺热、利咽喉、调脾胃之功效。主治呼吸系统病症咳嗽,哮喘,上呼吸道感染;消化系统病症胃脘痛,便秘;头面五官病症扁桃体炎,急慢性咽炎;小儿体虚易感冒等。

尺泽穴位于肘横纹桡侧凹陷处,是最好的补肾穴,通过降肺气而补肾,最适合上实下虚者,如高血压患者多是这种体质。经渠穴治疗各种咳嗽都有效,使用方便,无需辨证。

(二)手阳明大肠经,肺与大肠的保护神

经脉循行:本经起于示指桡侧端(商阳穴),沿着示指内侧向上,进入两筋(拇长短伸肌腱)之间的凹陷处,沿前臂前方,进入肘外侧,再经上臂外侧前边,上肩,至肩关节前缘,向后与督脉在大椎穴处相会,再向前下行入锁骨上窝(缺盆),进入胸腔络肺,通过膈肌下行,入属大肠。其分支从锁骨上窝上行,经颈部至面颊,入下齿中,回出夹口两旁,左右交叉于人中,至对侧鼻翼旁,经气于迎香穴处与足阳明胃经相接。

主治病候:本经联系脏腑为大肠、肺、口、面颊、下齿、鼻。本经腧穴主治头面部、咽喉、五官等疾病,热病及经脉循行部位的病证。

保健:"循行所过,主治所及",疏通大肠经就可以预防和治疗呼吸和消化系统疾病。手阳明大肠经气血不通畅会导致示指、手背、上肢、后肩等循行路线上的疼痛、酸、胀、麻等不适。大肠经与五官关系密切,大肠经的气血有热时,还可以出现"上火",表现为口干、眼睛干涩或发黄、鼻流涕或出血、牙龈肿痛、咽喉肿痛等一系列症状。

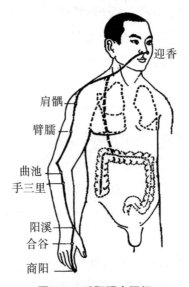

迎香

肩髃

臂臑

曲池
手三里

阳溪
合谷
商阳

图4-5 手阳明大肠经

肺与大肠相表里,大肠经的一个重要功能就是排出体内的垃圾和毒素。若其功能出现异常,就会出现脸上长痤疮、雀斑、酒糟鼻等反应。通过大肠经刮痧法进行调节,把机体内积攒的淤毒刮出去,可有效地防治皮肤病。

卯时(5:00~7:00)大肠经当令,大肠的主要功效是传化糟粕和生津,对身体的正常运转具有非常重要的作用,此时保养肠胃很关键。卯时按摩或敲打经络效果好,若无早起的习惯,可在同名经足阳明胃经当令的辰时(19:00~21:00)进行按摩,这就是所谓的"同气相求"。要养成卯时排便的良好习惯,建议每天晨起喝一杯温开水,然后再去排便。晨起一杯水还有稀释血液的效果,可有效降低血栓发生的可能性。大肠经上的重要穴位有合谷、阳溪、手三里等。

合谷穴为大肠经之原穴,长于清泻阳明的郁热,疏解面齿的风邪,通调头面的经络,是治疗热病发热及头面五官各种疾患的要穴。

阳溪穴最善缓解头痛及眼痛酸胀,通经活络。跷起拇指,拇指根与背腕之间有一凹陷,凹陷处即为此穴。经常按摩此穴,并配合金鸡独立,可有效防止脑中风和高烧不退等。按摩时要闭目,掐按1min,才能有效。

手三里,在肘横纹头下2寸,曲肘取穴。善治胃肠病,与足三里并用,效果更佳;善治腰膝痛,不论是急性慢性,点按此穴可即时缓解症状;善消肿止痛,对于头面肿、牙龈肿、肩臂肿都有疗效。手三里还是治疗鼻炎的要穴、人体的强壮穴,平日多揉可以强身健体。

(三)足阳明胃经,多血多气的勇士

经脉循行:胃经是分支最多的一条经络,有两条主线和四条分线。首穴承泣,末穴厉兑。本经一侧45穴,其中15穴分布于下肢的前外侧面,30穴在腹、胸部与头面部。起于鼻翼两侧(迎香),上行到鼻根部,与旁侧足太阳经交会(睛明),向下沿鼻外侧(承泣),进入上齿龈内,回出来环绕口唇,向下交会于颏唇沟(承浆,任脉)处,退回来沿下颌出面动脉部(大迎),再沿下颌角颊车,上行耳前(下关),经颧弓(会上关穴,与足少阳经交会),沿发际到达前额。

面部支脉:从大迎前下走人迎,沿喉咙,进入缺盆,向下通过横膈,属于胃,络于脾。

外行的主干:从缺盆向下,经乳中,向下夹脐两旁,进入气街(气冲穴)。

支脉:从胃口向下,沿着腹内,至腹股沟动脉部与前者会合。由此下行经髋关节前,到股四头肌隆起处,下向膝髌中,沿胫骨外侧,下经足跗,进入第二足趾外侧端(厉兑)。

胫部支脉：从膝下3寸（足三里）处分出，进入足中趾外侧。

足跗部支脉：从跗上（冲阳）分出，进入足大趾内侧端（隐白），与足太阴脾经相接。

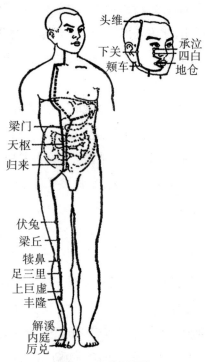

图4-6　足阳明胃经

主治病候：本经腧穴主治胃肠病，头面、五官病、神志病及经脉循行所经过部位之病症。如肠鸣腹泻，胃痛，呕吐或消谷善饥，口渴，咽喉肿痛，鼻衄，水肿，热病，癫狂痫以及本经循行部位疼痛等病症。

保健：脾胃是后天之本，气血生化之源。脾运化水谷水湿而升清，胃主受纳腐熟而降浊，脾胃功能正常，才能使全身脏腑气血充沛，维持机体生命活动。"阳明经多气多血。"阳明胃经与大肠经所属的胃肠是人体消化、吸收、排出废物的器官。肠胃消化吸收功能正常，体内生成的气血充足，抵抗疾病的能力自然会增强；胃肠排泄功能正常,体内产生的垃圾就能及时排出,那么由内在原因引起的疾病自然会减少。

辰时(7:00~9:00)是按摩胃经的最佳时间,可充实胃经经气,使脏腑气血充盛,功能正常;还可阻断胃病的发展通路,防止疾病加重。按摩时,取正坐位,用双手小指掌指关节轻轻敲打双侧大腿部分(由腿根至膝盖)约10min即可。胃有隐患时,胃经上的髀关穴、梁丘穴会有明显痛感;急性胃痛发作或前额头痛者,这个线路上必有痛点。当把经络堵塞的痛点经手法按压疏通后,症状会缓解。胃经上的重要穴位如下:

足三里是人体保健要穴,有很强的补气作用。"常拍足三里,胜过食用老母鸡。"脾胃为后天之本,经常揉按足三里可补脾健胃,增强抗病能力,延年益寿。常灸足三里可增强机体免疫功能、益寿强身,对肠胃、心血管系统等有防治作用,还可以预防中风,发病后及早艾灸,可以使瘫痪肢体迅速恢复功能。

丰隆穴是化痰要穴,不论你是咳出的有形之痰还是体态肥厚的无形之痰,经常梳理此穴益处颇多。形体胖,痰湿重的人,沿胃经小腿部分由上向下轻敲,丰隆穴会有反应。临床配阴陵泉、商丘、足三里治疗痰湿诸症;配肺俞、尺泽治疗咳嗽痰多。

天枢穴是大肠之募穴,是阳明脉气所发,天枢穴与胃肠道联系紧密,对调节肠腑有明显的双向性疗效,既能止泻,又能通便。按压或艾灸天枢穴,可疏调肠腑、理气消滞、通便,消除或减轻肠道功能失常而导致的各种证候。

再如下牙病痛颊车松、上牙病痛下关通、慢性胃病找梁丘、便秘就要找天枢等。

(四)足太阴脾经,治疗慢病的关键

经脉循行:起于足大趾末端(隐白),沿足内侧赤白肉际,经内踝前边,上小腿内侧,沿胫骨后缘,交出足厥阴肝经之前,上膝股内侧前缘,进入腹部,属于脾,络于胃,向上通过横膈,夹食管旁,连舌根,分散舌下。

胃部支脉:向上通过横膈,流注心中,接手少阴心经。

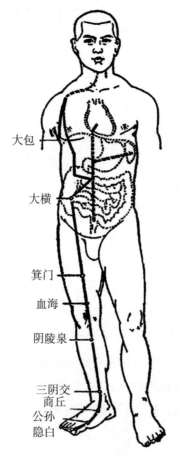

大包

大横

箕门

血海

阴陵泉

三阴交
商丘
公孙
隐白

图4-7 足太阴脾经

主治病候:本经腧穴主治脾胃病、妇科病、前阴病及经脉循行部位的其他病证。如胃脘痛,嗳气呕吐,腹胀便溏,黄疸,身重无力,舌根强痛,下肢内侧肿胀,厥冷等。

保健:与脾经关系密切的脏腑有脾、胃和心。"脾主运化主统血。"脾是消化、吸收、排泄的总调度,又是人体血液的统领。当脾经不通时,经络循行部位会出现冷、酸、胀、麻、疼痛等不适感,或者全身乏力、胃痛、腹胀、大便稀溏、心胸烦闷、心窝下急痛、舌根发强、饭后即吐、流口水、手脚冰凉、月经淋漓不尽等。

巳时(9:00～11:00)是护脾最好的时间段,按摩或艾灸脾经上的重要穴位,如太白、公孙、大都、三阴交、阴陵泉、血海等,可疏通脾经,平衡阴阳。

太白穴是脾经的原穴,位于足内侧缘,当足大趾本节(第一跖趾关节)近端赤白肉际凹陷处。健脾和胃,清热化湿,可治脾虚引发的各种病症。艾灸5～10min;指压按摩时,用指甲掐按太白,至局部酸胀。

商丘穴位于内踝前下方,舟骨结节与内踝尖连线中点凹陷中。该穴正好对应于足底反射区中的下身淋巴反射区,可以治疗各种炎症,为人体自有的"消炎大药"。主治腹胀,肠鸣,腹泻,便秘,消化不良,足踝痛,神经性呕吐,急慢性胃炎,肠炎,乳腺炎等。

公孙穴在跖区,第一跖骨底的前下缘赤白肉际处,太白穴上1寸,可健脾胃,调冲任,具有通气、活血、解瘀的功效。主治腹胀,腹痛,胃痛,呕吐,泄泻,痛经,失眠等。艾灸10～20min,指压按揉至局部酸胀为度。

大都穴为脾经的荥穴,是一个补钙的要穴。在足趾第一跖趾关节远端赤白肉际凹陷中。大都穴相当于足底反射区上的甲状旁腺,按揉大都穴或做足底按摩,就能有助于钙的吸收。可治缺钙引起的肌肉萎缩、骨质疏松、腰腿痛、颈椎病、糖尿病、消化能力弱等。

(五)手少阴心经,攸关生死的经络

经脉循行:起于心中,出属"心系"(心与其他脏器相连系的部位),通过横膈,联络小肠。直行脉:上行于肺部,再向下出于腋下极泉,沿上臂内侧后缘,行于手太阴经和手厥阴经的后面,到达肘内(少海),沿前臂内侧后缘,至掌后豌豆骨部进入掌内,沿小指内侧至末端(少冲),接手太阳小肠经。其支脉:从心脏的系带部向上夹咽喉,而与眼球内连于脑的系带相。

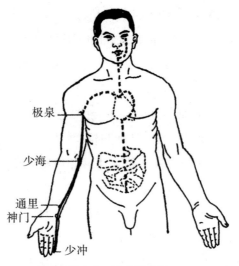

极泉

少海

通里
神门

少冲

图4-8　手少阴心经

主治病候:本经腧穴主治心、胸、神志病以及经脉循行部位的其他病证,如咽干,口渴,目黄,胁痛,心痛,上臂内侧痛,手心发热等。

保健:心经和小肠经互为表里,医学实践证明,心经的问题常常会在小肠经上反映出来,如心脏病发作时常常表现为背痛、胳膊痛甚至牙痛等,这些疼痛部位大多是小肠经的循行路线。小肠经与心经是一个整体,谁出现了问题都会很严重,一定不可小视,这正应了成语"心腹之患"之意。

中医认为,心为"君主之官",它统帅各个脏器,使之相互协调,共同完成各种复杂的生理活动,如果心发生病变,则其他脏腑的生理活动也会出现紊乱而产生各种疾病。故疏通心经,畅通气血对身体的整体调节是非常重要的。

午时(11:00~13:00)心经当令。午时人的阳气达到最盛,阴气开始上升,人最好处于休息状态,不要干扰阴阳变化,故午饭后小憩很重要,睡不着闭眼休息一下也是应该的。心经上重要的保健穴位有极泉、神门、少冲等。

极泉穴是解郁大穴,位于腋窝顶部,此处腋神经、腋动脉、腋静脉集合成束,弹拨时手指下会有条索感。用示、中指并拢,用力弹拨时若感觉小指和无名指有麻电感就拨到了地方。弹拨极泉穴可化解心郁、缓解心悸心慌,主治心痛,咽干烦渴,胁肋疼痛,肩臂疼痛,四肢不举等。胃腹胀满、胃动力不足时可用大拇指指肚按压左侧极泉穴,连续按压20下,胃胀很快就会得到缓解,然后把捣碎的白参片贴在此穴上12个小时。

神门为心经的原穴,在腕掌侧远端横纹尺侧端,尺侧腕屈肌腱的桡侧缘。五脏有疾取之原,心藏神主血脉,故神门穴统治神志疾病和心血管疾病,如癫痫、神经衰弱、失眠、健忘、多梦、心绞痛、心悸等。在临床上,常配伍三阴交,一气一血,共奏调补气血、平秘阴阳、交通心肾之功,适用于心脾两虚、心肾不交的失眠健忘、心悸怔忡等证;配伍太溪(太溪为足少阴肾经之原穴)或复溜穴,滋阴降火、交通心肾、宁心安神,适用于因劳倦过度、耗伤心血或久病耗损、肾阴亏虚的不寐证。每天早晚以拇指掐按穴位2~3min,能宁心镇静安神,通经活络,补心气养心血,预防胸痛、心悸、失眠焦躁等。

少冲穴在小指末节桡侧,距指甲角0.1寸。具有清热息风、醒神开窍、理血通络的作用,用拇指和示指夹住小指,垂直轻柔指压按摩,可减轻疲劳引起的头痛,很方便实用。

(六)手太阳小肠经,心脏健康的晴雨表

经脉循行:起于小指外侧末端(少泽),沿手掌尺侧,上向腕部(阳谷)着手背外侧至腕部,出尺骨茎突(养老),直上沿尺骨下边,出于肘内侧当尺骨鹰嘴和肱骨内上髁之间(小海),向上沿上臂外后侧,出肩关节部,绕肩胛,交会肩上(会督脉大椎),向下进入缺盆(锁骨上窝),络于心,沿食管,通过横膈,到胃(会上脘、中脘穴),属于小肠。

缺盆部支脉:从锁骨上行沿颈旁,上达面颊,至目外眦,转入耳中(听宫)。

颊部支脉:从面颊部分出,上向颧骨,靠鼻旁到目内眦(睛明),接足太阳膀胱经。

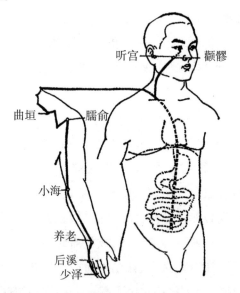

图4-9 手太阳小肠经

主治病候:本经腧穴主治头、项、耳、目、咽喉病、热病、神经病以及经脉循行部位的病证。如少腹痛,耳鸣耳聋,目黄,颊肿,咽喉肿痛,肩臂外侧后缘痛等。

保健:小肠经是心脏健康的晴雨表。心与小肠相表里,心脏有问题,小肠就会有征兆。通过小肠经可以预测心脏的功能状况,还能够用调节小肠经的方法来治疗心脏的疾患。

有的人常在中午出现脸红、胸闷、心慌,可能就是心脏出现了问题;有的人"心火亢盛",心烦气躁、脾气大、好争执,心里火气太大,无处宣泄,就拿小肠经"撒气",结果小肠经循行路线部位的肿胀、硬痛,如耳朵、喉咙、脖子、肩膀、肘、臂、腕、小手指等地方的疼痛或麻木。

现在很多人每天工作学习要用电脑,经常会肩膀酸痛,若不及时休息与保养,继续发展下去,就会出现后背痛、脖子痛、活动不能、手臂发麻等,通常怀疑为颈椎病,其实这是心脏供血不足,造成小肠气血虚弱导致的。气血不足,血流缓慢而疼滞,不通则痛。缺血的肌肉、筋膜会变得僵硬,且极易遭受风寒侵袭,睡觉时还容易落枕。

中医认为:"气不耗归于肝为血,血不耗归于肾为精,精不耗归于骨为髓。""爪为筋之华,血之余。"指甲半月痕,即指甲近端的白色月牙,是人体精气的代表,也称"健康圈"。半月痕面积占指甲1/5、颜色以奶白色为好,双手半月痕要有7~9个为好。指甲半月痕的发育,受营养、环境、身体素质的影响;当机体消化吸收功能欠佳致营养不足时、新陈代谢减慢、睡眠不好等情况下,半月痕就会模糊、减少,甚至消失。小儿因身体器官尚未发育完善多不见半月痕。西医认为,半月痕属结缔组织,是角蛋白细胞死亡后变成了角蛋白的遗迹,是长到指甲基底部的部分甲床,供应指甲生长所需的营养。

未时(13:00~15:00)是保养小肠的最佳时间。小肠的主要功能为受盛化物和泌别清浊,所以午餐一定在中午一点以前吃完,要吃好,营养价值要高要精要丰富,这样,才能在小肠功能最旺盛的时候把营养物质充分吸收和分配,以补充人体的气血。小肠经上重要的保健穴位有后溪、养老、少泽、天宗、天容等。

后溪为八脉交会穴,通督脉,有疏风清热、清头明目、安神定志、通经活络的功效,为肩颈痛首选穴。在手掌尺侧,微握拳小指本节远侧掌横纹头赤白肉际中。

养老为郄穴,在前臂后区,腕背横纹上1寸,尺骨小头近端桡侧凹陷中,具有舒筋活络、清热、散风、明目等功效,主治肩臂酸痛、急性腰痛。通则不痛,痛则不通。肘、臂、颈、肩背酸麻疼痛这类在小肠经上的小毛病,对养老穴来说更是不在话下。此穴能改善老年人视力模糊,蓄元气,调精神。通过刺激养老穴,可改善小肠功能,老人爱拉肚子的情况就会大大缓解。用指尖掐压养老穴,每次1~3min,以手腕酸麻,向肩肘放散为度。也可艾灸10~20min。

阳谷穴在腕后区,尺骨茎突与三角骨之间的凹陷中,可清心明目、镇惊聪耳,主治耳鸣耳聋、肩痛不举、手腕外侧痛,指压按摩以局部酸胀,甚则扩散至整个腕关节为度。少泽、天宗通经活络,理气消肿,为乳房保健穴。天容穴是治疗咽喉疾病的特效穴,喜欢抽烟、感冒初期干咳的人会有咽喉不适、肿痛等症状,按摩天容穴可以很好地缓解。

(七)足太阳膀胱经,身体固若金汤的根本

经脉循行:首穴睛明,末穴至阴,共134穴。起于目内眦(睛明穴),上行额部,于巅顶交会于百会穴。巅顶部支脉:从头顶到耳上角;巅顶部直行的脉:从头顶入内络于脑,复出项部(天柱)分开下行,一支沿肩胛内侧,夹脊旁(会大椎、陶道),到达腰部,进入脊旁筋肉,络于肾,属于膀胱(气海俞、大肠俞、关元俞、小肠俞、膀胱俞);一支从腰中分出,夹脊旁,向下通过臀部,进入腘窝中。

后项的支脉:从肩胛内侧分别下行,通过肩胛,经过臀部(会环跳,属足少阳胆经),沿大腿后外侧下行,与腰部支脉会合于腘窝中。由此向下通过腓肠肌,出外跟后方,沿第五跖骨粗隆,至小趾外侧端(至阴),下接足少阴经。

主治病候:膀胱经循行路线长,五脏六腑都有与膀胱经相通的穴位(本经背部第一、二侧线的背俞穴和腧穴),所以本经腧穴可主治脏腑病,神志病以及头面、项背、下肢部病症等,如癫痫、头痛、目疾、眉棱骨痛、鼻病、项背腰臀及下肢后侧疼痛等,背部的背俞穴主治相应脏腑和组织器官的病症。

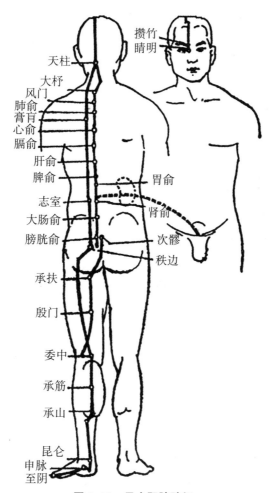

图4-10 足太阳膀胱经

保健:足太阳膀胱经为一身之表,统领人体阳气,是人体抗拒外邪的第一道防线。风寒外邪侵袭首先侵及膀胱经后面的经络,人体会出现腰、背、肩的筋肉痛、关节痛、肌肉僵硬等,甚至会影响呼吸、循环、消化吸收等。当膀胱经头面部经络气阻,可引起头痛、头晕、视力模糊、记忆力减退等。经常刺激膀胱经可以改善以上症状,还可以疏通气血,起到很好的固表抗邪、改善水液代谢、补充肾水等保健作用。

膀胱经循行路线上分布着所有背俞穴,与脏腑的分布位置相对应,是脏腑器官的反应点,刺激膀胱经的背俞穴,具有调节脏腑的功效。

膀胱经还是人体最大的排毒通道。人体排毒主要通过排尿、排汗、排便三个途径完成。膀胱经包含排尿和排汗这两个排毒通道。将人比作一栋大楼,肾经气血上行,好比大楼的清水供应系统;膀胱经则像大楼的污水排放系统,膀胱经是贯通人体最长的经脉,五脏六腑的代谢废液都向膀胱经排放,由膀胱经统一收集并交肾进行处理。要想祛除体内之毒,膀胱经必须畅通无阻。

"膀胱者,州都之官,津液藏焉,气化则能出矣。"(《素问·灵兰秘典论篇》)州都为水液汇聚之处,三焦水液在膀胱之中贮存,从膀胱排出。但水液不能自出,膀胱的贮尿和排尿功能,依赖于肾之气化作用;只有肾气充足,膀胱才能开合有度,尿液才得以正常地生成和排泄。肾的气化功能的好坏决定膀胱的气化功能。肾阳虚衰,肾与膀胱气化不利,出现小便不利、少尿、水肿甚或癃闭等。肾气虚衰固摄无权则膀胱开合无度,可见尿频、小便清长、遗尿甚或尿失禁。膀胱经主要穴位的艾灸,如热灸昆仑穴,可以增强膀胱的气化功能,很好地解决尿频、尿急等小便不出或难出等问题。

申时(15:00~17:00)膀胱经当令,是刺激膀胱经的最佳时间。日常进行背部刮痧排毒、艾灸、按摩等均可保持身体健康。膀胱经还是一条可以走到脑部的经脉,所以气血很容易上输到脑部,这个时候进行学习工作是很有效率的。

(八)足少阴肾经,关乎一生幸福的经络

经脉循行:首穴涌泉,末穴俞府,本经一侧27穴(左右共54穴),其中10穴分布于下肢内侧面的后缘,其余17穴位于胸腹部任脉两侧。起于小趾之下,斜走脚底心(涌泉),出于舟骨粗隆下(然谷、照海),沿内踝后缘,分出进入足跟(大钟);向上行于腿肚内(会三阴交),出腘窝内侧,上大腿内后缘入脊内(长强穴),穿过脊柱属于肾,络于膀胱。本经直行的主脉:从肾向上,通过肝和膈肌,进入肺中,沿喉咙,夹于舌根旁。肺部支脉从肺中分出,络心,流注于胸中,接手厥阴心包经。

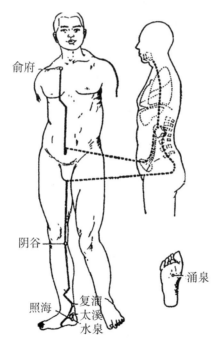

图4-11 足少阴肾经

主治病候:本经腧穴主治泌尿生殖系统、呼吸系统、消化系统和循环系统某些病症,以及本经脉循行位置的病症。如不孕,月经不调,阳痿早泄,腰痛,崩漏,小便难,咳血,气喘,舌干,咽喉肿痛,水肿,大便秘结、泄泻、足心热等。

保健:肾藏精、主生殖和生长发育。肾经是决定人生老病死的关键。肾气盛则寿长,肾气虚则早衰。经常刺激肾经,有利于通畅经脉气血,从而养肾补肾,且有助于肾脏排毒,减轻肾脏负担,预防衰老。

酉时(17:00~19:00)肾经当令,循经按摩肾经腧穴保养效果最好。若小孩身体不好,在3~5岁时,父母可轻轻指压其脊骨两侧,从头椎至腰椎,能引导虚热下降。肾经上的重要穴位有井穴涌泉、太溪等,自我保健可以用拇指指腹按揉各穴,每次1~5min,或艾灸5~10min。

太溪穴为肾经之原穴,在内踝后方,当内踝尖与跟腱之间的凹陷处,可滋阴益肾养元、培土生金,为补肾要穴,主治阳痿、遗精、腰痛、足跟痛、耳聋耳鸣、水肿、小便频、不孕、失眠、牙痛、喉咙肿痛、气喘、精力不济、手脚无力、风湿痛等。

照海穴为八脉交会穴通阴蹻,在内踝尖下1寸,内踝下缘边际凹陷中。可滋阴调经、息风止痉、利咽安神,主治咽喉肿痛、气喘、便秘、月经不调、遗精、遗尿、肾虚失眠等。

大钟是肾经络穴,在足内踝下方,当跟腱附着部的内侧前方凹陷处。具有利水消肿、清热安神、益肾调经、平喘的作用,主治咽喉肿痛、月经不调、遗精、腹泻、腰脊强痛等。用拇指指腹按揉大钟穴或艾灸,长期坚持可缓解胸痛、腰膝寒冷、气喘、支气管炎等。

(九)手厥阴心包经,代君受过的忠臣

经脉循行:心包经首穴天池,末穴中冲,共有9个腧穴,天池穴在前胸上部,其他穴位分布在上肢掌面。起于胸中,出属心包络,向下通过横膈,从胸至腹依次络于上、中、下三焦。胸部支脉:沿胸内出胁肋,当腋下3寸处(天池)向上至腋窝下,沿上肢内侧中线,于手太阴、手少阴之间,进入肘中(曲泽),下向前臂,走两筋(桡侧腕屈肌腱与掌长肌腱之间),过腕入掌中(劳宫),沿中指桡侧出于末端(中冲)。掌中支脉:从掌中分出,沿无名指出于其尺侧末端(关冲穴),接手少阳三焦经。

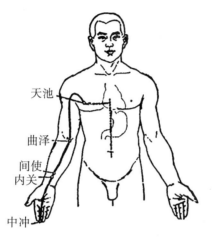

图4-12　手厥阴心包经

主治病候:本经腧穴主治心、胸、胃、神志病以及经脉循行部位的病证。如心痛,胸闷,心悸,心烦,癫狂,腋肿,肘臂挛急等。

保健:心包络,简称心包,藏象学说中认为心包络是心之外围,有保护心脏的作用。心与心包的关系,类似于君主和大臣的关系,大臣常要"代君受过",即外邪侵袭于心,首先心包络受病,而心不受邪,心脏的问题很多就是心包的问题。该经发生病变,主要表现为手心热、肘臂屈伸困难、腋肿、胸胁胀闷、心痛、心烦、面红、目黄、嬉笑无常等。

中医认为,心属火,脾主土,火能生土,通畅心包经的经气,能使心脏发挥正常功能,间接提升了脾脏的能力;脾又是人体最重要的免疫器官,按摩心包经还可补脾气,提高机体免疫力;经常拍打心包经,可以加速血液流动,防治血栓形成诱发的心脑血管等疾病,对于解郁解压、缓解胸闷等效果也非常好。按摩心包经对身体有很大的帮助,戌时(19:00～21:00)拍打和按摩心包经功效更佳。心包经上的曲泽、内关、劳宫等都是很重要的穴位。

天泉穴在臂前区,腋窝前纹头下2寸,肱二头肌的长、短头之间。具有活血通络、理气止痛的功效,多揉天泉穴可治疗胸闷、气短、咳嗽等。

曲泽为心包经之合穴,具有补益心气、通经活络、清暑泄热、清热解毒、和胃降逆、镇惊等功效,主治心悸、心痛、风疹、伤寒、肘臂挛痛不伸等。现代常用于治疗急性胃肠炎、中暑等病症。

劳宫穴为心包经之荥穴,五行属火,火为木子,有清心热、泻肝火、解表除烦、醒神开窍、通经祛湿、息风凉血等功效。在掌区,当第二、三掌骨之间偏于第三掌骨,屈指握拳时中指指尖处。可治疗失眠、中暑、心痛、心悸、神经衰弱,以及由肝阳上亢、化火生风和风热上扰头部所造成的中风,或神志病症等;治疗风火牙痛疗效不错。在掌区,还有一个属心经的少府穴,握拳时小指指尖处。劳宫和少府穴都可治疗手掌多汗症,人在紧张或焦虑时,手心出汗明显,在中医属于心神不安,心火妄动。自我保健时,以拇指指腹按压劳宫和少府穴,其余四指置于手背处,以局部胀痛为佳,有较好的清心、强心的作用。

(十)手少阳三焦经,人体健康的总指挥

经脉循行:首穴关冲穴,末穴丝竹空;本经一侧23穴,其中13穴分布于上肢背面的正中线上,10穴在颈、侧头部。起于无名指末端(关冲),上行上第四、五掌骨间,沿着手背,出于前臂外侧桡骨和尺骨之间,向上通过肘尖,沿上臂外侧,上达肩部,向前进入缺盆,分布于膻中,散络于心包,向下通过横膈,广泛遍属于上、中、下三焦。胸中支脉:从膻中直上,出缺盆,上走项部,沿耳后向上,出于耳部上行额角,再屈而下行至面颊部,到达眶下部;耳部支脉:从耳后进入耳中,出走耳前,与前脉交叉于面颊部,到达目外眦接足少阳胆经。

主治病候:本经腧穴主治头侧、耳、目、胸胁、咽喉病、热病以及经脉循行部位的病证。如耳鸣,耳聋,咽喉肿痛,目赤肿痛,颊肿,耳后、肩臂肘部外侧疼痛,上肢痹症,腹部胀满,水肿,遗尿,小便不利等。

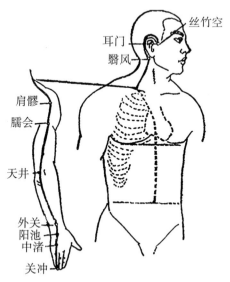

图4-13　手少阳三焦经

保健:手厥阴心包经与手少阳三焦经相表里。三焦经主气,心包经主血,为人体血气运行的要道。三焦是调动运化人体元气的器官,负责合理地分配使用全身的气血和能量,其功能主要是通调水道和运化水谷,可以说三焦经是身体健康的大管家。它将所有的脏器联系在一起,整合身体内的水和气,保证气血的正常运行。

亥时(21:00~23:00)按摩刺激三焦经效果最好。经常刺激三焦经可以减少鱼尾纹和防止长斑;缓解耳部疾患如耳聋、耳鸣、耳痛等;治疗肩周炎、网球肘和腱鞘炎等。三焦经上重要的穴位有外关、阳池、耳门、翳风等。

阳池穴为三焦经的原穴,在腕背侧远端横纹上,指伸肌腱尺侧缘凹陷中,具有和解表里、益阴增液的功能,主治目赤肿痛、腕关节红肿不得屈伸、腕痛无力、糖尿病等。

外关为三焦经络穴、八脉交会穴之一,通阳维脉,在前臂后区,腕背侧远端横纹上2寸,尺骨与桡骨间隙中点,具有解表清热、通经活络的功能,主治头痛、颈椎病、胸胁病等。

液门穴为三焦经之荥穴,在手背,当第四、五指间,指蹼缘后方赤白肉际处,具有清热解表、通络止痛的功效,被称为身体自带的"牛黄解毒丸",感冒上火、喉咙肿痛等都可以通过艾灸或指压按摩液门穴得到改善。

(十一)足少阳胆经,排忧解虑的先锋官

经脉循行:首穴瞳子髎,末穴足窍阴穴;本经循行路线长,从头到脚,左右各44穴。起于目外眦(瞳子髎),上行到额角,下耳后,沿颈旁,行向上到达额角部颔厌,下行至耳后风池,沿着颈部行于手少阳经的前面,到肩上交出手少阳经的后面,向下进入缺盆。

外眦部的支脉:从目外眦处分出,下走大迎,会合手少阳经至眼下;经颊车,下行颈部,会合于缺盆。由此下向胸中,通过横膈,络于肝,属于胆,沿胁里,出于少腹两侧腹股沟处,绕外阴部毛际,横向进入髋关节部(环跳)。

耳部的支脉:从耳后进入耳中,走耳前,到目外眦后。

缺盆部直行的脉:下行腋下,沿胸侧,过季胁,向下会合前脉于髋关节部。由此向下,沿大腿外侧,出膝外侧,下向腓骨头前,直下到腓骨下段,再出外踝之前,沿足背进入第四趾外侧(足窍阴)。足背部支脉:从足背(足临泣)分出,进入大趾趾缝间,沿第一、二跖骨间,出趾端,回转来通过趾甲,至大趾甲背毫毛部,接足厥阴肝经。

主治病候:胆经循行路线长,功能广。本经腧穴主治神志病、热病以及侧头部、目、耳、咽喉等经脉循行部位的病证。如咽干,口苦,目眩,头痛,目外眦痛,咽喉肿痛,缺盆部肿痛,腋下肿,胸、胁、股及下肢外侧痛,耳鸣,耳聋,寒热往来,疟疾等。

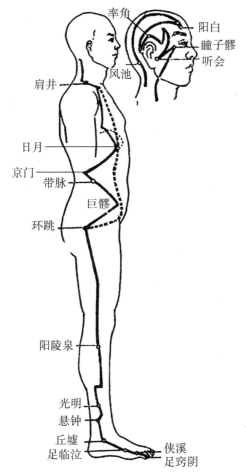

图4-14　足少阳胆经

保健:胆主决断属阳,肝主谋虑为阴,胆决才能肝谋。情志被压抑,肝胆的消化、供血及解毒等功能都会受到影响,人体就会百病丛生。多疑善虑、胆小易惊的人都应该经常锻炼胆经,调节肝胆功能。

子时(23:00~1:00)少阳胆经当令,阳气初生,犹如种子开始发芽,嫩芽受损影响最大。长期熬夜最伤肝胆,养胆气最好的方法就是睡觉,要子时前入睡,晨醒后头脑清醒、气色红润,没有黑眼圈。子时敲胆经条达肝胆、通畅气血效果好。早睡的人敲胆经可以提前一些。胆经上有不少重要的穴位,如风池、肩井、环跳、风市以及阳陵泉等。

丘墟穴为胆经原穴,在外踝的前下方,当趾长伸肌腱的外侧凹陷处。具有清暑泄热、凉血解毒、醒神安神、舒筋活络的功能,主治偏头疼,耳聋,颈项痛,胸胁痛,下肢痿痹,外踝肿痛,疟疾,疝气,目赤肿痛,目生翳膜,中风偏瘫等。

肩井为足少阳、阳维之会,在肩胛区,大椎与肩峰最外侧端连线的中点。具有降逆理气、散结止痛、补虚、通经活络的功能,主治颈部、肩、背痹痛,乳腺炎,手臂不举,落枕等。为治疗乳腺炎特效穴。

悬钟为八会穴之髓会,在小腿外侧,腓骨前缘,外踝尖上3寸。具有益髓生血、舒筋活络的功能,主治半身不遂,颈项强痛,胁肋疼痛,胸腹胀满,膝腿痛,脚气等。自我保健可艾灸10~20min,或用拇指指腹指压按揉,以局部酸胀向足底放散为宜。

光明为胆经络穴,在外踝尖上5寸,腓骨前缘。具有疏肝明目、通经活络的功能,主治眼病,白内障,夜盲,乳房胀痛,腿膝酸痛等。自我保健可艾灸10~20min,或用拇指指腹指压按揉穴位1~3min。

胆经上还有不少特效穴,如防治中风拍风市(腘横纹上7寸)、一切头痛风池通、阳陵泉口苦口干有特效。

(十二)足厥阴肝经,护卫身体的大将军

经脉循行:本经一侧14穴,11穴分布于下肢内侧,3穴在胸腹部。起于足大趾背毫毛部(大敦),沿足背内侧向上,离内踝1寸处,上行小腿内侧,至内踝上8寸处交出于足太阴脾经之后,上膝腘内侧(曲泉穴),沿大腿内侧中线,进入阴毛中,环绕阴部,至小腹,夹胃两旁,属于肝,络胆腑;向上通过横膈,分布胁肋部,沿气管之后,向上进入鼻咽部,连接目系(眼球连系于脑的部位),向上经前额到达巅顶与督脉交会。"目系"的支脉:下行颊里,环绕唇内。肝部支脉:从肝分出,通过横膈,向上流注于肺,接手太阴肺经。

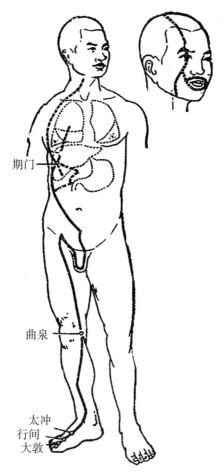

图4-15 足厥阴肝经

主治病候：本经属肝,络胆,与肺、胃、肾、脑有联系。本经腧穴主治肝病,妇科病,前阴病以及经脉循行部位的病证。如腰痛,胸满,呃逆,小便不利,疝气,少腹肿等。

保健:肝主谋略、主藏血。"谋略出焉",把肝气养足了才能够出谋略,才能让我们更聪明。个人聪明才智能否最大限度地发挥,与其肝气有关。养肝气最重要的一点,就是丑时(1:00～3:00)肝经当令的时候安静地睡觉,以顺应自然,让人体气机生发。其次,按摩同名经——心包经。自我保健可指压按摩或艾灸肝经上的穴位。肝经上的比较重要穴位有太冲、大敦、章门、期门等。

大敦为肝经井穴,在足大趾末节外侧,距趾甲角0.1寸处。可回阳救逆、调经止淋、疏调肝肾、息风宁神,主治月经过多,经闭,疝气,遗尿等。

章门穴为脾募穴,八会穴之脏会,足厥阴、少阳经交会穴。在侧腹部,当第十一肋游离端的下方。具有疏肝健脾、降逆平喘、化积消滞的功效,主治四肢懈惰,胸肋疼痛,腹泻,呕吐,大便秘结等。

期门穴为肝募穴,足厥阴、太阴与阴维脉交会穴。在胸部,当乳头直下,第六肋间隙,前正中线旁开4寸,有平肝潜阳、疏肝理气、健脾和胃的作用,主治咳嗽气喘,呕吐呃逆,胸胁苦满病,情志抑郁等。

四、奇经八脉——任督二脉

奇经八脉是督脉、任脉、冲脉、带脉、阴维脉、阳维脉、阴跷脉、阳跷脉的总称。它们与十二正经不同,既不直属脏腑,又无表里配合关系,故称"奇经"。冲、带、跷、维六脉腧穴,都寄附于十二经与任、督脉之中,惟任、督二脉各有其所属腧穴,故与十二经相提并论,合称为"十四经"。

督脉、任脉、冲脉三脉皆起于胞中,同出会阴,称为"一源三歧",其中督脉行于腰背正中,上至头面;任脉行于胸腹正中,上抵颏部;冲脉与足少阴肾经相并上行,环绕口唇。带脉起于胁下,环行腰间一周。阴维脉起于小腿内侧,沿腿股内侧上行,至咽喉与任脉会合。阳维脉起于足跗外侧,沿腿膝外侧上行,至项后与督脉会合。阴跷脉起于足跟内侧,随足少阴等经上行,至目内眦,与足太阳经和阳跷脉相会合。阳跷脉起于足跟外侧,伴足太阳等经上行,至目内眦与阴跷脉会合,沿足太阳经上额,在项后与足少阳经会合于风池。

奇经八脉交错地循行分布于十二经之间,主要作用体现在两方面。其一,沟通十二经脉之间的联系。奇经八脉将部位相近、功能相似的经脉联系起来,达到统摄有关经脉气血、协调阴阳的作用。督脉与六阳经有联系,称为"阳脉之海",具有调节全身阳经经气的作用。任脉与六阴经有联系,称为"阴脉之海",具有调节全身诸阴经经气的作用。冲脉与任脉、督脉、足阳明经、足少阴经等有联系,有"十二经之海"或"血海"之称,具有涵蓄十二经气血的作用。带脉约束联系了纵行躯干部的诸条足经。阴、阳维脉联系阴经与阳经,分别主管一身之表里。阴、阳跷脉主持阳动阴静,共司下肢运动与寤寐。其二,奇经八脉对十二经气血有蓄积和渗灌的调节作用,即当十二经脉及脏腑气血旺盛时,奇经八脉能加以蓄积,当人体功能活动需要时,奇经八脉又能渗灌供应。

(一)督脉,督一身之阳气

经脉循行:首穴长强穴、末穴龈交穴,单29穴(含印堂穴)。督脉起于小腹内胞宫,到达少腹部,向下经过腰部中央,到达尿道口。男子循阴茎向下到达肛门部,女子络阴部,会合于肛门,均绕到肛门后面的会阴,又经过臀部,在肾经和膀胱经交会处合于肾经,再向上经过大腿内侧,会阳贯穿脊柱,交会于长强穴。在骶骨末端与肾经交会,并脊柱内上行至大椎,与手足三阳经会合,向上经过哑门,与阳维脉交会,向内联系舌本,向上到达风府穴,与膀胱经和阳维脉交会,共同进入脑中,一直上达巅顶部,经过百会穴等到达神庭穴,与膀胱经交会,沿前额正中到达鼻柱,经素髎、水沟,与手足阳明经交会,过人中,进入上齿正中龈交穴,与任脉、足阳明胃经交会而到达终点。

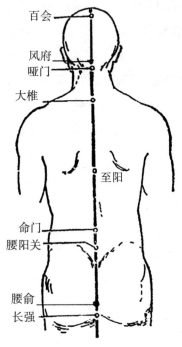

图 4-16　督脉

主治病候：本经腧穴主治神志病，热病，腰骶、背、头项局部病证及相应的内脏疾病。如颈项强痛，角弓反张，休克，昏厥，发热等。

督脉上行属脑，与足厥阴肝经会于巅顶，与肝肾关系密切，督脉之海空虚不能上荣于充脑，髓海不足，则头昏头重，眩晕，健忘；两耳通于脑，脑髓不足则耳鸣耳聋；督脉沿脊上行，督脉虚衰经脉失养，则腰脊酸软。督脉主司生殖，督脉阳气虚衰，推动温煦固摄作用减弱，则背脊畏寒，阳事不举，精冷薄清，遗精，女子小腹坠胀冷痛，宫寒不孕，腰膝酸软，舌淡，脉虚弱亦为虚象。邪犯督脉，则角弓反张，项背强直，牙关紧闭，头痛，四肢抽搐，甚则神志昏迷，发热，苔白或黄，脉弦或数。

保健：督脉行脊里，络脑络肾，与脑、髓、肾密切相关。脑是人的高级神经中枢,脊神经是低级神经中枢,而督脉的线路与脊神经有相合反复的地方,故而督脉和人的神志、精神面貌拥有十分紧密的关联。肾为先天之本,主髓通脑,主生殖,故脊强、厥冷、精冷不育症等泌尿系统疾病与督脉密切关联。

督脉督一身之阳气。督脉数次与手足三阳经及阳维脉交叉会,与各阳经都是有联络,只要是阳气衰弱,都可以在督脉上找到合适的穴位进行治疗。

艾灸督脉是打通督脉最有效的方法。艾灸督脉可以激发和协调诸经,发挥经络内连脏腑、外络肢节、沟通内外、运行气血、平衡阴阳、抗御病邪、调整虚实的功效;经常艾灸可舒经活络、活血散瘀、补益肾气元阳。

在现代社会中,由于过劳、熬夜、过食凉冷食物(如从冰箱里冷冻的食物)或吹空调等不良生活习惯,大大消耗了人体生存所需的最基本的阳气,不少人群处于"亚健康"状态,但现代医学上没有针对性的治疗方法,通过艾灸督脉,不仅可以起到改善症状,还可以通过调节全身的阴阳平衡来调理全身各脏腑的功能,以达到防病、保健及养生的目的,这也是现代社会所提倡的"治未病"的保健思想。

艾灸督脉对女性尤为重要和有效。按中医思想,女性属阴,相比男性来说,阳气往往不足,而阳气不足就不能温煦四肢、脏腑,以至于寒邪凝滞在这些部位导致疼痛不舒,导致女性往往易患寒性疾病,如经常手脚冰凉、痛经等。艾灸督脉可以让阳气在体内慢慢积聚,起到大补阳气的作用;使阳气到达体表以御邪防病,在内到达全身各处以温通经脉、温煦脏腑、调理全身脏腑,起到防病保健的作用。

捏肌是打通督脉的另一种好方法。用大拇指和示指从脊椎末端的肌肉开始捏,一直顺着脊椎向上,直到脖子;到脖子时垂直向上提3下,之后用示指和中指捋下来,以缓解疼痛感,放松肌肉。现代医学认为,捏肌可激活"躲"在脊椎两侧的大量的免疫细胞,以达到增强体质的目的。此外,轻揉耳轮通肾,梳头促进血循环,刮痧、按摩也能打通督脉。

(二)任脉,阴脉之海

经脉循行:任脉起于胞中,下出于会阴,经阴阜,到达中极穴,与肝经、脾经和肾经一同并行腹里,沿关元,经过石门,与胆经、冲脉交会于阴交穴,沿神阙、水分,与脾经交会于下脘穴,经过建里,与小肠经、三焦经、胃经交会于中脘,向上至喉咙,与阴维脉交会于天突、廉泉,向上经过下颌部,过承浆穴与手足阳明经、督脉交会,环绕口唇,到达下龈交穴,往复并分为两支,经过面部。联系两目中央的下方,至承泣而到达终点。

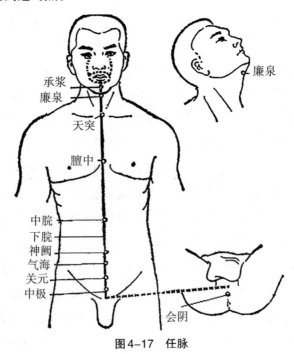

图4-17 任脉

主治病候：本经腧穴主治腹、胸、颈、咽喉、头面部的局部病症以及相应的内脏器官疾病，少数腧穴可治疗神志病或有强壮作用。

任脉不通可表现为月经不调、经闭不孕、带下色白、小腹积块、胀满疼痛、睾丸胀痛、疝气等。任脉虚衰表现为胎动不安，小腹坠胀，阴道下血，甚或滑胎，月经愆期或经闭，或月经淋漓不尽，头晕眼花，腰膝酸软，舌淡，脉细无力等。

保健：任脉为"阴脉之海""总任诸阴"，调节阴经气血，总揽一身阴经脉气。足三阴经在小腹与任脉相交，手三阴经借足三阴经与任脉相通。"任主胞胎"，任脉又有调节月经、促进女子生殖功能、妊养胎儿的作用。任脉上的会阴、中极、关元、气海、神阙、膻中、中脘等腧穴都是重要的养生保健穴，如气海、关元穴是元气的生发地，为强壮保健的要穴。经常揉按或热敷任脉上的这些重要的养生保健穴位，可增强人体免疫力，达到强体防病、保健的功效。

会阴穴位于大阴唇后联合与肛门连线的中间点，是任脉、督脉、冲脉三条重要经络之起点，阴气汇集之地，故称为"会阴"，具有醒神开窍、通利下焦、益阴壮阳的功能。历代养生家，尤其道家特别重视，"天门常开，地户常闭""撮谷道"等都是讲会阴穴养生的真谛。《普济》中有"女子经不通，男子阴端寒冲心"之说。经常按摩会阴穴，不仅可治疗男女性功能障碍，还可延缓衰老，推迟更年期；调理月经，缓解月经不调、痛经和经期小腹坠痛；修复和强化女性天然防御功能，预防妇科感染、女性子宫肌瘤和卵巢囊肿等。

中极穴位于人体下腹部前正中线上，脐下4寸，取穴时将耻骨和肚脐连线五等分，由下向上1/5处即为该穴；具有清利湿热，益肾调经，通阳化气的功能。按摩中极穴可以预防和治疗下腹、泌尿系统、生殖系统疾病，缓解月经不调等。

第二节　不可不知的神奇穴位

人体全身的穴位很多,大概有双穴300个,单穴50个,另有经外奇穴50个。对于养生保健来说,需要熟悉掌握最基本、最常用的二十几个穴位就足够了。下面介绍一些我们不可不知的这些最基本的神奇的穴位。

一、百会穴,一窍开百窍开

百会穴属督脉,手足三阳与督脉之会。位居巅顶部,前发际正中直上5寸。两耳角直上连线中点即是。有开窍醒脑、升阳举陷的功效。

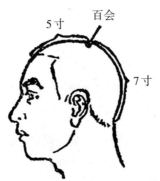

图4-18　百会穴

"气街"理论认为"气在头者,止之于脑"(《灵枢·卫气》),头为诸阳之会,百会穴为各经脉气会聚之处。杨上善注:"胃流津液渗入骨空,变而为髓,头中最多,故为海也。是肾所生,其气上输脑盖百会穴,下输风府也。""脑为髓海。"故百会穴为调节大脑功能的要穴。针刺百会及前顶、四神聪,可通络止痛,现代研究已证实,针刺对大脑皮层生物电活动有良好的调节作用,可明显改善脑组织氧合血红蛋白饱和度及血流量,可用于治疗中风偏瘫、头痛等疾病。

百会也是人体阳气最充盛之处,阳中寓阴,故能通达阴阳脉络、连贯周身经穴、调节阴阳平衡,是治疗和预防多种疾病的首选穴。百会宜通不宜堵。百会穴的推拿可用轻刺激和"拿五经"的手法。"拿五经"即用五指分别点按头部中央的督脉、两侧的膀胱经和胆经这五条经络。经常刺激百会穴,尤其在早晨阳气升发之时,能疏通经络、畅通气血、醒脑提神、养脑安神、坚固发根黑润发色,可预防中风或促进中风后遗症的康复,还可防治老年痴呆(阿尔茨海默病)。

二、膻中穴,宽胸理气

膻中穴又称"中丹田",属任脉,心包募穴,八会穴之气会。位于前正中线横平第四肋间(男性即两乳头连线中点)。可宽胸理气、降逆止咳、化痰平喘、活血通络等。

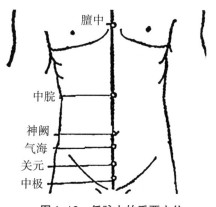

图4-19　任脉上的重要穴位

膻中穴为理气降逆之要穴。"膻中者,为气之海"(《灵枢·海论》),气会膻中,为宗气汇聚的场所,刺激它可以调节全身气机。正常生理状态下气机的升降出入平衡协调、运动不息。若出现气机受阻或失衡,就会造成病症的发生。

"膻中者,臣使之官,喜乐出焉。"《内经》中以"膻中"来代指心包。

现代研究发现,刺激膻中可松弛平滑肌、扩张冠状血管、调节消化道内腔径和神经功能,即可舒胸理气、活血通络,从而能有效治疗呼吸、循环及消化系统各类病证,缓解不良情绪,消除憋闷。

胸骨下纵隔内有淋巴器官胸腺,刺激膻中可以间接调节胸腺的免疫功能,促进细胞免疫功能,增强人体免疫力,预防感冒和其他疾病;还可调节任脉气血,故能促进乳房发育、防治乳腺炎、缓解乳腺增生、丰胸美容、产后催乳等。建议平时每天揉按膻中,四指并拢用指头肚在穴位顺时针环形揉按 2～3min。

三、关元穴,益气补肾

关元穴又名丹田、大中极,属任脉,足三阴和任脉之会,小肠募穴。位于前正中线上脐下 3 寸。有培根固元、益气补虚、补肾壮阳、调经固冲以及清热利湿等功效,主治诸虚百损,凡元气亏损、泌尿生殖系统疾患均可使用。如肾阳不足所导致的遗精滑精、阳痿早泄、夜尿频多或者尿后余沥不尽,以及妇女宫寒所致的不孕、月经不调、带下清稀、虚寒性的痛经,或者脾肾阳虚、气虚下陷所致的久泻久痢、脱肛、胃下垂、子宫脱垂等。

关元(丹田)为先天之气海,为元阴元阳交会处,老子称它"众妙之门",养生中吐纳吸气凝神之处。刺激关元穴能增强生殖系统功能,提高免疫能力,防止衰老,为人体四大强身长寿要穴之一,常用灸法。现代研究证实,刺激关元可调节机体内分泌系统的功能。灸关元还对治虚喘有特效。

四、气海穴,一穴暖全身

气海穴又名脖胦、下盲、下气海,属任脉,位于腹正中线脐下 1.5 寸处,或肚脐与耻骨上方连线的上(从脐)3/10 处。

有培元固本、益气助阳、益肾固精、调经固经和延年益寿的功效。气海是养生保健要穴,多与关元搭配使用,常用灸法(温和灸、隔姜灸和附子灸),10d 1个灸程,一日1次,每次施灸15~30min;或每周施灸1~2次,长期应用。

五、中脘穴,健脾养胃

中脘穴,属任脉,胃之募穴,八会穴之腑会。在胃体中部,位于上腹部前正中线上,脐中上4寸,或胸骨下端和肚脐连接线中点。

"万能胃药"中脘穴是呵护脾胃的要穴,有健脾和胃、补虚益气、补中安神、化湿降逆、止呕利水等作用,是消化系统疾病治疗的必用穴,任何原因引起的脾胃虚弱、运化失司,均可取中脘为主穴进行治疗。如治疗胃十二指肠球部溃疡配肝俞、三阴交、太冲和公孙穴;急性胃肠炎配下巨虚和梁丘;胃下垂配气海、内关、足三里及百会穴。

腹部可分天地,脐(神阙)水平线为天地或先后天的分界线。脐以上为中焦,有气血生化之源、后天之本脾胃;脐以下为下焦,有先天之本肝肾,肾藏精肝藏血,精血同源,相互资生。腹部按揉可沟通天地,同补先天与后天;按揉时双手掌重叠,以脐为中心顺时针按揉至少5min,范围由小到大,要上至中脘穴,下至关元穴,涉及整个腹部。

六、神阙穴,培元固本

神阙穴即肚脐,任脉上的要穴,具有培元固本、健脾和胃、理肠止泻、回阳救脱、开窍苏厥等功效。

神阙与人体的生命活动密切相关。胎儿的脐带、胎盘紧连于脐中,无神阙就无生命;神阙与命门前后相连,是人体生命能源之所在,古代修炼者称它们为"水火之官"。神阙穴是人体的长寿大穴,经常刺激可使人体真气充盈、百脉气血旺盛、精神饱满、耳聪目明、腰肌强壮、体力充沛以及轻身延年。保健方法有揉中法、聚气法和意守法。

注意:神阙穴禁刺,忌夏季施灸。明·张景岳《类经图翼》中说:"人之神夏月在脐,故不能灸。"宜隔盐灸,即穴中纳炒盐,外敷姜片灸之。

七、大椎穴,益气壮阳还泄热

大椎穴又名百劳、上杼,属督脉,为手足三阳经与督脉的交会穴,"诸阳之会,阳中之阳"。在后背正中线上,第七颈椎棘突下凹陷处,坐位低头,脖子和背部交接处的骨性突起即是。有清热解表、益气壮阳、强身健体等功效。督脉为诸阳之海,统摄全身阳气,刺激大椎穴可启太阳之开、和解少阳祛邪外出、清阳明之里,故可治外感之邪及全身热病。

大椎穴为保健要穴之一,具有益气壮阳、强身健体及抗病作用。天地的运行和人体生命都离不开太阳/阳气,大椎为诸阳之会,适当刺激就可"从一点通诸经",振奋全身的阳气,发挥阳气温煦、推动、防御、固摄的效力,对于平素体弱易感、畏寒怕冷、颈肩疼痛、寒性咳嗽、哮喘的人,可经常艾灸大椎,或刮痧,或拔火罐并留罐10min。

最简单的通阳法有热搓通阳法、热水通阳法。可用手掌搓大椎穴,每天搓2次,每次15min。淋浴时热水水柱冲击大椎处,或者用热毛巾热敷,或者拿电吹风吹大椎穴5min,就可祛除寒邪,提升阳气。

对于那些长期穿低领衣服、夏天爱背对着吹空调,以致颈肩不适、僵硬疼痛、落枕的人,可在大椎穴上贴上块风湿膏,或先涂红花油类按摩油再拔罐留罐。大椎穴三棱针刺血加拔罐可以活血通络、祛毒养颜、治粉刺等,以出血为度,10min起罐,3～5d 1次。

八、肾俞穴,益气补肾坚筋骨

肾俞穴属足太阳膀胱经,在第二腰椎(与肚脐相平)棘突旁开1.5

寸处。腰为肾之府,肾俞、命门、志室三穴在腰部横向处同一条线上,且督脉起于胞中,贯脊属肾,凡是妇科病、肾系统疾病,在肾俞处都有压痛点。肾俞穴是肾脏保养及治疗肾虚的要穴,有培元固本、滋补阴精、温肾壮阳、健脑明目、强腰壮膝、回阳固脱等作用,可以防治肾虚所致的阳痿、遗精、耳鸣、不孕、不育、月经不调、带下、腰膝酸软等。

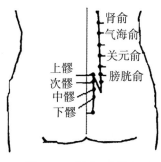

图4-20　肾俞、八髎穴

八髎穴属足太阳膀胱经,俯卧时臀部有两个凹陷(美人窝),窝下内侧即是骶骨八髎所在(第一、二、三、四骶后孔中)。八髎五行属水,擅长调节全身的水液,疏通气血,也是治疗妇科和男科的要穴。经常"搓八髎"和"擦精门"对老年人保健有非常关键作用。"擦精门"即按摩和击打肾府,按揉腰骶,可促进局部气血通畅,增加肾脏的血流量,改善和增强肾功能,对腰肾部疾病有很好的治疗效果。艾灸肾俞也是常用保健方法,如悬灸法以局部潮红、无灼痛为度,每次灸10~15min,每日或隔日1次,艾灸可调补肾气、促进肾脏血流量,防治生殖泌尿系统疾病。坚持按摩肾俞穴还可以降血压。

九、命门穴,培元补肾强腰脊

命门穴又名精宫穴,属督脉,位于后正中线上,第二腰椎棘突下凹陷中(系腰带处,与肚脐相平),可培元固本、强腰健脊、温肾壮骨或理肠固脱,用于治疗肾阳虚衰引起的下肢痿痹、遗精阳痿等性功能障碍、前列腺炎、月经不调等。

命门穴是人体长寿大穴,益肾壮阳之要穴。腰为肾府,且督脉起于胞中,贯脊属肾。对于中老年人群,经常搓擦命门穴可强肾固本、温肾壮阳、延缓衰老。最好先搓热尾骨,再沿尾骨搓到命门,用指肚搓命门,或用掌擦命门穴及两肾至灼热感5min,再将两掌搓热捂住两肾,意念守住命门穴约10min即可。持之以恒地搓擦才能达到强肾补阳之功效。

十、足三里,益气养血健脾胃

足三里为足阳明胃经之下合穴。在外膝眼下3寸,腓骨与胫骨之间,胫骨旁一横指(中指),胫骨前肌上即是。足三里穴为强壮保健之要穴,有健脾补虚、益气养血、扶正培元、补肾益精、和胃降逆、通腑利湿、消积滞、通经活络、疏风化湿等诸多功效。也是治疗脾胃病的首选穴,并对神经、循环、泌尿、生殖、内分泌等多系统疾病都有防治作用。

《针灸真髓》中说:"三里养先后天之气,灸三里可使元气不衰,故称长寿之灸。"日本民间足三里保健灸的习俗广为流传。有典故为古代日本东京(古称江户)新桥初渡仪式上,第一个初渡的万兵卫174岁,他的妻子173岁,儿子153岁,孙子105岁,长寿之术是他家祖传每月月初八天连续灸三里穴,始终不渝。

民间有谚语"艾灸足三里,胜吃老母鸡";"若要安,三里常不干"。"不干"即指化脓灸,意为想要身体安康,足三里就要常保持湿润状态。足三里施灸,灸至局部稍有红晕为度,隔日施灸1次,每月灸10次即可。常灸三里可益气养血、健脾补虚、扶正培元、保健防病、延年益寿、增强体力、解除疲劳、预防衰老,尤其适于体质虚弱者、抵抗力减低、肠胃功能不好的人增强体质、健脾益气。

拇指按揉或空拳捶打足三里,都是简便易行的保健养生方法。按揉时拇指指面用力向下按压,让刺激充分达到肌肉组织的深层,产生酸、麻、胀、痛和走窜感,持续数秒后,渐渐放松,每次每穴按压 5min 左右,每天 1 次即可。坚持 2～3 个月,就会使胃肠功能得到改善,使人精神焕发,精力充沛。

十一、丰隆穴,祛湿化痰

丰隆穴为足阳明胃经络穴,别走于足太阴脾经。胫骨前缘外侧 1.5 寸(约 2 横指宽),平齐外踝尖和外膝眼两点连线的中点。有健脾胃、化痰浊、补气血、通经活络、醒脑安神等功效。

丰隆为治痰要穴,"痰多宜向丰隆寻"。"百病皆由痰作祟",中医认为机体水液代谢障碍所产生的病理产物即为"痰湿",其产生与肺、脾、肾三脏相关,而"脾为生痰之源"。现代高脂血症、肥胖症、胃胀等病症均被认为与痰湿有关。丰隆具有很好的调理脾胃、祛湿化痰、减肥降脂等功能。

常吃"肥甘厚腻"会湿困脾胃,感觉饭后胃胀不适、食欲不佳、身重沉困无力、善忘语迟、怠惰没精神或嗜睡等。坚持用大拇指点按揉丰隆穴,配合收腹收肛运动、适当体育锻炼、饮食节制、芡实莲子薏苡仁汤食疗等,祛痰湿、减肥降脂效果会更好。刺激丰隆穴,可疏通阻滞的气血,治疗和缓解胃经循行路线上的疼痛性疾病,如头痛,颈部、小腿和足背部肌肉风湿痛等。

十二、三阴交穴,健脾补肾益肝血

三阴交穴属足太阴脾经,位于足内踝上缘 4 横指(3 寸),胫骨后缘靠近骨边凹陷处。

三阴交为脾、肝、肾三条阴经之气血交会处。脾为后天之本,气血生化之源,并统摄血液;肝藏血,肾为先天之本,藏精生气血,肝肾同源。刺激三阴交有一石三鸟的神奇保健功效,不仅健脾益血、补肝肾,又祛湿养颜抗衰老。

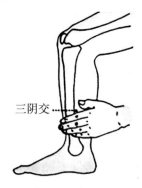

图4-21 三阴交穴

三阴交有"妇科三阴交"之美誉。对各种妇科病症很有效,如经期不顺、白带、子宫脱垂、难产、恶露不尽、经前及更年期综合征等。任冲脉与女性意义非凡。《素问·上古天真论篇》中说:"女子二七而天癸至,任脉通,太冲脉盛,月事以时下,故有子。"督、任、冲三脉一源三歧,皆起于胞中(子宫和卵巢),同出会阴。冲脉为"血海",上循行至头部,下循行至脚部,贯穿全身,有涵蓄十二经气血的作用,与妇女的月经有关,肾经与之并行于下肢下腹部。任脉为"阴脉之海",有调节全身诸阴经经气的作用,与女子妊娠有关。肾经紧贴任脉两侧循行于下腹部。刺激三阴交穴(酉时按揉效更佳),即能通畅足三阴的气血,旺盛肝脾肾的功能,使"太冲脉盛",故而永葆女性青春及魅力,推迟更年期,延缓衰老,起到保养子宫和卵巢的功效。同时,三阴交也可增强男子性功能。

三阴交是脾经大补穴。脾为后天之本,气血生化之源。体内水湿浊毒的作祟与神经性皮炎、湿疹、荨麻疹等过敏性疾病,肥胖等代谢性疾病都密切相关,而体内水湿浊毒的积聚归根是脾运化功能的失调。健脾补益气血,除平衡饮食外,每天坚持在脾经或三焦经当令之时,按揉三阴交,就能起到很好的健脾、调理气血、养颜紧致肌肤、防治皮肤过敏等效果。

十三、涌泉穴,培元益肾兼安神

涌泉穴为肾经首穴,意指肾经之气犹如源泉之水,源于足下,涌出灌溉周身四肢各处。位于足底前部第二、三趾趾缝纹头端与足跟连线的前1/3处。具有培补元气、益肾固本、强身保健、平肝滋阴降火等作用,现代医学证明还有镇定和降压作用。

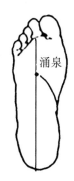

图4-22 涌泉穴

涌泉穴是人体重要的长寿保健穴。中医认为肾藏精,主生长发育和生殖,肾精充足则发育和性功能正常,脑健发乌,耳聪目明,思维敏捷。刺激此穴可引血归源,推搓涌泉穴(搓脚心)是由来已久的自我养生保健方法。苏东坡所著《养生记》中视擦涌泉穴为养生之要术。"东坡擦脚心,并非随观音,只为明双目,世事看分明。"经常推搓按摩涌泉穴,有增精益髓、培补元气、补肾壮阳、强筋壮骨、滋补肝肾、健脑明目、益寿延年之功,可使"脚力强健,无痿弱酸痛之疾矣",所以,能够增强人体免疫力,抗御传染病治疗虚弱性的疾病。

"若要老人安,涌泉常温暖。"肾中所藏的元气是维持人生殖功能的物质基础,肾阳是一身阳气的根本,温补肾中阳气好处多多,尿急、尿频、夜尿多等泌尿系统的问题,男性遗精、阳痿,女性月经失调、不孕不育等肾阳亏虚病症都可以通过擦涌泉缓解和治疗。

心属火藏神,肾属水藏精,肾阴上济于心,以资心阴,共同滋养心阳,心阳下降于肾,以资肾阳,共同温煦肾阴,这种阴阳水火的互相资助和制约,使心阳不亢,肾水不寒,称为"心肾相交"或"水火既济"。"其寐也魂交,其觉也形开",魂为思想意志,魄是生理上的,包括气、血等物质,睡觉时魂魄应是相交的,魂魄分开则心肾不能交,表现为失眠睡不着、多梦、健忘、心悸、遗精等。长期坚持搓涌泉可交通心肾,促进睡眠,让你高枕无忧。

十四、太冲穴,疏肝理气调气机

太冲穴为足厥阴肝经之原穴,足背第一、二跖骨间,两趾夹缝脚背方向2横指,感动脉应手处。具有平肝息风、清利头目、清热利湿、通络止痛等功效。

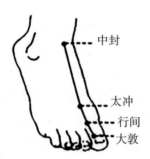

图4-23　太冲穴

太冲穴的功效可与足三里、涌泉穴相媲美。太冲为肝经原穴,可以直通肝的元气,对调整肝脏功能有重要作用,具有降压平肝、清利头目等功效。现代医学中常用于治疗高血压、脑血管病、面神经麻痹、癫痫、肋间神经痛、青光眼、月经不调等。

肝主怒,易怒、爱生气者与肝气上亢有关,"百病从气生",气从肝生。但肝不受补,一补就上火,肝需要调理,最简单有效的调理方法就是不生气,太冲穴是人体的消气穴,按摩它能改善和缓解不良情绪,消气治百病。

春天肝气升发,肝阳上亢,"肝火旺"表现有头晕头胀、面红耳赤、易怒、爱生气、脾气急躁、偏头痛、失眠、血压升高等,按摩太冲穴(尤其是春天)是很好的保健方法,可以起到很好的预防保健作用,治疗肝病、控制血压、缓解情绪、缓解头痛等。

十五、内关穴,宁心安神宣痹郁

内关穴属手厥阴心包经,八脉交会穴,通于阴维脉。位于前臂正中腕横纹上2寸,即攥拳头时出现两根筋(桡侧腕屈肌腱、掌长肌腱)的中间位置。有宁心安神、宽胸理气、宣痹解郁、缓急止痛、调补阴阳气血、疏通经脉、降逆止呕等诸多作用。

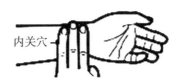

图4-24 内关穴

心包络是心脏所主的经脉,心不受邪,由心包代心受邪而为病;内关又通于阴维脉,阴维脉联系足三阴经并会于任脉,这些经脉均循行于胸脘胁腹;它还与阳明经相合。内关穴功效非常强大,经络所过,主治所及,凡与脏腑有关的病,都可以通过内关穴来解决。

内关穴为全身强壮要穴之一。祝总骧教授所创编推荐的"312经络锻炼法":"3"指历代医家强身治病三大要穴"内关、合谷、足三里";"2"是两下肢下蹲为主的适当体育活动;"1"是腹式呼吸,意守丹田,以调动腹部9条经络,保证五脏六腑的阴阳协调。该锻炼法简单易学、有自治全治根治效果,可用于常见病和疑难病(如癌症、中风等)的防治。国家体育总局原局长、国际武联主席伍绍祖说过:如能普及"312经络锻炼法",则会形成中西医结合的医疗格局,可极大地提高人民健康水平,大量节约医疗费。

十六、列缺穴,宣肺解表止疼痛

列缺穴为手太阴肺经之络穴,八脉交会穴,通于任脉。前臂桡骨茎突上方,腕横纹上1.5寸,肱桡肌与拇长展肌腱之间。取穴可两手虎口交叉,一手示指放另一手桡骨茎突上,示指尖所及凹陷处。有宣肺解表,通经活络,通调任脉等作用。

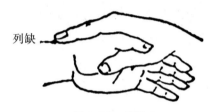

列缺

图4-25 列缺穴

"头项寻列缺,项上无烦恼。"手阳明大肠经上颜面,其支脉通大椎;络穴列缺直接联络大肠经,通调两经经气,通络止痛,清热散风,故能防治气血运行、经气阻滞不畅头项和颜面问题。按揉此穴有效防治和缓解如颈椎病、外感风邪的头痛项强等头颈疾症。

列缺穴是手太阴肺经络穴,为治疗伤风外感病的要穴。它可宣散肺气、祛风解表、引邪外出、止咳平喘,治疗和预防肺及肺经上的病症。每天坚持用示指指腹揉按列缺,可起调理、改善和增强肺脏功能的效果。

列缺通任脉,任脉通阴部联膀胱,"肺气可通调水道,下输膀胱","肺为水之上源",故此穴具有调理任脉经气和膀胱功能、清热利湿的作用,可治疗任脉及膀胱阴部疾患。

十七、风池穴,祛风散寒通经络

风池属足少阳胆经,足少阳、阳维之会。在枕骨下,双耳后发际边缘(椎骨两侧)的凹陷处,平风府穴,与耳垂平行处。有壮阳益气,祛风散寒,疏通经络,醒脑开窍的功效。

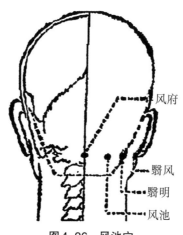

图4-26　风池穴

风池穴是身体自带的"防风墙",抵挡风邪的头部卫士,可祛风散寒、疏通经络,可治疗各种感冒、头痛、鼻塞等病症。按揉风池是预防感冒的好方法。风池穴配合风府穴(督脉)按揉是祛风寒的最佳方法,可以刺激人体阳气发散。

按揉风池可宣畅经气、舒筋活络,对缓解疲劳、安神催眠、颈项强痛、颈椎病等有很好的预防作用。手法:先用两手拇指按压风池穴;再双手连续拿捏颈后肌肉,一直拿捏到大椎穴;再四指并拢置大椎处快速摩擦,直至发热为止。每节动作至少20~30次。也可妙用梳头法,每天坚持从前额正中往颈部木梳梳理,可按摩和头部风池、风府等穴位,能祛风散寒、调神疏肝、补充阳气。

十八、合谷穴,清热止痛

合谷穴为手阳明大肠经的原穴。在第二掌骨桡侧之中点处,取穴为拇示指合拢时肌肉的最高处,或以一手的拇指指骨关节横纹放另一手拇示指之间的指蹼缘上,拇指尖下即是。主要有镇静止痛,通经活络,清热解表的作用。

合谷穴为止痛要穴。阳明经气旺盛,艾灸或者用大拇指掐按合谷止痛效果都好,几乎一切痛症都可以找合谷穴来解决。"经络所过,主治所及。"从示指过手臂、肩颈至头面部整个大肠经循行部位的疼痛都有效。大肠经走行于下牙龈,按合谷可缓解下牙疼痛。

"面口合谷收。"大肠经与肺经相表里,合谷长于疏解面齿的风邪、清泻阳明的郁热,是治疗热病表证发热、头面五官各种疾患的要穴。人体上还有大椎、曲池、外关等几个特效退热穴。

合谷周围刮痧可治疗湿疹,不太严重的湿疹连续刮2~3次就会基本痊愈。合谷也是急救穴,用拇指掐捏患者合谷可解决因中暑、中风、虚脱等导致的晕厥。对汗证,合谷有无汗可发汗、汗多可止汗的双向调理作用。还有健脾益胃和调理缓解失眠、神经衰弱等症的保健功能。

十九、阳陵泉穴,通筋活络

阳陵泉为足少阳胆经的合穴,八会穴之筋会,即筋气汇聚之处。位于下肢腓骨小头前下凹陷中(仰卧微屈时)。有通筋活络,疏经利节,清热利胆等功效。历代针灸医家将阳陵泉列为要穴,因得气快,感传好,不易发生晕针,病人感受舒适。

阳陵泉为治疗筋病的要穴。古典医学中有说"外伤阳陵泉","筋急,阳陵泉主之","万能筋穴",阳陵泉可舒筋活络,配合骨会和绝骨穴效更佳。还可治疗骨伤科和神经系统病症,如肩周炎、落枕、膝关节炎、腰扭伤、头痛、中风偏瘫、面神经麻痹、坐骨神经痛等,尤对下肢痹痛、关节屈伸不利等效好。按摩阳陵泉穴,可防治老寒腿、下肢不遂、膝关节炎、膝冷痛等。治疗扭挫伤首先是按压法,重力按压几分钟,再用皮肤针敲打(因是实症),也可出点血或艾灸,使瘀血消散,缓解疼痛。

　　阳陵泉是治疗胆道(胆囊)疾病的首选要穴,针刺阳陵泉有消炎利胆和一定的排石效果。"邪在腑,取之合","合治内腑"。肝胆相照,它们在生理、病理上相互联系、相互影响。

二十、委中穴,健腰强背

　　委中穴属足太阳膀胱经下合穴,位于腘窝正中,腘横纹的中点。有舒筋通络,活血散瘀,通经止痛,清热解毒的作用。

　　"腰背委中求。""经脉所过,主治所及",足太阳膀胱经经脉从头至足,沿整个腰背部循行,两循行支合于委中穴,委中可治疗腰背及腿痛。现代人多有腰腿无力、腰酸背痛等通病,经常按摩委中穴,有助于通经止痛,增强腰腿部力量。

　　委中是治疗急性肠胃炎的特效穴,治则"合主逆气而泄"和"合治内腑"。委中刺血可清热解毒,常用于热性病症,如中暑、痈毒、急性扁桃体炎、荨麻疹、带状疱疹、鼻衄等。坚持长期刺激委中穴,如拇指指腹按揉法、拳背拍击法、艾条温和悬灸等,可用于泌尿系统疾患,改善小便不利、腰腿疼痛、癃闭、遗尿等;还可用于治疗脑卒中昏迷、半身不遂等病症。按揉法以穴位局部有明显的酸、痛、胀、麻感为度;艾灸一次 10 ~ 20min,每天 1 次,以穴位局部温热,但无明显灼痛感为度。

二十一、血海穴,活血化瘀

血海穴属足太阴脾经,在大腿内侧,髌底内侧端上2寸,股四头肌内侧头的隆起处。取穴时用掌心盖住膝盖骨(如右掌按左膝),五指朝上,手掌自然张开,大拇指端下面即是。有活血化瘀,补血养血,引血归经的作用。

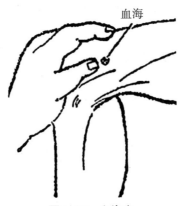

血海

图4-27 血海穴

血海穴是一个普通腧穴,却是治疗血症的要穴,临床中对治疗肝血虚、产后酸痛和月经不调等血分诸病疗效很好。肝开窍于目,如果常感觉视物不清、眼睛干涩或酸胀、手脚麻木等不适,即为肝血虚,需要选用血海和足三里穴来补足肝血。

血海穴是生血和活血化瘀的要穴。产后疏于保暖和保养,产妇就容易出现各种酸痛,不管是肾虚、风寒、血虚或血瘀哪一种原因,建议按摩、按压或艾灸血海穴调理。女人脸上长斑、长痘、生皱纹,多与血虚、血瘀和月经不调有关。日常保健除平衡饮食之外,要坚持每天在脾经或三焦经经气最旺之时,用示、中、无名指三根手指指腹轻柔按揉血海穴、三阴交几分钟,21~23点再进行艾灸,会有很好的调理气血、健脾养颜、紧致肌肤、防治皮肤过敏、祛斑等效果。

二十二、十二井穴，泄热排毒功效好

"所出为井。"十二井穴多分布在四肢末端，是十二经脉的"根穴"。十二井穴为治疗热病、中风、突然昏倒的急救要穴，对调节人体健康有着相当重要的作用，是针灸治疗中常用的穴位，包括有：少商（肺经），商阳（大肠经），厉兑（胃经），隐白（脾经），少冲（心经），少泽（小肠经），至阴（膀胱经），涌泉（肾经），中冲（心包经），关冲（三焦经），足窍阴（胆经），大敦（肝经）。

1.井穴的清热作用：井穴不但可以清泻所属脏腑、经络的火热，还可治疗以全身发热为主的病症。如少商针刺放血可以清肺热，治疗肺热引起的咳喘；商阳是大肠经的井穴，却可清肺热，治疗咽喉肿痛、肺热咳喘等症。

2.井穴的开窍安神作用：俗话说"十指连心"，四肢末端的井穴处分布有丰富而敏感的神经末梢，刺激手部的井穴具有极强的醒脑、苏厥、开窍、止痛的作用，常用于各种病症的急救。还有，不同井穴也可以刺激相应脏腑，如肾气亏虚时刺激涌泉以开肾窍，鼓舞肾气。耳鸣、耳聋的人可以刺激开眼耳窍的关冲、足窍阴。鼻塞时可以刺激开肺窍的少商、商阳。

3.井穴刺血养生法：十二井穴刺血疗法是中医传统的急救措施，在临床上的应用已经有数千年之久。放血还可以祛除邪气而达到调和气血、平衡阴阳和恢复正气的目的，具有活血通络、泻热逐瘀、开窍启闭、醒脑安神等功效。主要用于热病急救、中风等"病在血络"的各类疾病的治疗。

现代临床实验研究，在十二井穴每穴点刺放血3~5滴后，探测颅内各主要血管的血流状态，结果表现出良好的双向良性调整作用；十二井穴刺血改善血管的作用迅速、持久、稳定，效果优于临床很多

西药。

刺血疗法(又叫放血或刺络疗法)均在常规消毒后进行,选用针具(采血针、梅花针、三棱针、毫针)直接点刺人体末梢部位(穴位,如十二井穴、十宣穴及耳尖穴等刺血)或血络(毛细血管或静脉),手法宜轻、浅、快、准,深度以0.1～0.2寸为宜,一般出血量以数滴至数毫升为宜。刺血疗法具有简、便、廉、效的特色,目前临床经常使用。

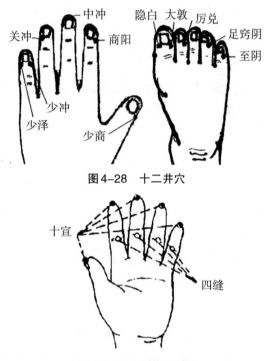

图4-28 十二井穴

图4-29 十宣与四缝穴

十二井穴刺血疗法及其治疗症候的关系如下:

少商:拇指桡侧指甲旁0.1寸,主治咽喉肿痛、咳嗽、感冒、发热、痤疮等。

商阳:示指末端桡侧指甲旁0.1寸,主治五官疾患,如咽喉肿痛、鼻出血、便秘。

关冲:无名指桡侧指甲旁0.1寸,耳鸣、头痛、情绪问题(如生气或抑郁)等。

中冲:手中指末节尖端中央,主治昏迷等急症。

少冲:小指桡侧指甲旁0.1寸,主治心与神志病证等,如烦躁、多梦、口舌生疮。

少泽:小指尺侧指甲旁0.1寸,主治乳疾患、目赤肿痛等。

厉兑:第二足趾外侧趾甲旁0.1寸,主治五官病证等。

隐白:足大趾内侧趾甲旁0.1寸,主治妇科疾患,如月经不止等。

大敦:足大趾外侧趾甲角旁0.1寸,主治疝气等妇科疾患。

至阴:足小指外侧趾甲旁0.1寸,主治胎位不正等。

足窍阴:足第四趾外侧,趾甲旁0.1寸,主治五官病证等。

除了十二井穴刺血外,国医大师邓铁涛老先生还建议:用泻法针刺太冲、人中和丰隆三穴。太冲穴是肝经原穴,有息风平肝之效;人中是手阳明大肠经、足阳明胃经与督脉交会之所,气血经气汇聚之处,位于鼻唇沟上1/3与下2/3的交界处,历代都将其用于急救。

十宣穴在手十指尖端,距指甲游离缘0.1寸,左右共10个穴位,主要作用为清热开窍;四缝穴是经外奇穴,在第二、三、四、五指掌面,第一、二指关节横纹中点,具有调节阴阳平衡、提高免疫力、治疗小儿百日咳、疳积等功效。

注意:应用放血疗法最好还是求助专业医生。放血疗法属于泻法一类,一要诊断明确,主要是针对外感引起的发热,不适用于不足之虚证;二要注意针具和局部消毒,严防引起局部感染;三要把握出血量,可以交替选用穴位。

思考题：

1. 掌握经络的功能及其在保健养生方面的意义。

2. 了解十四经及其经络上的重要穴位。

3. 熟悉一些重要的强身健体穴位。

第五章　脏 腑 调 养

　　人体脏腑构成不同的系统,除脾脏属于免疫系统、心属于循环系统外,其余都属于内脏器官。中医脏腑学说(藏象学说)是通过观察人体外在现象、征象,来研究人体内在脏腑的生理功能、病理变化及其相互关系的学说。《素问·五脏别论篇》中说:"五脏者,藏精气而不泻也,故满而不能实;六腑者,传化物而不藏,故实而不能满也。"中医学认为,五脏为实质性器官,具有化生和贮藏气、血、精和津液的功能,主要有心、肝、脾、肺和肾;六腑为空腔性器官,受纳和腐熟水谷,传化和排泄糟粕,包括小肠、胆、胃、大肠、膀胱和三焦等。还将功同于脏、形同于腑的脑、髓、骨、脉、胆、女子胞等称为奇恒之腑。

　　全身脏腑构成一个完整的机体,它们各负其责,又相互依存和相互制约。脏腑的保养可以促进人体的新陈代谢和血液循环,改善和增强脏器的生理功能,调理和缓解机体的亚健康状态,达到维持机体阴阳平衡、防病治病、强身健体以及延年益寿等作用。养生防病胜于治病,健康在自己手中! 本章中,在简要介绍藏象学说基本理论的基础上,进一步讲述从饮食调养、情志调养、十二时辰和四时调摄等方面来调阴阳、和气血的脏腑保养要领。

第一节 心——君主之官

一、心的藏象特点

心脏位于胸中,膈膜之上,两肺之间。中医学认为,心为"五脏六腑之大主""君主之官",心脏起主宰人体整个生命活动的作用。

(一)心为阳脏,藏神,主血脉,主神明

心为阳脏,因心五行属火,为阳中之阳,心以阳气为用,心脏阳气很重要,可推动心脏搏动,温通全身血脉。心主血脉是指心具有推动和调控全身血液运行、化生血液的作用。心所藏的神既有主宰人体生命活动的广义之神,又为"神明",即精神、情志、思维和意识等;所以,心主神明是指心主司精神、意识、思维和情志等活动,以及统帅和调控全身各组织的生理活动。心主血脉与主神明的生理功能密切相关,相互为用,前者是后者的前提和基础,后者对前者又有调控作用。心主神明的功能正常,则神志清楚,精神健旺,心可统帅和调控全身各个脏器,使之相互协调,共同完成各种复杂的生理活动,以维持人的生命活动。

(二)与形、窍、志、液、时的关系

心在体合脉,其华在面,在窍为舌,在志为喜,在液为汗。心与小肠相表里,与四时之夏相通应。

全身的血脉都属于心,面部明暗、色泽和润枯等可反映心的功能。面部红润有泽则心气旺盛,血脉充盈;面色㿠白,晦滞则心气虚;面色无华则血虚。

心经别络上行于舌,心开窍于舌,"舌乃心之苗"。舌的变化可以反映心的气血,舌质淡白时心血不足;舌尖红或舌体糜烂时多心火上炎；舌质紫暗、瘀点或瘀斑则心血瘀阻。心火过旺时会舌尖糜烂、口舌生疮。热入心包或痰迷心窍时会舌强语謇等。

心的生理功能与喜志有关，"喜则气和志达，营卫通利。"汗是津液通过阳气的蒸化气化后排出的液体。"心之所藏，在内者为血，在外者为汗。"因血与津液同出一源，所以"汗血同源"，"汗为心之液"。

（三）心与心包的关系

心与心包的关系就好比君主和大臣的关系，心包络包裹于心外，为心的包膜和外卫，有保护心脏的作用。外卫代君受过，凡病邪犯心，必先侵袭及心包络；"心不受邪，受邪立死"。

二、心脏的保养

《素问·灵兰秘典论篇》中说："心者，君主之官，神明出焉，故主明则下安；主不明则一十二官危。"只有君安才能体健。心脏的保养要以保证心脏主神志、主血脉的功能正常为主要原则。日常生活中顺时养生、饮食调养、情志调养以及经络保健都很重要。

（一）午睡一刻值千金

中医讲究顺时养生。午时（11:00～13:00）心经当令。午时始阴生，为天地气机的转换点，人最好以静制动，不干扰天地之气，"饭后小憩，以养精神。"午时睡觉最有益于身体调养，能敛藏阳气使其得以固存在体内。

午睡是一项很好的自我保健措施，有益于消除疲劳、增强体力、增进健康、提高午后的工作效率。午睡实在睡不着或没有条件者，闭目养神、看看报纸、下下棋、做点家务活、练练气功等也是好的。科学午睡很重要：午饭后最好先休息20min左右再睡，以防引起食物反流；以半小时为宜，不要超过一个小时；最好上床平卧午睡，可改善大脑和消化器官的血液供应，有利于大脑功能的恢复和消化吸收功能，坐着或趴在桌上午睡会影响身体局部血液循环和神经传导，可能导致颈椎病或腰椎间盘突出的发生。

(二)饮食调理养心助眠

午餐要保证均衡营养，主食、果蔬、肉类、牛奶、蕈类等都要吃，以补充维生素、矿物质等各类营养素，营养价值要高。午餐不能过饱过油腻，以免加重冠状动脉病变或胃肠道消化负担。要及时补水，补水要主动饮水，小口慢喝，温白开水或矿泉水是最好的饮料。对于心阴虚多梦、失眠、心悸者，可食用枣仁枸杞五味子茶、龙眼粥、酸枣仁百合羊心粥等来养心血、强心安神。夏天可多吃粗制粮食、绿豆、西瓜、苦瓜、生姜等。

精制粮食丢失了种皮和胚芽中的营养。胚芽是生命的起点，胚芽中脂肪含量是精白米的3倍以上，主要以油酸和亚油酸等不饱和脂肪酸为主；蛋白质、碳水化合物、膳食纤维则相差无几。胚芽米中维生素A、维生素E及维生素B_1、维生素B_6要比精白米多，其他维生素则相差不大；矿物质中，钙、铁、锌含量稍稍高于精白米，镁、磷、钾含量就显示出比较大的优势。在粮食选购中，要尽量选胚芽没有被加工掉的粗制粮食，它们对人体的心脏有非常好的保健作用。

西瓜(天然白虎汤)、绿豆、苦瓜都可以清热利湿、祛暑涤热、明目、解毒，适量常吃可防治中暑、口疮、喉炎、赤眼疼痛、疮痈肿毒、痢疾和尿道炎等。苦瓜还用于防治糖尿病、癌症等慢病。

"冬吃萝卜夏吃姜，不劳医生开药方。"生姜具有温中止呕、解表散寒、温肺止咳、解毒的功效，常用于风寒感冒、脾胃寒证、胃寒呕吐、肺寒咳嗽以及解鱼蟹毒等。姜味辛、性微温，可振奋脾阳，夏日常以姜调味，还可预防肠炎、痢疾等多发病。

夏季还要注意饮食的洁净新鲜。夏季各种病菌滋生繁殖较快，人体又对病菌的易感性增强，容易发生食物中毒、急性胃肠炎等。因此,一定要防腐、防蚊、防蝇等,保证食物的新鲜,应用合理手段杀灭食物中潜在的病菌。

(三)夏季养阳气,养心正当时

"春夏养阳"是中医四时养生观。夏属火,火气通于心,夏季心火易旺,夏季暑热容易干扰心神,诱发心脏和精神疾病;"汗者心之液",夏季壮火食气、出汗过多会伤津伤心阳、暑湿易伤津耗气、过食寒凉伤阳气等多种因素,易造成阳气虚损,所以夏季养生要注重养阳养心。

养心首先要静心。"心静自然凉",心藏神,心静则神安,神安则气足血旺,气血运行畅通。反之,心乱则神乱。要懂得清心寡欲,心中少一分欲望,就会少一分烦恼。适时调节情志,通过看书、下棋、听音乐、绘画等怡情养神手段,保持内心平静和愉悦。静坐、闭目养神也是养心的好方法。

艾灸是春夏养阳的重要手段,有祛除寒邪、补养阳气、增强抵抗力的功效,尤其适合虚寒体质的人;艾灸被称为"补阳第一方",方法简单、安全、舒适且效果较好,深受民众喜爱。冬病夏治法,即借助天时,夏天阳气盛,用内服中药和外治方法(针灸、伏贴),因势利导来养阳补阳,使阳气生机勃勃,治疗一些冬天好发的阴寒之病。

穴位养心方法简单易行。手厥阴心包经为"代君受过"的忠臣,心包经上的穴位有很好的养心作用。内关是心脏的保护穴,有宁心安神、调补阴阳气血、宣痹解郁等功效。还有劳宫、后溪、间使等穴位。坚持长期穴位按摩,可起到很好的养心护心作用。

(四)善待小肠经,心脏没毛病

小肠经是心脏健康的晴雨表。中医经络中,心和小肠相表里,两条经脉气血相通。心经的问题常常会反映在小肠经上。如心脏病发作时,常常会出现小肠经循行路线上(胁、背、手臂外侧靠小指侧)的疼痛或麻木、牙痛等；如心火过旺时，常伴有小便短赤、灼热疼痛等小肠热证的症候。成语"心腹之患"的"腹"即为小肠，心腹的问题都是比较严重。

养护小肠经是养心的一大关键。未时(13:00～15:00)小肠经当令，经气最旺，是保养小肠的最佳时间。小肠受盛化物、泌别清浊，未时主滋味，有助于吸收和消化。午餐一定要在一点之前吃完，要吃得好，营养价值要高。午睡也为小肠的消化吸收提供良好的环境保证，未时小肠才能把摄入食物中的营养物质充分吸收，以补充人体的气血。通过对小肠经循行路线及其关键穴位的刮痧、按摩或捶打，来调理和养护心脏。

颈肩综合征是长期伏案工作者的常见病。长期伏案，致颈肩、背部的肌肉、关节和软组织变得不协调，部分处于紧张状态，部分又处于松弛状态得不到锻炼，导致肩背酸痛，局部肌肉僵硬发紧、酸痛，久而久之，会影响整个身体的健康。我们不能无视这些小毛病，要尽早缓解，防患于未然。敲敲小肠经是一个简单有效、省时省钱的好妙招；再配合局部的肌肉锻炼，肩背酸痛等不适就会慢慢自行消失。另外，颈肩部有手三阳经循行，循经按揉可很好地疏通经脉经气，放松软组织，消除肌肉的僵硬感。

(五)顾护阳气，防因暑取凉

夏季"阳气盛于外而虚于内"，阴气内伏。因天气炎热，皮肤毛孔多处于开放状态，机体最易受外邪侵入。"夏防暑热，防因暑取凉。"夏季适当吃些冷饮，能起到一定的祛暑作用，但过于避热趋凉就会损伤机体阳气，如过食冷饮、在露天乘凉过夜、穿露脐露腰装、过吹空调等。

温热的茶水和白开水是夏季较理想的饮料，不能以喝饮料替代。空调温度不能过低，不要直吹身体，要让身体保持微微出汗的状态。

运动要适度,微汗为好,要让汗出透,才能把身体的热毒、寒气等排出来,利于阳气宣通,不要大汗淋漓,汗出过多,津液大伤,必然耗及心的津血,出现心慌、心悸等不适。

第二节　肺——相傅之官

肺为呼吸系统的主要器官。中医学认为,肺为"华盖",居五脏中的高位,司呼吸,朝百脉,主宣发肃降,主行水,肺为"相傅之官,治节出焉"。

一、肺的藏象特点

(一)肺主气,司呼吸,朝百脉

肺主呼吸之气,司呼吸,即通过肺的呼吸作用参与气的生成,吐故纳新,实现机体与外界环境之间的气体交换;肺还主一身之气,即肺具有调畅气机,主持和调节全身各脏腑之气的作用,故"诸气者,皆属于肺"。因肺主呼气,肾主纳气,肺肾两脏共同维持气机的升降出入。肺朝百脉是指全身的血脉都要会聚于肺,再经肺敷布于全身。

(二)肺主宣发肃降,主行水,主治节

肺主宣发是指肺气向上升宣和向外布散的功能,包括将脾转输的水谷精微和津液布散全身、布散卫气和排出体内浊气等。肺主肃降是指肺气向下通降和肃清的功能,包括将肺吸入的清气和由脾转输的水谷精微和津液向下布散,肃降呼吸道的异物,保持呼吸道的通畅和洁净,以及通调水道等。肺主行水是通过肺气的宣发和肃降来实现的,"肺为水之上源,肺气行则水行";再有赖于肾阳的蒸发,使清中之清上归于肺,依靠脾阳的运化,共同完成水液代谢的功能。肺气宣发肃降,全身脏腑才能得到气、血、津液的营养灌溉,又会免除水湿痰浊停留之患。

治节即治理和调节,肺就像是身体中的"大宰相",要了解和知晓身体中五脏六腑的情况,辅助"君主之官"心脏来治理和调节全身气血和津液,以及协调各脏腑的生理功能。在肺经上必然会有各脏腑气血的盛衰情况的反应,中医诊脉就是通过观察肺经来判断不同脏腑的气血情况。肺为娇脏,因其清虚娇嫩又易受六淫外邪侵及,它开窍于鼻,外合皮毛,与天气直接相通,外邪易于从皮毛或从口鼻而入犯肺而致病。

(三)与形、窍、志、液、时的关系

在体合皮,其华在毛,在窍为鼻,在志为忧(悲),在液为涕。肺与大肠相为表里,与秋相应。皮毛有赖于卫气和津液的温养和润泽,为一身之表,有御外邪、调节体温和津液代谢等作用。鼻主通气和嗅觉的功能都有赖于肺气的宣发,肺精经肺气宣发布散于鼻窍化生为涕。肺气宣发调畅,则鼻窍通利,嗅觉灵敏,呼吸平稳。肺志为忧和悲,过度悲忧会损伤肺的精气,使肺宣降运动失调,反之,肺失宣降或肺精气虚衰调,机体易于产生悲忧的情绪变化。

二、肺脏的保养

肺是人体重要的器官,各脏腑的盛衰情况都与肺息息相关,一定要保养好我们的肺。

(一)寅时深睡补气血

寅时(3:00~5:00)肺经当令,正是阳气的开端。正月从寅时开始,人体经脉也是从肺经开始的,人体气机顺应自然,这时大地阴阳开始发生转化,由阴转阳。"肺朝百脉",肺对全身气血的敷布就在寅时,此时需要深度睡眠。寅时熟睡得好的人,气血经肺比较均衡地敷布于全身各脏腑,维持脏腑的气血运营。次日晨起就会精力充沛,面色红润。若寅时没有深度的睡眠,肺就会被迫给某个处于异常活跃的器官多分配一些气血,从而干扰对其他器官的气血敷布,造成部分脏腑的气血虚弱,出现四肢乏力、疲惫、头晕等不适。长此以往,就有可能导致重大疾患的发生。

有的人寅时易醒、失眠或睡不着,这是身体向你发出的警示信号:身体气血不足了! 寅时肺经敷布气血,气血不足则会影响某些脏腑气血的正常敷布和分配,为避免这些脏腑因气血不足而受到损伤,机体开启自愈功能,让你清醒过来。这种情况就需要补补气血了。如何补呢? 只要大口地咽几口唾液就好了,唾液能"灌溉脏腑,润泽肢体,祛病延年"。

(二)秋季重在养肺

燥主秋令,燥邪最易伤及肺阴。燥邪常从口鼻入侵,通过肺系(喉咙、气管等)一路长驱直入侵肺,故秋季多见肺部的病变。如肺气太强,易出现咳嗽、干咳无痰、口干舌燥、喉咙痛等症,长期咳嗽必然会伤及肺部;若肺气虚者元气衰,多种疾病会接踵而来,故秋季养生重在养肺,要从饮食、情志、运动、经络调理等多方面着手,以防止肺气虚衰,养肺健体,增强机体免疫力,改善自身体质。

秋天燥邪为盛,最易伤及肺阴。白色入肺,白色食物具有生津润肺、补益肺气的保养功效,秋季最好多吃白色食物,如莲子、银耳、梨、杏仁、山药、白萝卜、百合、芡实、鱼鳔等,经常进行食疗润肺益肺效果很好。秋季足量补水也是养肺的重要食疗方法之一。有条件者还可在室内用空气净化加湿器,保持呼吸道的湿润。肺脏必要时可清补,但不可大补。防肺火太盛伤及肺阴,要少吃辛辣刺激、燥热的食物。

杏仁性味辛苦甘温,入肺与大肠经(《本草纲目》),具有平喘、镇咳、增强人体免疫力、调节血脂、补脑益智、延缓衰老等良好药用价值。杏仁内服除滋补外有轻泻作用,年老体弱的慢性便秘者服用效果更佳。

"怀山药"为薯蓣的块茎,甘温性平,具有健脾胃、化痰涎、润皮毛等功效。山药中含有的黏液蛋白是一种多糖蛋白混合物,能防止血管脂肪沉积和动脉粥样硬化,保持血管有弹性,减少皮下脂肪等。薏米味甘淡,性微寒,入肺经、脾胃经,可健脾益胃止泻、利水渗湿。山药粥或薏米山药粥是健脾补肺益寿的好食品。薏米山药各50g煲粥,平衡了薏米的寒和山药的黏腻。百合山药莲子汤、芡实山药羹、冰糖银耳汤等都是养肺佳品。

百合以滋补肺阴为擅长。百合甘寒,归肺、心经,可润肺止咳、养心阴、益心气、清心安神。可治疗痰中带血、肺热久咳伤阴、气津不足、心烦口渴、失眠多梦等。如新病干咳少痰,时有痰中带血的燥邪伤肺,可配合百部使用。百合含有的秋水仙碱等多种生物碱具有良好的营养滋补之功,百合银耳粥(百合30g、银耳20g、粳米50g)非常适合病后虚弱者食用。百合还有美容、防癌、提高免疫力、延缓衰老等保健功效。

"小人参"白萝卜味辛甘性凉,入肺、胃经,有化痰定喘、清热顺气、消食、消肿散瘀的功能。"冬吃萝卜夏吃姜,不要医生开药方","萝卜上市,医生没事"等都是大家耳熟能详的民间谚语。现代研究表明,白萝卜还具有抗病毒、抗癌功效,如木质素、干扰素诱生剂等能提高巨噬细胞的活力,增强对癌细胞的吞噬作用;多种酶能分解致癌的亚硝酸胺;芥子油苷能与多种酶发生作用,形成具辛辣味的抗癌成分。

雪梨味甘性寒,可清热化痰、生津润燥。自制润肺清肺梨:雪梨内放入川贝、冰糖等上锅煮熟后,加入洋槐花蜂蜜食用。黄精秋梨汤、雪梨膏都是不错的选择。此外,卯时呈阴消阳长的趋势,要注意兴助阳气。晨起含生姜一片是一个很好的兴助阳气又能生津的方法。姜性味辛、微温,归肺、脾、胃经,可通经络、散寒邪,辅助和滋生阳气等,在外感风寒、胃寒呕吐、遭受寒冷侵袭等情况下,都可以急以姜汤饮之。

经络调理上,按摩肺经或刺激肺经上的重要穴位,如太渊、列缺、鱼际等,可健肺养肺。坚持捶腰背、叩肺俞穴(第三胸椎棘突下,正中线旁开二指处)可疏通背部经络、健腰肾、畅肺气、健肺养肺。坚持搓摩鼻子、按揉迎香穴,可养肺健体、增强机体免疫力。

秋天肃杀,保持心情愉悦、精神内守、平和安静对于养肺很重要。"常笑宣肺",要笑口常开。多做扩胸运动,常深呼吸可清肺,练习腹式呼吸和缩唇呼吸等深呼吸的方法来增加肺容量,增强肺部功能。肺通过吸清呼浊,进行体内外气体交换,保证机体对氧的需求。经常练习主动咳嗽可以净肺,秋日还应经常开窗通风换气,保持周围空气清新和室内干净,不要留住了温度而溜走了健康。

(三)若要长生,肠中常清

大肠者传道之官,变化出焉。卯时(5:00~7:00)大肠经当令,卯时阴消阳长,阳气生发,天门开,天就亮了,人就睡醒了,地门(人的肛门)也要开,需要排便了。

"通腑气"是改善肺功能、防肺病、降肺气、泄浊阴的一个有效途径。"肺与大肠相表里",大肠经和肺经二者相互联系,相互影响。人体排便机能正常,肠道内代谢废物按时排出,则肺气宣发肃降如常、中焦利、脾胃调和。大肠不通就会影响肺气的肃降,导致肺气上逆,气道不利。东汉哲学家王充在《论衡》中写道:"欲得长生,肠中常清;欲得不死,肠中无滓。"意思为人想要健康长寿,一定要保持肠道通畅。其中"滓"即为"宿便",指停留在肠道里时间较久的代谢废物,"滓"会导致便秘。便秘为现代常见病症之一,主要表现为排便次数减少和排便困难。中医认为,便秘与大肠经"津"的功能密切相关;

"津"是一种向外渗透的力量,当"津"的力量过于强大时,会把大肠中的液体都渗透出去,肠内宿便就会硬,形成便秘。经常便秘主要会引发面部和脾胃消化的问题,如"宿便"在体内积滞之后,大肠之火通过经络传到肺经循行部位造成"上火"的症状,如咽喉肿痛、脸部易生痘痘或皮疹、雀斑等,大便通畅后,这些症状也就会不治而愈了。反过来,很多慢性支气管炎患者也会伴有大便秘结等症状。现代人比较崇尚排毒美颜法,其实最重要的排毒养颜方法就是"通腑气",清除宿便,防止便秘。

大肠经为多气多血之经,阳气最盛,刮痧和刺络法最善祛除体内热毒,被称为"人体血液的清道夫"。经常刺激大肠经,可清洁血液通道,缓解各种皮肤病,预防青春痘,增强人体免疫力,防止淋巴结核等疾病的发生。猪血里的血浆蛋白质经人体胃酸和消化酶分解后,可产生滑肠的作用,增强肠道排毒功能,可以常吃猪血。

(四)防寒保暖护肺之道

保肺首要之道,就是在寅时一定要做好防寒保暖的工作。"形寒饮冷则伤肺"。若不适当保暖、避风寒,身体受了凉,或经常过食冰冷,就容易伤肺,而导致出现相关的疾病。过食冰冷后,消化这些阴寒的食物,要消耗很多的阳气和能量,日积月累,脾胃会受不了;肺胃相关,久而久之,肺也就受不了。胃负责"消"的功能,小肠负责"化"的功能,"小肠者,受盛之官,化物出焉"。胃肠道的消化酶对温度特别敏感,当小肠内温度低时,酶就不工作,阴寒食物就"化"不了,集结在体内,过一段时间就会发酵发热,出现打嗝、脸上长痘、口腔溃疡等各种症状,如好多爱喝冰镇碳酸饮料的孩子易患过敏性鼻炎、过敏性哮喘等疾病。人要健康,首先小肚子要热热的。女性本身属"阴",所以更应保养好六腑,古代女性都穿肚兜来保护和温暖腹部,但现代的不少女性流行穿露脐装,殊不知这会"形寒饮冷则伤肺"。

第三节　脾胃——仓廪之官,后天之本

中医中的脾胃概念和西医中的完全不同,中医脾胃概况指整个消化系统及其功能。西医中脾胃是解剖学上的两个内脏器官,分属于淋巴和消化系统,西医所讲的消化功能与中医不完全等同。中医理论认为:"脾胃者,仓廪之官,五味出焉。"将脾胃形象地比作为现在所称的管理储藏米谷仓廪的官员或"后勤部长";"脾主为胃行其津液者也",脾胃又被称为后天之本,气血生化之源,全身脏腑及组织的气血都有赖于脾的运化和升清。

一、脾胃的藏象特点

(一)脾主运化升清,主统血

脾胃经脉相互络属,互为表里,脾胃生理功能具有燥湿相济、运纳协调、升降相因三大特征,它们息息相关,密不可分。燥湿相济是保证脾胃运纳、升降协调的必要条件。脾为脏属阴,喜燥恶湿,要得脾阴以制之,使胃不燥;胃为腑属阳,喜润恶燥,要得胃阳以制之,使脾不湿。

被称为"太仓"的胃主受纳腐熟,脾主运化升清。脾主升包括升清和升举内脏,升清即上升输布精微物质;升举内脏即维持内脏位置相对稳定,防止内脏的下垂。脾主运化主要有运化水谷和运化水液两个方面,即将机体摄入的饮食水谷和代谢后的水液及废物,经脾的运化和升清,分别将水谷精微和津液上输于肺,通过心肺化生气血,把水谷精微"灌溉四旁",以濡养和滋润全身,"饮入于胃,游溢精气,上输于脾,脾气散精,上归于肺。"将代谢水液转输至肺肾,经肺肾气化转为汗、尿等排出体外,以维持人体水液代谢的平衡。

脾胃升降相因,一升一降,才能保证运和纳功能的正常进行,清代名医叶桂说"脾宜升则健,胃宜降则和",意思为胃气下降,水谷得以下行,脾才能正常运化和升清。脾气上升,运化正常,水谷精微得以输布,则胃才能维持受纳腐熟和通降。

脾还主统血,脾气的固摄作用使其有统摄血液、控制血液在脉中正常运行而不溢出脉外。"脾不统血"即指脾虚而致的出血病证。脾气健运则气血生化有源,气能摄血。

(二)与形、窍、志、液、时的关系

脾在体合肉,主四肢,在窍为口,其华在唇,在志为思,在液为涎。与长夏相通应。

脾经"连舌本,散舌下";"脾气通于口,脾和则口能知五谷矣"。所以,从个人的口味和食欲可反映出脾的运化功能是否正常。脾运化功能强健,水谷精微濡养全身充分,脾气健旺,则肌肉丰满壮实,消化功能和食欲旺盛,口味正常,口唇红润光泽,涎液分泌充足而又不致流出口外。脾在志为思,过度的思虑会影响脾的运化和升清。脾主四时,脾土与长夏同气相求而相通应。

二、脾胃的保养

脾胃为气血生化之源,后天之本,先天肾精也有赖于后天之精的不断培育和充养,养护脾胃,水谷精微来源充足,则先天后天精气生化都有源,机体元气饱满,养元气就是养生命。脾胃的健康,是身体的健康的保障,脾胃的保养非常重要。

(一)吃好早餐养护胃气

辰时(7:00～9:00)胃经当令,"嗷嗷待哺"。此时太阳刚升起来,天地间、人体中都处于阳气占主导的阳盛阴衰状态,此时应该适当补充一些阴气,因食物属阴,所以人就应该在辰时吃早饭了。巳时

(9:00~11:00)脾经当令,是消化吸收营养、水谷精微生血的关键时刻。脾胃运纳结合,相互协调,才能完成纳食、消化、吸收与转输等一系列生理功能。胃的"纳"是为脾的"运"作准备,所以早餐一定要吃好,脾才会有运化的物质来源,通过运化、转输、升清,将水谷精微化生成气血,濡养五脏和全身。如果不吃早饭,没有胃的受纳腐熟,到了巳时,脾无谷可运、无食可化,只能空运化,人就会出现头晕、心慌等不适。所以,早餐一定要吃好,早餐吃的再多也是不会发胖的!不吃早饭可以减肥的说法是不科学、不可信的!

早饭要吃热,才能保护胃气。经常早餐进食冰冷之物,会导致某些器官出现血管挛缩、血流不畅的现象,长期食冷就会伤害胃气,出现饥饿感、消化不良、腹胀、抵抗力下降等不适。早餐以热粥为好,配合适量面包、馒头、果蔬等。牛奶不适合有气管、肠胃、皮肤疾病的人饮用,因其容易生痰和过敏。

(二)胃病三分治,七分养

胃是一个娇嫩的器官,胃病的发生与饮食习惯密切相关,饮食不规律、不节制、常吃生冷或刺激性食物、抽烟饮酒等都可诱发出现胃炎的诸多症状。胃病是一种慢性病,在中医属"泄泻、痞满、脾疳、腹痛"等病症。如果不及时调整不健康的饮食和生活习惯,再加上局部细菌和病毒的反复侵袭,慢性胃炎可能会变迁为萎缩性胃炎,甚至癌变。"胃病三分治,七分养",治胃病良方主要是"养",尤其老胃病者,更要注意脾胃的调养和保健,防止病情严重。脾胃的日常调养以饮食调养为主,再就是要改变不良生活方式,戒烟限酒,调整不良情绪,保持心情愉悦,注意作息规律,别敷着最贵的面膜熬着夜。

胃的饮食调养包括食物多甘多暖、饮食规律有节制、养成细嚼慢咽的好习惯等方面。甘味食物能补中益气、和脾益肾、提高人体免疫力,如山药、小米、茯苓、南瓜等。其中小米/粟米有"代参汤"之美称,营养价值丰富。山药/薯蓣或长薯,称为"中国人参",营养价值高,味甘性平,归脾、肺、肾经,能补益脾胃、生津益肺及补肾固精等,对平素脾胃虚弱、肺脾不足或脾肾两虚者,枣泥山药糕、山药枸杞粥都是不错的滋补佳品。茯苓味甘淡性平,能渗能补、益脾利湿、扶正祛邪,京华名点茯苓饼就是负有盛名的滋补性药膳。茯苓栗子粥适用于脾胃虚弱、食欲差、便溏腹泻者,其中茯苓能补脾利湿,栗子补脾止泻,大枣益脾胃。"大鱼、大肉易生火生痰",故要少吃。

养成细嚼慢咽的习惯。细嚼慢咽有助于依次激活消化道的器官,如食管、胃、肠、胰、胆等按顺序进入活跃状态,确保它们功能活动的协调,有益于健康。吃饭过急过快,会产生呃逆、嗳气、反酸、胆汁逆流等不适。反复细嚼还可促进唾液腺的分泌,其中黏蛋白保护胃黏膜,增加黏膜抗腐蚀性,淀粉酶增强消化能力。饮食以清淡、易消化饮食为主,要规律,定时定量,不暴饮暴食,七八分饱。胃喜燥恶寒,以热食为好,多食粥类,粥易消化吸收,不伤脾胃,能滋补强身,是很好的养胃佳品。辛辣、煎炸、油腻等辛香燥热窜味的食物易损耗胃津,不宜进食,尤其是平素有胃病的人。戒冷饮雪糕,不喝浓茶、浓咖啡和碳酸饮料等。

(三)顾护脾阳养元气

先天之精有赖于后天之精的不断培育和充养。先天的禀赋不足之处有赖后天来充养,即先天不足后天有余。脾气健运,水谷精微来源充足,则肾精生化有源;肾精充盛,人体生机旺盛而长寿。顾护脾阳很重要,除饮食的调理之外,还应注意脾胃的日常保健,如经络和穴位的按摩、饭后缓行、艾灸以及调畅情绪等。

食物的消化吸收主要赖于脾阳的温运,养元气顾护脾阳,饮食调理是最根本的。脾喜燥恶湿,凡是冰冻寒凉、油腻、湿腻的食物都易损伤脾阳,阻滞气机,均不宜进食,尤其本来脾气就虚、消化吸收功能较弱的人群。香味入脾，可醒脾燥湿，如炒香花生、瓜子、烤半焦的米面食等。脾虚者要温脾升阳，可坚持晨起喝生姜红糖水。

腹部有很多重要的保健穴位，摩腹可培植元气、健脾助运，长期坚持强健脾胃、延年益寿。艾灸有温阳之功，可健脾化湿，凡脾虚者都可以用艾灸脾经原穴太白穴，小暑、大暑时节最需艾灸。脾升清胃降浊，脾胃为气机升降之枢机，同时配合刺激胃经合穴足三里，效果尤佳。

《蝶恋花》中有名句"衣带渐宽终不悔，为伊消得人憔悴"，"思伤脾"，"思则气结"，思虑过度会使脾气结滞，出现食欲不振、胸闷气短、头目眩晕、健忘、倦怠、消瘦等不适，学会笑是给脾胃最好的礼物，常保情绪平和愉乐，有助于顺畅体内气机。"饭后百步走，活到九十九"，饭后缓行有助于消化吸收，也是一种健身延年的好方法。

（四）祛脾湿，除脚臭

脾在水液代谢中起着重要的枢纽作用。"诸湿肿满，皆属于脾。"饮食肥甘厚腻、暴饮暴食、饮酒喜辣，或外感暑湿或湿热之邪，致湿邪阻滞阳气，气机升降失常，脾失健运，而使水湿郁内，痰浊内生，水液代谢出现障碍，从而出现头身困重、肢体重着、身上黏腻感、关节屈伸不利、大便稀溏或黏滞、身体虚胖、易出汗、眼袋、面目浮肿等表现。

祛脾湿，首先要食疗。节制饮食，少食多餐，宜食用山药、薏苡仁、扁豆、茯苓等健脾利水、清热祛湿的食物。其次要养肝。肝主疏泄，控制不良情志、调畅人体气机尤为重要。还可以服用健脾丸、参苓白术散等中成药，以达到或增强健脾利湿的效果。

日常汗脚、臭脚多是由脾湿造成的，若脚很臭的话，说明体内湿气较重。只要将脾湿调养好了，祛脾湿是顽固的"脚臭"问题的根本解决方案；民间还有明矾水泡脚、土霉素药末涂抹趾缝等土方子，可收敛、燥湿、止痒，防治脚臭有一定效果。

第四节　肝——将军之官,肝胆相照

肝胆是人体的两个重要的消化器官,具有消化食物和吸收营养的功能。中医认为,肝主藏血、主疏泄,胆主决断;胆具有一般腑"泻而不藏"的共性,但其排泄的胆汁是精汁,并非糟粕,故属于"奇恒之腑"。肝经与胆经相为表里,肝胆相济,荣辱与共。

一、肝胆的藏象特点

(一)肝主疏泄、藏血和谋虑,胆主决断

肝主疏泄是指肝气具有疏通和畅达全身气机的作用,体现在舒畅情志、影响脾胃纳化与升降、胆汁的分泌排泄、精血津液的运行与输布、促进女子的排卵行经和男子的排精等诸多方面。肝主藏血,即肝具有贮藏血液、调节血量和收摄血液防止出血的功能。肝的疏泄与藏血功能相辅相成,肝的藏血濡养全身的脏腑与组织。

《素问·灵兰秘典论篇》中说:"肝者,将军之官,谋虑出焉。胆者,中正之官,决断出焉。"肝为体属阴,胆为用属阳。肝主谋虑,谋虑为潜发未萌的思维过程;胆主决断,指胆在精神意识思维活动过程中,具有判断事物、作出决定的作用;"中正"是指处事不偏不倚,刚正果断;胆能助肝的疏泄来调畅情志,维持精神及脏腑气血活动相对稳定的功能,故而"气以胆壮,邪不可干";若胆气虚弱,在受到某些精神刺激的不良影响时,则易出现胆怯易惊、善恐、失眠、多梦等精神情志病变。胆主决断,行为的决定需要阳刚之气,故曰"胆附于肝,相为表里,肝气虽强,非胆不断,肝胆相济,勇敢乃成"。

(二)与形、窍、志、液、时的关系

肝在体合筋,其华在爪,开窍于目,藏魂,在志为怒,在液为泪,与

春气相通应。

因肝气通于目，目受血才能视，才能辨五色。筋有赖于肝精气的灌溉和濡养，故肝在体合筋，肝精血充盈，筋才能屈伸自如，即"足受血而能步，指受血而能摄，掌受血而能握"。爪为筋之余，其华在爪，可以通过爪甲的薄厚、坚脆、颜色的枯萎润泽等判断肝脏气血的盛衰，爪甲枯脆不华则为肝血不足。在志为怒，大怒则易伤肝。春三月肝木当令，肝胆之气春季旺盛，春气升则万物皆安。俗话说"百草回芽，百病始发"，春季也是肝病、过敏性疾病、呼吸道疾病、心血管疾病和骨关节疾病的多发之季。

现代医学认为肝脏是人体最大的消化器官，具有维持血液循环、造血、解毒、再生、参与代谢、分泌和排泄胆汁等多种功能，如参与维生素 A、D、K、B 和 C 的合成与储存，激素的灭活，还通过神经–体液参与水的代谢等等。肝脏制造几乎所有的凝血因子，故在人体的凝血和抗凝中起着重要的调节作用。胎儿时期肝脏还是主要的造血器官。胆具有贮藏和排泄胆汁的功能。《脉经》中说："肝之余气，泄于胆，聚而成精。"胆汁即"精汁"，由肝脏产生，浓缩储存在胆囊，胆汁的排泄有赖于肝的疏泄作用，对脂类饮食物的消化和吸收具有重要作用。胆汁排泄不畅，则会影响消化功能，产生食欲不振、腹胀、厌食油腻、大便秘结或腹泻等；胆汁上逆，可出现恶心、口苦、吐黄绿苦水等，当外溢肌肤时，则会出现黄疸。

肝与胆相互依存、相互协调，任何一方罹患疾病，都可累及对方。常用"肝胆相照，荣辱与共"来形容肝胆这一对风雨同舟、患难与共的"战友"之间的关系。机体借助胆经往外抒发肝的郁气是最为顺畅的通道，所以有些人会莫名其妙地感觉口苦或胆经循行通道上的疼痛，如偏头痛、肩膀酸痛、肋胀痛、大腿外侧疼痛等。

二、肝胆的保养

肝脏承担着维持生命的重要功能,如分泌胆汁、储藏糖原、调节三大物质的新陈代谢、解毒等等。肝和胆的保养对身体健康至关重要。肝属木,与春气相通应,春天阳气萌生、肝气充足、肝火旺盛;要顺应阳气自然生发舒畅的特点,春季养生以养肝为要务,做到养肝"三好"——睡眠好、心情好和饮食好。

(一)充足睡眠养肝血

子时(23:00~1:00)胆经当令,是阴气最盛、阳气初升的时刻,相当于一年之中的冬至,一天中人体阳气开始生发的时辰。在子时要尽量把这一点初生发的阳气养住,让阳气不断壮大。有些人晚上八九点时常常会感觉很困倦,但过了11点反而就精神了,就是胆经生发之故。胆具有调节脏腑气机的作用,胆的功能正常,则诸脏易安。脏腑之中脏为主,腑为从,胆为腑,肝为脏,但胆为阳木,肝为阴木,阳主阴从,故《内经》中说:"凡十一脏取决于胆。""十一脏皆赖胆气以为和",人体是一个升降出入气化运动的机体,肝气条达,气机调畅,则脏腑气机升降有序,出入有节,阴阳平衡,气血和调。

丑时(1:00~3:00)肝经当令,气血最旺,此时阳气比子时更为壮大,肝的藏血功能使之在生发中又有收敛,阳气不会一味地生发上去,不会出现过犹不及的情况。"一物降一物"的平衡原则也是中国文化的精妙之所在。

如何才能使肝气、胆气生发起来呢? 就要顺应自然,子时阳初生,睡觉养肝最应天时。清代李渔说:"养生之诀,当以睡眠为先。""肝主血海。""人动则血运于诸经,人静则血归于肝脏。"睡能养血益气、健脾强胃、强筋壮骨。要调整作息规律,最好在晚11点时就进入相对沉睡的状态。尽量不熬夜,丑时一定要进入熟睡的深度睡眠状态,只有这样才能够养好肝血,让肝血推陈出新,使肝气畅通,让人体气机生发起来。充足的睡眠是健康四大基石之一,它可维持机体的正常生长发育,蓄积能量,恢复体力,保护脑功能,维持机体的免疫平衡。为唤起全民对睡眠重要性的认识和睡眠质量的关注,确定了"世界睡眠日"。睡眠障碍严重威胁着人类的身体健康,我国有超3亿人存在睡眠障碍(2021年1月中国睡眠研究会数据)。经常加班熬夜的人,睡眠不足,肝失所养,春天肝火又旺,易肝郁气滞、肝旺脾虚、脾虚气血生化不足,从而出现爱生气、火气大,伴腹泻、呕吐、咽干、面色晦暗、腿抽筋、困倦、不想说话等。

(二)畅通经络养肝气

按摩和拍打胆肝经也是养肝气的好方法。胆经在人体的侧面,可在子时拍打腿外侧,从臀部开始一直往下拍就可以了,早睡者可提前。因丑时人在熟睡状态,可以按摩肝经的同名经——厥阴心包经,在戌时(19:00～21:00)按摩心包经。

失眠可能是肝经有了问题。中医学认为,心主神,肝主魂,到了晚上神和魂都应该回去了,若只是神回去了,魂没回去,则为"魂不守神"。经常敲打或按摩心包经可以让"魂"也回去,解决失眠的困扰,对解郁、缓解压力、胸闷等都有非常好的效果。除按摩心包经外,每晚临睡前刺激肝经的原穴太冲穴,几分钟就能安然入睡了;按摩太冲穴的功效等同于服用中药菊花,能清利头目、平肝清热、降血压、改善月经不调等。

(三)养肝要心情好,忌怒!

七情不畅会影响肝气的疏泄和阳气的生发,导致脏腑机能紊乱,疾病丛生。肝在志为怒,大怒伤肝,肝气血不足,则爪甲枯脆不华,筋络屈伸不利,夜盲,甚至动风挛急;经常发怒的人,多肝气郁结,常感郁闷、情绪低落,可能会导致抑郁症的发生,还易诱发高血压病、心脑血管疾病等疾病;有报道,经常感觉郁闷的人群中癌症和肿瘤的发病率是其他人群的2~4倍。养肝最忌发怒,春季养生尤其要注重精神的调理,良好的心情可使肝气顺达,气血调畅。保持一颗平常心,凡事量力而行,用平和心态为人处世,知足常乐,不过于追求完美,培养一定的兴趣和爱好,进行适合的体育锻炼,学会释放压力,情绪乐观。情绪不舒畅时,尽可能通过诉说或发泄方式来疏泄,不要硬憋在心里。

(四)养肝要饮食好

维持肝脏正常的代谢功能需要保证丰富的营养物质。肝主气机,肝气不畅,容易侵犯脾土,进而影响脾胃的功能。春季肝脾较亢,过食酸味会造成肝气过旺,而肝木克脾土,势必会伤及脾脏。孙思邈说春季饮食重在养肝补脾,要"省酸增甘,以养脾气"。性温味甘的食物滋养肝脾,使养肝与健脾相得益彰,对防病保健大有裨益。甘味食物首选谷类,如大枣山药薏米粥。其次,多吃温补阳气的食物,以顺应春升之气,可选吃辛温蔬菜,既可疏散风寒,又能抑杀潮湿环境下孳生的病菌,如生姜、葱、大蒜、韭菜、洋葱、魔芋、大头菜、芥菜、香菜等。"四季不离蒜,不用去医院。"大蒜性温味辛,入脾、胃、肺经,长期食用有很好的保健功效,如大蒜中含硫化合物可抗菌消炎和排毒清肠,锗和硒等元素可保护肝功能、防治肿瘤和癌症等。

另外,胆的好坏与我们的生活息息相关,要养成健康的生活习惯。经常不吃早餐、晚餐进食高脂肪食物、餐后"葛优瘫"般躺着看电视等不健康的生活习惯,会诱发胆囊炎、胆结石等胆病。

第五节　肾——作强之官,先天之本

肾脏是泌尿系统的主要器官,有生成尿液、排泄代谢产物、内分泌、维持体液及酸碱平衡的功能。中医认为,肾为先天之本,肾藏精,主骨生髓,主要与生长、发育和生殖有关。肾精足则用强,手足精巧敏捷,耳聪目明,故肾为作强之官,伎巧出焉。

一、肾的藏象特点

(一)肾藏精,主骨生髓,主水主纳气

肾主蛰守位。主蛰即肾藏精,潜藏、封藏贮存肾精的作用。精是人体生命活动的最基本物质,有先后天之分,先天之精禀受于父母,"后天之精"由水谷精微形成,主生殖和机体的生长发育。虽它们来源有异,但在功能上相互为用。"先天之精"有赖于"后天之精"的不断培育和充养,才能充分发挥其生理效应,"后天之精"水谷精微的化生又依赖于"先天之精"的资助和促进。人生命中所呈现的生、长、壮、老、已的不同生理状态与肾中精气的盛衰密切相关,肾的精气有余(肾气盛)则寿长,肾气虚则早衰。守位是指肾中相火(肾阳)涵于肾中,潜藏不露,具有温煦、推动等作用。

肾主水,即肾气主司和调节全身的水液代谢。机体水液的输布与排泄与脏腑的气化功能有关,肾、肺、脾、膀胱、三焦等共同参与水液代谢。尿的生成和排泄与肾的升清降浊的蒸化作用相关。

肾主纳气,肾脏可摄纳人体所吸入自然界清气,防止呼吸表浅,保持吸气深度,即"肺为气之主,肾为气之根"。肾气衰,则摄纳无力,"肾不纳气",出现呼吸表浅、动辄气喘、吸气困难等。

(二)与形、窍、志、液、时的关系

肾主骨生髓、通脑,其华在发,开窍于耳及二阴,在志为恐,在液为唾,肾与膀胱相表里,通于冬气。

牙齿坚固、头发的润泽、听力的灵敏等都与肾精的关系密切。肾藏精主骨生髓,精生骨髓化血,肾充则骨髓充实,精血旺盛。齿为骨

之余,发为血之余,发为肾之外候,其华在发,故肾充则骨骼强壮,毛发壮而润泽,听觉灵敏。

肾气的蒸化、固摄及推动作用与大便、尿液的生成排泄都相关。若肾气不足,则固摄无权或推动无力而致大便失禁、久泄滑脱或气虚便秘。脾之液为涎,肾之液为唾,中医养生家主张吞咽津唾以养肾精。"悲则气消,恐则气下。"肾水虚则致肝血不足、胆弱易恐,恐又能伤精伤肾。肾与冬气相通应,"冬不潜藏,来年必虚",冬天人体的气血应潜藏为宜。

现代医学认为,肾脏是泌尿系统的主要器官,其基本功能是生成尿液,借以清除体内代谢产物及某些废物、毒物,同时经重吸收功能保留水分及其他有用物质,如葡萄糖、蛋白质、氨基酸、钠离子、钾离子、碳酸氢钠等,以调节水、电解质平衡及维护酸碱平衡。肾脏同时还有内分泌功能,生成肾素、促红细胞生成素、前列腺素、活性维生素 D_3、激肽等,是机体部分内分泌激素的降解场所,又为肾外激素,如甲状旁腺素、降钙素等的靶器官。总之,肾脏的这些功能,保证了机体内环境的稳定,使新陈代谢得以正常进行。

二、肾脏的保养

肾就像大树的树根,根深方能叶茂,肾好才能身体好。肾精是生命之源,肾气有余(肾气盛)则寿长,肾气虚则早衰,肾脏的养护至关重要。

(一)经络按摩保肾精

常说"人老肾先老"。肾精是生命之源。历代气功家多主张意守下丹田来保养肾精。下丹田即关元穴,脐下3寸,为藏精之所。可艾灸熏或按摩下丹田,两手相叠,用掌心的劳宫穴旋转按揉,以发热发暖为宜。

肾经与膀胱经相表里,肾中精气有助于膀胱尿液的蒸腾气化。膀胱者州都之官,主存储津液,气化出焉。膀胱经是人体最大的阳气出处和排毒通道,又是一条可以通脑的经脉。申时(15:00~17:00)膀胱经当令,气血最旺,是疏通经络、升阳排毒的最佳时机。双手握空拳,经常按摩或拍打经络的循行路线,按摩时以穴位有痛感效果为好。若用指甲轻掐小脚趾外侧的至阴穴,痛如针刺时,膀胱经就算是打通了。刺激膀胱经还可改善脑部的气血,活跃思维,提高记忆力,申时学习工作时效率会更好,故有"朝而授业,夕而习复"之说。酉时(17:00~19:00)肾经当令,气血最旺。肾经连系着很多脏腑,酉时按摩肾经及其经络上的重点穴位,如太溪、涌泉等穴,可疏通经络,调节所连系的脏腑,激发身体潜能,达到滋阴补肾、培元固本、延年益寿的功效。太溪为肾经原穴,位于内踝高点与跟腱间的凹陷中。

(二)节欲保肾精

肾经酉时当令。"酉"对应农历八月,代表一天或一年的关门,开始进入秋冬收敛收藏的时机,房事也应该开始收敛。"冬不潜藏,来年必虚",冬季更应该节制房事。中医中说:"二十者,四日一泄;三十者,八日一泄;四十者,十六日一泄;五十者,二十日一泄;六十者,当闭固而勿泄。"节欲可保精固神,蓄养精气,阴精盈满,则肾气不伤,精力充沛,延年益寿。中国历代皇帝的平均寿命仅30多岁,多因房事过度耗损精血,真是"色字头上一把刀"。中医主张"欲不可早",即不能过早进行性生活。现代人性观念比较开放,尤其是年轻人,过早地开始过性生活,会损肾精肾气,对身体的伤害是很大的。

(三)灵丹妙药千口水

古人崇尚叩齿咽唾养生法。俗话说:"口咽唾液三百口,保你活到九十九。"孙思邈《备急千金要方》中记载的一个典故,曹操求长寿仙方,皇甫隆送给曹操一个"活"字,曹操悟出其意为"千口水"。《悟真篇》中"人人本有长生药,自是迷徒枉摆抛"所说的长生药就是人之唾液。《本草纲目》中说唾液能"灌溉脏腑,润泽肢体,益肾坚骨,祛病延年"。

叩齿咽唾养生法包括叩齿、赤龙搅天池、舌轻抵上腭"搭鹊桥"、鼓漱咽唾等基本动作。督、任两脉各断于上腭和舌根,通过舌轻抵上腭"搭鹊桥"就可连通任督二脉。人舌下有金津、玉液两窍,当精气经过玉池(口)时,会从这两窍分泌出"金津玉液"(唾液)。屈舌在口腔内沿牙床外侧做顺、逆时针旋转即"赤龙搅天池"。舌尖轻抵上腭时,要放松舌头,不要用力顶,眼微闭,放松面部肌肉,意守金津、玉液两穴有津液生成。鼓漱后用意念把津液送至下丹田。

唾液是人人本有的长生药。现代医学研究证实,叩齿、鼓漱、咽唾等动作可以刺激唾液腺的分泌,唾液中含有黏蛋白、球蛋白、溶菌酶、淀粉酶、氨基酸、维生素等物质,参与机体的新陈代谢、生长发育及免疫机能等,如溶菌酶的杀菌作用;黏蛋白保护胃黏膜,增加胃黏膜抗腐蚀作用;碳酸盐、磷酸盐和蛋白质保护口腔和牙齿;唾液中含有天然的抗癌因子。叩齿可改善牙齿的营养供应、增强牙周组织的抗病能力和再生能力、坚固牙齿,不仅有益于口腔健康,还可延缓面部肌肤的衰老。

龋齿和牙周病现已列为全世界重点防治的三大慢性非传染性疾病之一,口腔疾病可能会引发心脏病、胃病等多种疾病,口腔健康是关系到全人类健康水平的大问题。龋齿和牙周病的共同罪魁祸首就是牙菌斑,大量的实验研究及流行病学调查,牙菌斑中的微生物是造成牙周破坏的必须因素,是引发牙周病的始动因子。

《琐碎录》中曰"远唾损气,多唾损神"。有些人平时习惯于随地乱吐口水,这不仅与现代文明格格不入,还是养生的大忌!我们要珍惜自己的唾液,关注口腔健康,经常叩齿咽唾,科学刷牙和洁牙。

（四）冬季抗寒养肾

肾阳为肾中相火、"命门之火"。肾阳气虚衰会伤及肾阴，出现腰膝冷痛、阳痿遗精、夜尿频多、咽干口燥、耳鸣、抵抗力差、易患风寒等。中医认为，寒与肾相应，寒最易耗伤肾的阳气。冬季气候寒冷，肾喜温恶寒，要避寒就温。肾为腰之府，腰部尤其要严禁受寒。冬天抗寒养肾有热水泡脚、撞背、摩肾俞、练习深呼吸或腹式呼吸、三元式站桩、叩齿咽唾以及解小便时咬后槽牙等措施。遵循"春夏养阳，秋冬养阴"的护肾法则。冬三月早卧晚起，肾精静谧内守，有利于阴精积蓄，阳气潜藏，不仅能增强人体抵御寒冷的能力，还可提高人体免疫力和抗病力，保持健康体魄，延缓衰老。

（五）"黑五类"食物保肾旺

中医认为，黑色食物可入肾滋养肾脏，兼有健脑、乌发之功。黑色食物多富含油酸、亚油酸等不饱和脂肪酸，富含钙、铁、锌等矿物质和维生素 B_1、B_2、B_3 等，黑芝麻中维生素 E 含量为植物食品之冠。"黑五类"包括"营养仓库"黑枣、"黑珍珠"黑米、"肾之谷"黑豆、黑芝麻和黑荞麦，它们个个都是养肾的"好手"，黑五类一起熬粥，更是难得的养肾佳品。许多干果、坚果、枸杞也都有补肾养肾、健脑、乌发的功效，冬天食用正合时宜，如核桃、松子、板栗、榛子等。

此外，冬天可适量进食滋肾壮阳的食物，如羊肉、狗肉等，尤其对阳气不振、素体虚寒者有益。肾阴精亏少的老年人适量食用葱烧海参、黑木耳、板栗、香菇炖肉等补肾效果好。为求阴阳平衡，可配食乌龟、甲鱼等护阴之品。冬令饮食不能过咸，并忌寒凉。养肾的同时，一定要重视对后天之本脾胃的调养。先天之精有赖于后天之精的不断培育和充养，水谷精微来源充足，则肾精生化有源；肾精充盛，人体生机旺盛而长寿。平时要注意膳食平衡、饮食有节和烹调有方。

第六节 心包与三焦

一、心包与三焦的藏象

心包为心的外围,心包"代心受邪",具有保护心脏、保持血容量恒定、防止心腔过度扩大等作用。三焦是中医藏象学说中一个特有的名词。中医学中,根据生理病理现象的联系,将三焦视为一个功能系统,单独列为一腑。三焦位于躯体和脏腑之间的空腔(胸腔和腹腔),以膈和脐为界分为上、中、下三焦。上焦为膈以上,包括心与肺、头面部;中焦为横膈以下到脐,包括脾、胃;下焦为脐以下,包括肝、肾、大小肠、膀胱。因肝脏和肾功能上关系密切,同归于下焦。三焦具有通行元气、运行水谷和水液功能。

三焦主持诸气,通行元气于全身,总司全身气机和气化的功能。三焦运行水谷概括指饮食物的消化、吸收及排泄的功能,具体有:"上焦如雾主纳"指上焦宣发卫气、接纳布散水谷精微的功能,如自然界之雾露弥漫;"中焦如沤主化"指中焦脾胃腐熟和运化水谷、化生气血的作用;"下焦如渎主出"指下焦分别清浊,疏通二便,排泄废物的作用,如同沟渠排水,决渎流通。

《素问·灵兰秘典论篇》说:"三焦者,决渎之官,水道出焉。"三焦为人体水液运行的主要通道。脾、肺、肾、膀胱等脏腑共同协作而完成水液代谢,但人体水液的升降出入和周身环流,必须以三焦为通道才能实现。三焦水道的通利,各脏腑对水液的输布与排泄功能就正常。"上焦不治,则水泛高原;中焦不治,则水留中脘;下焦不治,则水乱二便。"即三焦水道不利,就会出现痰饮、水肿等水液输布与排泄障碍的一系列病变。

二、心包与三焦的保养

手厥阴心包经与手少阳三焦经相表里。三焦经主气,心包经主血,为人体血气运行的要道。心包与三焦的保养从饮食、经络、运动保健着手。平日正常饮食,多食易消化谷物,既可以顾护胃气,又可以调养诸经。运动保健有益于健康,尤其传统气功,如"八段锦"可调理三焦与心包效果很好。

戌时(19:00～21:00)心包经经气最旺,经常按摩心包经,可以加速血液流动,使黏附在血管壁上的胆固醇剥落,防治血栓形成诱发的心脑血管等疾病。同时,解郁解压、缓解胸闷等效果非常好。经常按摩和拍打心包经,可有等同或强于人参的功效,解郁解压、缓解胸闷等效果好,还可补脾气,提高机体免疫力,因为脾主土,心属火,火能生土,通畅心包经的经气,能使心脏发挥正常功能,间接提升脾脏的功能。曲泽为心包经之合穴,有舒筋活血、清热除烦、宁心镇惊的作用。劳宫穴为心包经之荥穴,是养气血的大补穴,在手掌心,屈指握拳时中指指尖处,用于治疗失眠、神经衰弱,以及由肝阳上亢、化生风和上挠心所造成的中风,或心神志病症等症;治疗风火牙痛疗效甚捷。

手少阳三焦经是人体健康的总指挥。三焦是调动运化人体元气的器官,负责合理地分配使用全身的气血和能量。亥时(21:00～23:00)三焦经气血最旺,经络和穴位的按摩刺激保养效果最好。如可减少鱼尾纹和防止长斑;缓解和治疗耳聋、耳鸣、耳痛等耳部疾患;治疗肩周炎、网球肘和腱鞘炎等。三焦经原穴阳池穴、络穴外关、液门穴都是重要保健穴位。液门具有清火散热功效,为身体自带"牛黄解毒丸",感冒上火、喉咙肿痛等,可艾灸液门穴得到改善。

思考题:

1. 简要了解中医脏象学说的有关内容。

2. 说说相关脏腑调养的方法有哪些?

第六章 九种体质的保健与调养

　　体质现象是人类生命活动中所形成的,与自然、社会环境相适应的人体个性特征或重要表现形式。体质的形成是在先天禀赋的基础上,得养于后天个人的修为。先天禀赋就是指父母先天的遗传及婴儿在母体里的发育营养状况。中医经典名著《黄帝内经》中就有关于体质的论述,王琦教授于20世纪70年代确立了中医体质理论体系。中医体质学在保健养生领域上的应用充分体现了中医学"治未病"的学术思想,它强调体质的可调可塑性,在辨识体质的基础上,针对个体体质特征,提出个体化的体质完善措施,为预防和治疗疾病提供理论和方法指导。

　　中医体质学中认为,根据脏腑气血阴阳的功能状态以及邪气的有无,可将体质分为正常体质与异常体质(或偏颇体质)两大类。体质的不同表现为个体在生理状态下对外界刺激的反应和适应上的差异性,以及发病过程中对一些致病因子的易感性和疾病发展的倾向性的差异等方面。依据个体的总体特征、形体特征、心理特征、常见表现、发病倾向以及对外界环境适应能力等特性,将人的体质大致分为九大类,除相对健康的平和体质外,另外八种属于异常体质(或偏颇体质)类型。异常体质被认为是潜在的病理性体质,包括阳虚、阴虚、气虚、痰湿、湿热、血瘀、气郁和特禀体质等八种体质。异常体质按机体正邪的盛衰又分为虚性体质、实性体质及复合性体质三个类型；以机体气血不足、脏腑亏虚、阴阳偏衰为主要特征的体质为虚性体质；而表现为阴阳偏盛、形成痰瘀等邪气内结特征的体质则为实性体质。

后天个人的修为对于体质形成影响较大，若后天调养不当，可能会加重体质的偏颇，使机体趋于亚健康状态，甚至发展为疾病。通过后天的调养来预防和遏制偏颇体质，就需要个体化的体质完善保健养生策略，以达到预防疾病、健康生活的目标。下面介绍一下九种体质的特征及其相关体质完善保健策略。

第一节　阳虚体质——因势利导养阳气

一、体质形成与临床表现

"天之大宝只此一丸红日；人之大宝只此一息真阳。"自然界万物和人的生存生长都离不开"阳"。肾藏一身之元阳（真阳），阳虚与肾脏关系最密切。"阳者卫外而为固也"，阳卫护于外，阳气有抵御外界邪气、使体表固密、阴精安守于内的作用。人的生、长、壮、老、已的过程就是阳气逐渐消失的过程，养生就是要保持阳气的不衰亡。

阳虚体质的形成多因先天禀赋不足、母亲孕期过食寒凉食物、生育太晚、忧思过极、久病不愈、房事不节以及寒湿工作性质等导致。"阳消阴长"，阴寒之气偏盛而生里寒，体内阳气不足，肾阳脾阳不足，对机体脏腑的温煦、推动、蒸腾与气化等作用减退。

"阳虚生内寒"，阳虚体质最明显的表现就是畏寒怕冷，尤其背部和腹部怕冷，畏寒肢冷，体寒喜暖，大便稀溏，小便清长或短少，或有肢体浮肿；面色苍白，头发不好，皮肤较干易生斑；舌体胖大娇嫩边有齿痕，淡白苔；脉沉微无力；精神不振，懒言，倦怠，好静，消沉等。不耐寒冷,多耐夏不耐冬。同时并见各个脏器相应病变的不同症候,以肾、脾、心阳虚为常见,如肾阳虚时多表现为腰疼、腰膝酸冷、骨头酸痛甚至骨质疏松、头发干枯、生殖功能降低等。

发病倾向:易感风寒湿邪等。

二、体质的调养

(一)饮食调养

饮食要多吃热性食物来温补脾胃、畅通气血。宜食核桃、板栗等坚果和羊肉、虾仁、韭菜等。当归、黄芪、枸杞可作为炖菜煲汤的配料,如当归炖羊肉和杜仲茶都有补阳的作用。慎食豆芽、苦瓜、柿子、西瓜等寒凉性食物,单独吃青菜时加用生姜、胡椒、大蒜等热性调料。身体虚弱的老人可以用虫草、人参少量多次补养。

(二)经络调养

督脉是阳脉之海,膀胱经主一身之表,都是人体抵御外邪的藩篱,故而背部经络的艾灸、按摩可温通经脉,温养肢体,补充热量。还可以常用命门、关元、气海、神阙、中脘、足三里等穴位来强肾固本、温补脾肾阳气,改善睡眠,强壮身体。按摩阳池穴可改善血液循环,缓解手脚冰凉。

(三)中药调养

可选用补阳祛寒温养肝肾的药物进行调理,如附子、冬虫夏草、巴戟天、肉苁蓉、杜仲、续断、菟丝子、肉桂等。金匮肾气丸为治疗阳虚的名方,其中附子、桂枝有调和营卫、温阳散寒的作用,阳虚怕冷者可服用。阳虚反映到不同脏器其证候各有不同,要辨证分析。

(四)运动调养

动能生阳,适当的运动对阳虚体质者来说非常重要。散步、华佗五禽戏、太极拳、八段锦等舒缓的运动都是很好的选择,刚烈运动则不宜。夏季更要避免挥汗如雨或大汗淋漓,以免损伤阳气。

(五)四季及生活起居调养

阳虚的人可以通过体育锻炼来补充阳气。平时增加户外运动,多晒太阳,接触大自然,阳气就会被调动起来,增强抗寒的能力。晒太阳时要避免烈日,要做好防护,以免晒伤皮肤。春夏多晒太阳,有助激发体内阳气。冬天要选择阳光比较充足的天气外出锻炼,避免在大雾、大风、雪天进行户外运动。严冬避寒,以免外感湿邪耗损阳气。凉席就寝,不利于阳气的固护。胸、腰、腹是最怕寒的位置,因为人体六条阴经汇合在此。穿小背心的做法特别好。对于年老或体弱之人,要避免电扇直吹或长时间待于空调房内。

第二节 阴虚体质——滋阴润津降虚火

一、体质形成与临床表现

除先天因素外,阴虚体质常与燥热之邪外侵、过食辛辣温燥、忧思过度、情绪压抑、房事不节、久病、长期心脏功能不全应用利尿剂等因素有关,致使脏腑功能失调。

临床表现为阴液亏少,阴虚而生内热的一派虚热干燥、火热躁扰不宁的证候,如形体消瘦,面色红,头发皮肤干枯,咽干口燥,手足心热,潮热盗汗,两颧潮红;舌干红少苔,甚至光滑无苔;心烦易怒,精力较旺盛,好动,睡眠时间少等。大便多干结,似羊屎状,小便少而黄,脉细数。同时并见五脏阴虚的相应症状。怕热不怕冷,耐冬不耐夏,不耐受暑、热、燥等。

发病倾向:易患高血脂、高血糖、便秘、虚劳、失眠等,阴虚伴瘀血倾向者易生肿瘤。

二、体质的调养

(一)饮食调养

饮食应以补阴清热、滋养肝肾为主,宜食甘凉滋润、生津养阴以及富含膳食纤维和维生素的食物,如银耳、梨、桑椹、甘蔗、百合、山药、枸杞、麦冬、糯米、藕、黑木耳、鳖、龟肉、海参和阿胶等。忌吃煎炸爆炒、辛辣刺激以及脂肪、糖类含量过高的食物。慎食辣椒、桂圆、羊肉、狗肉等。百合莲子羹、银耳红枣羹、石斛河鱼以及甲鱼二子(女贞子、枸杞子各20g)汤均可滋阴补阴虚。

(二)经络调养

足少阴肾经为滋阴、调和肾阴肾阳的大经,特效穴位有太溪、照海、涌泉和三阴交。以按摩疏通经络为主,再辅以刮痧清热,以提升身体化生津液的能力。另外,还可以按摩然谷穴升清降浊,缓解阴虚火旺;按摩太冲、少海和行间穴疏肝解郁,滋阴降火,滋补肝阴,缓解眼干、眼涩、头晕等。

(三)中药调养

日常生活中可选用养阴润燥的药物制成药茶或药饮食用来进行调理,如百合、麦冬、天冬、女贞子、石斛、玉竹、枸杞子、五味子、燕窝、海参等,以这些中药辨证施治,分别选用滋养五脏之阴液、清五脏之虚热的方药;据阴阳互根理论,加少量补阳之品。

(四)运动调养

中医认为,静能安神静能生阴,故阴虚体质者适合静养。静养并不是一味地静止不动,而是指运动量较小、动作较轻柔、中小强度的锻炼,如打太极拳。阴虚体质者阳气偏亢,应尽量避免强度大的锻炼形式。皮肤干燥者可选择游泳,但不宜蒸桑拿。

（五）四季及生活起居调养

良好的起居作息习惯,早睡早起,晚上11点以前就睡觉以保证充足的睡眠,少熬夜。多吃滋阴润燥的食物,忌讳辣椒等助阳食物,戒烟、少喝酒,尽量少喝浓茶、咖啡等饮品。固藏阴精为主,男子应节制房事,防止房事太过而耗伤真精。

精神调养上,应遵循"恬惔虚无、精神内守"的养神大法,以防因阴虚火旺、火扰神明引起的性情急躁、心烦易怒等。在生活与工作中少与人争,少参加争胜负的文娱活动。

"秋冬养阴"对阴虚体质更为重要。秋季气候干燥,更易伤阴,秋季是阴虚体质保养的关键季节。秋季应以滋阴润肺、通肠润燥为重点。多吃些水分多、滋阴润燥的水果,如梨、猕猴桃、莲子、木耳等,多喝粥类、蜂蜜水等以润肠通便。春季阳气升发,阴虚者容易虚火上升,出现口腔溃疡、失眠、目赤等,应注意吃些清虚火、滋阴润燥的食物。运动适量,不可多出汗,以免伤阴,尤其在夏季不适合夏练三伏,应避免烈日照晒。

第三节　气虚体质——健脾益气养正气

一、体质形成与临床表现

除先天禀赋不足之外,后天个人修为对气虚体质的形成影响很大。大病、久病或劳累之后、情志失调、长期饮食失调(如节食减肥)、年老体弱、长期过度用药等因素,导致脏腑功能低下,尤其是心、肺、脾的功能降低。脾胃为气生化之源,心主血脉,肺主一身之气。气虚体质的人体内气的化生不足,推动血液运行的作用减退,机体防御外邪、护卫肌表以及维护内脏位置等功能减退。

常表现为形体消瘦或偏胖,面色苍白或萎黄,气短懒言,语声低怯,体倦乏力,头晕;常自汗出,动则尤甚;舌淡红苔白,舌边有齿痕,脉弱;食欲欠佳,食后腹胀,大便困难,2~3d 1次,但大便也不干燥。同时并见五脏气虚,尤心、肺、脾、肾气虚的相应证候。

发病倾向:易患感冒、低血压、眩晕、内脏下垂、呼吸道过敏性疾病、习惯性便秘、慢性盆腔炎等。平素抵抗力弱,病后康复一般比较缓慢。

二、体质的调养

(一)饮食调养

脾为气血生化之源,气虚者应选择健脾益气的食物,如山药、黄豆、小米、粳米、莜麦、糯米、白扁豆、菜花、胡萝卜、香菇、花生、瘦肉、牛肉等。红枣补血气补脾胃,药食两用,是很好的保健品。羊肉可适量食用,狗肉性太热最好不吃。不宜食用辛辣、油腻、寒凉食物,以清淡饮食为主。自汗多者可选用以下两个食疗方:①玉米芯60g,太子参30g;②黑大豆15g,浮小麦30g,乌梅3g。

(二)经络调养

调养要培补元气,益气健脾,增强抵抗力。居家调养以穴位按摩、艾灸等温补疗法为主。补气四要穴为气海、关元、神阙穴和足三里,可让你精力充沛,精神饱满,治疗虚劳症。艾灸足三里可气血双补。艾灸脾俞、肾俞、肺俞等穴健脾和胃、益肾补血和调补肺气;止自汗可按摩复溜穴、大椎、足三里等穴。

(三)中药调养

气血同源,气虚体质者应以补血养气为总原则。宜食大枣、人参、党参、黄芪、白术、茯苓、怀山药、紫河车等培补元气的中药,可做成药膳或代茶饮用,以改善气虚症状。安全有效的中成药有四君子汤、补中益气丸、香砂养胃丸等。再针对脏腑进行辨证,分别选用补脏腑之气的方药。

(四)运动调养

气虚者体能通常偏低,稍一运动就容易疲劳、出汗甚至气促,大多懒得运动。"久卧伤气",气虚体质者长时间卧床不动,一会导致气的运行减慢,脏腑代谢功能较弱;二是加重气虚者的症状。所以,气虚者要坚持低强度、多次数、循序渐进的运动原则,慢跑、散步、瑜伽、打太极拳是比较适宜的运动方式,能增强心肺功能。

(五)四季及生活起居调养

气虚体质者抵抗力差,对环境的适应能力弱,在季节交替、早晚温差过大时容易外感风寒而致病,且患病后不易康复,易反复,所以平时一定应注意防寒避暑,预防性加衣保暖。保证睡眠质量,避免熬夜损耗元气。

春季阳气生发,要保护阳气的生发,宜早起,衣着宽松,增加户外活动。不宜过早地减衣减被,适当"春捂"。夏季做好避暑,防暴晒;冬季严防受寒。运动出汗后及时补充水和盐分,以防气虚,肌表不固,导致伤津耗气过重。不能过于贪凉,少吹空调,少吃寒凉食物。秋季干燥,最易伤肺气,气虚体质者应当保持心情愉快,避免悲秋情绪,保护肺脏。

第四节　痰湿体质——健脾除湿祛痰湿

一、体质形成与临床表现

中医的"痰"并非只指一般概念下狭义的有形之痰,而是指水谷精微代谢不畅、不能正常化生而产生的代谢半成品(或称代谢废物)

异常留滞在体内而形成的"无形之痰"。痰一旦产生,可随气流窜全身各处,无处不到,外至经络、肌肤和筋骨,内到脏腑,从而产生各种不同的病变,故说"百病皆由痰作祟"。痰湿为体内津液中的异常积留,痰湿内蕴,留滞脏腑,反过来又影响脏腑功能。

痰湿分为外湿和内湿,外湿指环境潮湿引起的湿邪侵袭人体,脾胃受困。内湿指消化系统运化功能失调,或饮酒过量等因素引起水液失于布散导致的津液停聚。除素体胃热,食欲好,脾运不及,聚湿生痰等先天禀赋不足之外,痰湿体质的形成多由后天饮食不当或疾病困扰而导致。如饮食不节,口味重:暴饮暴食、喜食肥甘醇酒厚味、过食生冷、长期饮食偏咸等,致使脾胃运化水湿和布散水谷精微的功能受损,致湿浊内生,蕴酿成痰,痰湿聚集体内。环境气候因素:如寒湿侵袭,久居湿地,或气候潮湿,或涉水淋雨等,造成湿邪侵袭人体,脾胃受困。还与长期熬夜、缺乏运动等不良生活方式有关。

因痰湿滞留体内排不出去,多表现为体形肥胖,大腹便便,身重易倦,神倦意懒,头昏头重,总想躺着,不爱运动;胸闷,痰多,睡觉鼾声如雷,平日里脑门油亮,易出汗,而且汗多黏腻;大便黏滞而不成形;口味偏重,口微渴但不喜喝水,舌苔白腻,舌体胖大等。同时因痰湿留滞部位的不同,并见其他不同的症状。

发病倾向:易患肥胖、高血压、高血糖、高血脂、脂肪肝、心梗、中风、慢性咽喉炎、慢性支气管炎、支气管哮喘、肺气肿、胃肠炎、痤疮、月经不调、贫血、晕眩、抑郁症等。

二、体质的调养

(一)饮食调养

脾为后天之本,气血生化之源。痰湿体质者要养护好脾胃。多吃健脾化痰祛湿的食物,如赤小豆、绿豆、扁豆、粳米、燕麦、薏米、鲫鱼、萝卜、冬瓜等。饮食上要控制食量七八分饱,勿过饱,慢速进食,一定要吃好早餐,不吃消夜。"冬吃萝卜夏吃姜",生姜有良好的散湿、暖脾胃、促发汗功效,女性宜选用红糖红枣生姜泡茶饮。忌肥甘厚味、酸涩苦寒及滋补之物,如果脯、糕点、梅子、苦瓜、西瓜、甲鱼、海鲜等;少喝含糖量多的饮料。

(二)经络调养

脾经为主要调养经络,艾灸或按摩脾俞、胃俞、足三里、气海等穴位,可健脾和胃、温阳益气、利湿化痰。利湿化痰特效穴位有水分、天枢、丰隆、大横和阴陵泉,可按摩或刮痧。

(三)中药调养

经食疗不能纠正时,配合一些健脾化痰祛湿的药物来进行调理。药物不同祛湿的部位不同,如陈皮、白芥子祛上焦痰湿;党参、白扁豆、陈皮等祛中焦痰湿。要在医生指导下服用安全有效的中成药参苓白术散、绞股蓝总甙片、陈夏六君子丸等。

(四)运动调养

改善痰湿体质的关键是要坚持适度的运动。体育运动不仅可减肥,还能调理体质。运动不仅可紧致肌肤结实肌肉,通过发汗帮助身体将体内痰湿垃圾排出体外,还可调畅气机,保持气血通畅,从而推动津液的运行,减少痰湿形成。要选择适合自身的运动项目,年轻人可做一些稍微剧烈的运动,如游泳、骑自行车、跑步、打球等,每次坚持40min以上。老年人可选散步、走路、太极拳、太极剑、健身操等一些舒缓和容易坚持的运动。

(五)四季及生活起居调养

要法于阴阳做好调养。保持情志精神舒畅,心态积极。秋季是健脾养胃、益气化湿的最好时机,最适于痰湿体质的调养,可采取运动、饮食和药物多种调补方法。春冬季保暖,预防风寒感冒。冬季不宜跟风过度进补,饮食应保持清淡。夏季切莫贪凉而损伤脾胃,谨防空调病,要无厌于日,多晒太阳,振奋阳气及湿气的发散。在湿冷气候条件下,痰湿体质者应减少户外活动,避免受寒淋雨,以免加重身体的不适感。中老年人要每年定期体检,检测血糖、血脂等生化指标,尽早干预,防患于未然。

第五节　湿热体质——清热健脾祛湿热

一、体质形成与临床表现

外来水湿入侵人体而引起;内湿是一种病理产物,所谓湿,有内外之分;脾运化水湿功能不良而致"水湿内停"为内湿,外湿则由气候潮湿或涉水淋雨或居室潮湿等环境湿邪入侵引起。内外湿两者相互影响,脾虚者又易外湿入侵,外湿也常困阻脾胃使湿从内生。热常与湿同时存在,或因夏秋季节天热湿重,湿与热合并入侵人体,或因"阳热体质"而使湿"从阳化热",或因湿久留不除而化热。

除先天禀赋之外,湿热体质与很多因素有关。如暴饮暴食,过食油腻甜食;嗜烟酒、常熬夜;情绪压抑,借酒浇愁;滋补不当,如吃过多冬虫夏草、银耳、燕窝、乌鸡白凤丸等,滋补过度会催生或者加重湿热体质;长期生活在湿热环境等。湿热体质多为过渡性体质,以青壮年多见,若不能正确调养就会发展成为痰湿、阴虚等体质。

湿热体质以湿浊内蕴、阳气偏颇为主要特征,主要表现为性情急躁易怒,形体偏胖或消瘦;身重困倦,心烦懈怠;面垢油光,易长痤疮或粉刺;小便短赤,大便燥结或黏滞;常感口干口苦,眼睛红赤;舌质偏红,舌苔黄腻,脉滑数等。多午后发热明显,并不因出汗而减轻,不能耐受湿热环境。湿热侵及不同脏腑,如脾胃、肝胆、膀胱或大肠等各有不同的临床表现。

发病倾向:黄疸、痈疮、疖肿、胃肠炎、息肉、筋骨肌肉疲劳疼痛、泌尿系感染、各种皮肤病(如痤疮、银屑病、汗疱疹、湿疹、脂溢性皮炎、酒糟鼻)等。

二、体质的调养

(一)饮食调养

平时养成良好的饮食习惯,要多吃一些清淡祛湿除热的食物,如白扁豆、薏米、绿豆、丝瓜、冬瓜、莲藕、紫菜、海带等。可用食疗方(干荷叶 3g、生薏米 30g、赤小豆 30g、苦荞麦 9g)熬粥或代茶饮,吃 5d 停 2d,一般 3~6 个周期;舌苔黄腻严重的可加生栀子 7g 调理。不吃或少吃肥腻甜甘食物,慎食肥肉、巧克力、油炸食物、花椒、大蒜等,不暴饮暴食,不酗酒抽烟,以保持消化功能的状态良好。

(二)经络调养

经络调养主要在手阳明大肠经和足太阳膀胱经。经络和穴位的按摩、拔罐、刮痧均可振奋阳气,阳气盛则湿气得化。丰隆穴可健脾祛湿化痰,使热无所附。合谷、曲池穴有较强的清热、利湿、活络作用。阴陵泉穴可化湿通阳;刮痧按摩肝俞、胃俞穴可清热泻火,健脾利湿。

(三)中药调养

以化湿、清热为总原则,此类药物多偏寒凉,作用不平和,不宜久吃,中病即止。湿重者可选用平胃散、六一散、三仁汤等以化湿为主的方剂;热重者则可选用茵陈蒿汤、连朴饮、葛根芩连汤以清热为主方剂。

(四)运动调养

高强度、大运动量的锻炼消耗体内多余的热量、排泄多余水分,比较适合湿热体质的人,如长跑、爬山、各种球类、武术、游泳等。运动后不要喝冷饮,防止寒气滞留而伤害脾胃,还要及时更换汗湿的衣物,以免湿气侵入人体。

(五)四季及生活起居调养

预防湿热的关键就是避免水湿内停或湿从外入,所以,应注意起居环境的改善和饮食调理。居住环境宜干燥、通风,避免居住在低洼潮湿的地方。应早睡早起,活动以微微出汗为宜。不宜暴饮暴食、酗酒,少吃肥腻食品、甜味品,以保持良好的消化功能。春季饮食调养要谨防湿热病的发生,应以疏肝、清热解毒为主;夏季炎热,容易生湿,应以清暑利湿为主;盛夏和夏秋之交的"长夏"季节是暑湿较重,宜减少户外活动的时间,防止内外相合,湿上加湿,可适当饮用竹叶、荷叶茶以清热,艾叶或佩兰茶以除湿;秋季应健脾、祛湿、润燥;冬季则以温肾利水为主。

第六节 血瘀体质——疏肝活血散郁滞

一、体质形成与临床表现

除遗传因素外,血瘀体质主要与气郁和阳虚寒凝等密切相关。"气为血帅,气行则血行,气滞则血瘀。"长期七情不调影响肝的疏泄功能,使气机不畅,肝气郁滞,日久必导致血瘀。或久居寒冷之地导致阳虚寒凝,血运失温。气血构成人体和维持人体生命活动的基本物质,气有推动调控、温煦凉润、防御以及固摄等作用;血主要则有濡养及化神作用。气血阴阳之间协调平衡,生命活动才能得以正常进行。气血充和,百病不生,而"血气不和,百病乃变化而生"。

血瘀体质的主要特征是面部易生痤疮和长斑,色斑沉着,面色晦暗;皮肤干燥易发痒,过早出现老人斑,眼红丝盘睛,头发易脱落;大多身体偏瘦;情志方面多神情抑郁,呆板,健忘,记忆力下降等;唇色发暗,舌色紫且有瘀点瘀斑,脉涩。当血瘀滞于脏腑、经络某一局部时,会出现疼痛,如反复头痛、腰痛、胸痛,甚至形成肿块。疼痛症痛有定处,得温而不减,夜晚加重。女性易痛经或闭经,痛经以月经前期为主,经血颜色偏紫暗且有血块。气血与女人的关系非常密切。血瘀体质对于女性美容影响很大,所以更要注意调养偏颇体质,尤其经期保健很重要。血瘀体质的调养重点是要呵护调养好肝脏。

发病倾向:易生肿瘤、乳腺增生、子宫肌瘤、月经失调、抑郁症、偏头痛、胁肋痛、痤疮暗疮、心脑血管疾病等。

二、体质的调养

(一)饮食调养

饮食调养要以疏肝理气、活血化瘀为主,宜食莲藕、洋葱、韭菜、蘑菇、菇类、黑木耳、玫瑰花茶等。少量饮用红葡萄酒。三仁粥(杏仁、桃仁、白果仁各10g,粳米50g煮粥,煮好后再打入1个鸡蛋食用)、糯米甜酒炖猪蹄都是不错的养颜祛斑食疗方。忌食肥甘油腻、易引起胀气的食物,如动物内脏、蚕豆等。少食寒凉收敛之品。

(二)经络调养

以疏肝理气、活血化瘀为主。肝经的调理对血瘀体质的改善很重要。太冲、血海、膈俞、肺俞和肝俞等穴为特效调理穴。经络和穴位的按摩、艾灸、刮痧效果都不错。如艾灸足三里穴健脾补气、三阴交穴活血调经、血海穴补足气血;按摩合谷穴缓解血瘀引起的疼痛;刮痧期门穴化积通瘀、膈俞穴活血通脉。

(三)中药调养

中药调养的原则是活血养血。丹参、红花、川芎、当归、益母草、阿胶、何首乌等都是活血化瘀、补血养阴的良药,但药物不可久用。可用丹参9g、当归9g、玫瑰花7g来调理,先用适量水泡三样食材20min,再小火煮30min,分早晚2次服用,7d 1疗程,一般4～6个周期。中成药有桃红四物汤、生化汤等,要在医生指导下服用。

(四)运动调养

血瘀体质者心血管机能较弱,应采用中小负荷的锻炼,不宜做强度大负荷高的体育运动。坚持五禽戏、太极拳、健身操、舞蹈、健身快步走等锻炼,可使全身经络通畅、气血运行正常、五脏调和、振奋阳气,从而达到改善体质的目的。运动时要特别注意自己的感觉,出现胸闷、眩晕、头痛、足关节和膝关节疼痛等不适时,应立即停止运动,必要时去医院检查。

(五)四季及生活起居调养

肝脏主气机运行,气旺则血和,血和则健康。精神调养上要培养乐观的情绪;精神愉快则气血和畅,营卫流通。春天是血瘀体质者保养的关键季节;平时尽量穿宽松的衣服、保持豁达乐观的心态、培养良好的人际关系和兴趣爱好、适度户外运动等都有利于肝脏正常疏泄,心肺功能的振奋。要根据天气的变化适时添加衣物,注意"春捂"防寒保暖。

第七节　气郁体质——疏肝理气畅情志

一、体质形成与临床表现

除先天禀赋之外,常见后天因素为突发的生活事件的打击或精神刺激,如父母离异、亲人离世、突然受到惊吓等;思虑过度、长期压力过大、经常熬夜等各因素易导致肝气机不畅,兼及心、胃、大肠、小肠等脏腑的功能失调。气郁体质若发展为血瘀体质,则威胁更多,要重视及时予以调理,调理以疏肝行气解郁为总原则。

本体质多见于中青年女性,多愁善感,敏感多疑,性格多孤僻内向、不稳定,忧郁寡欢,或性情急躁易怒,易于激动;还表现有胸闷不舒,咽喉异物感(梅核气),善太息,睡眠不好,面色苍暗或萎黄,脉弦,舌淡苔白,舌边红,大便多干燥等。

发病倾向:失眠、经前期紧张和/或更年期综合征、消化性溃疡、神经官能症、躁郁症、梅核气等。

二、体质的调养

(一)饮食调养

平时加强饮食调补,多吃能行气解郁、健脾养心安神的食物,如丝瓜、洋葱、卷心菜、香椿、木耳、金橘、柠檬、橙橘、兔肉等。食疗方如银耳莲子粥、橘皮粥、菊花鸡肝粥、三花枸杞茶(玫瑰花、月季花、合欢花)等。为防止气机阻滞致气血不畅,要少食肥甘厚味及收敛酸涩的食物,少量饮酒。忌食辛辣食物,忌饮咖啡、浓茶等。

(二)经络调养

肝胆经的呵护很重要。肝胆经及其循行路线上重要穴位的拍打、按摩和刮痧,均可达到疏肝理气、宽胸解郁的效果。四大调养要穴为膻中、气海、神阙和阳陵泉。按摩阳陵泉穴疏肝理气,利湿清热;太冲穴疏肝解郁;间使穴可宽胸理气,清心安神;膻中、肺俞、肝俞穴的刮痧可疏肝理气、活血泻火。

(三)中药调养

中药的调理与治疗宜调畅情志,疏通气机为原则。先要养足肝血再疏肝理气;养足肝血可选用何首乌、白芍、当归等;疏肝理气选用佛手、川楝子、香附、柴胡、乌药、小茴香、青皮、郁金等。可在医生指导下选用中成药逍遥丸、柴胡疏肝散等。

(四)运动调养

气郁体质者要多参加体育锻炼和旅游活动。以太极拳、八段锦、瑜伽等动静结合的运动等都比较适宜,尤其是旅游,既能欣赏自然美景,呼吸新鲜空气,沐浴和煦阳光,又能调畅精神,开导郁滞之气,畅通气血。

(五)四季及生活起居调养

宜调畅情志来疏通气机。气郁体质者多神情抑郁,依"喜胜忧"的原则,应主动寻求快乐,多参加社会活动、文娱活动,常看喜剧和有鼓励意义的影视剧,多听明快开朗的音乐等,以提高情志,培养开朗、豁达的意识。

春天是气郁体质调养的黄金季节。春应肝,主疏泄。进入谷雨节气,自然界万物复苏时,应顺应春阳萌生的自然规律,早睡早起,在春光中舒展四肢,呼吸新鲜空气,同时做好防护以防受寒凉。春夏气温渐升高,要适当多参加一些户外运动,以享受阳光沐浴,放松心情。房事有节,以免肾气亏损,加重气郁症状;劳逸结合,平衡好工作和生活的关系。

第八节　特禀体质——益气固表补脾肾

一、体质形成与临床表现

特禀体质又称过敏或特禀型生理缺陷,主要包括过敏体质、遗传病体质、胎传体质等,多由于遗传和先天因素所造成的特殊状态的体质。遗传病体质大多是不可逆的,但通过早期诊断、及时治疗、优生优育等方法,可以减少遗传病的发生或减轻遗传病的症状。母亲在妊娠期间注意养生调护是防止胎传体质产生的根本途径。"肾为先天之本,脾为后天之本。"特禀质调养要增强卫外功能,以健脾、补肾气为原则。

多表现为因卫气虚损不能抵御外邪的临床症状,如经常无原因地打喷嚏、流鼻涕、鼻塞,容易患哮喘,容易过敏,如对气味、花粉、季节、食物、药物的过敏,皮肤常因过敏出现紫红色瘀点、瘀斑、荨麻疹等。

二、体质的调养

(一)饮食调养

饮食调养的原则是益气固表、调和营卫、调理气血、改善机体免疫功能。要根据个体具体实际审因施膳,饮食清淡。多食蔬菜、水果、杂粮等益气活血祛风作用的食物。宜多食如蜂蜜、胡萝卜、金针菇、大枣、木瓜及亚麻子油等抗过敏的食物。忌酒、鱼、虾、蟹、辣椒、肥肉、浓茶、咖啡等各种"发物"。忌肥甘油腻、生冷的和辛辣的食物。

(二)经络调养

经络调养以益气固表,增强抵抗力。足太阳膀胱经及其经络上的肺俞、脾俞、肾俞,足阳明胃经上的迎香、足三里都是主要的施养部位,可采用经络及其关键穴位的按摩或拔罐手法。神阙、大椎穴的拔罐可培元固本,振奋阳气,增强抗过敏能力和抵抗力;按摩迎香穴、印堂穴、列缺穴可疏通经脉,使气机通畅,缓解过敏性咳嗽、喷嚏、鼻痒、哮喘等。

(三)中药调养

中医认为特禀体质/过敏与肺气虚有关,调养和治疗要以益气固表为主。常用中药有黄芪、党参、浮小麦等。黄芪补气固表,白术健脾,防风祛风散风,由这三味药组成的常用中成药玉屏风散或颗粒

(出自《究原方》),具有益气固表止汗的功效,主要适用于本体质人群的防治,也适用于经常自汗(虚汗)的人。某些遗传疾病多认为与先天肾气不足有关,治疗以补脾益肾为主,可选用菟丝子、肉苁蓉、山药、茯苓、鹿茸、肉桂等中药。

（四）运动调养

过敏体质者不宜经常到户外运动,应增加室内运动,比如游泳是一项不错的运动。游泳运动益处颇多,可以增强肺活量,锻炼全身的各个部位,而且游泳池内的低水温可以提高身体的耐寒能力,增强体质;此外,水对汗腺、脂肪腺和肌肤的冲刷,可降低汗液中盐分对皮肤的刺激,促进了血液循环,有助于降低过敏的发生概率。另外,多练"六字诀"功法中的"嘘"字功,以培补肾精肾气,调养先天。

（五）四季及生活起居调养

要顺应季节变化,起居应有规律,保证充足的睡眠。在生活日常中要审因施护,要做好预防和保养工作,减少发作机会。花粉过敏者短期内减少户外活动或春秋季出游要戴上面罩、口罩等,降低过敏发生的概率。季节更替时要及时增减衣服,增强机体对环境的适应能力。尽可能避开过敏源,减少发病机会。床单被褥要经常洗晒,可防止尘螨过敏。保持室内清洁、通风,不宜在室内养宠物,以免对动物毛发过敏。

第九节　平和体质——不伤不扰保健康

一、体质形成与临床表现

平和体质是最稳定、最健康的一种体质。平和体质的形成,除先天禀赋良好外,与后天调养得当密切相关。后天个人的修为,即饮食起居规律、情绪稳定、心态平和、热爱运动等良好的生活方式和习惯，对于健康体质的保持尤为重要。平和体质人群脏腑功能良好，血脉通畅，身体康健。

平和体质所占人群比例约为32.75%，男性多于女性；年龄越大，平和体质的人越少。以精力充沛、脏腑功能状态强健壮实、体重适中、面色红润为主要特征，表现为味觉正常，胃口良好，两便正常，睡眠安和；体形匀称、健壮；目光有神，面色红润，肤色润泽，头发稠密有光泽，唇色红润，舌色淡红，苔薄白，脉和有神；性格随和开朗，精力充沛，不易疲劳；耐受寒热，对外界自然环境和社会环境适应能力较强。平时较少生病。

二、体质的调养

平和体质虽然是一种健康理想的体质状态，但在平时也要注意保养和维持，饮食、运动、情绪、生活起居等方面要保持良好的习惯，以达到阴阳平衡；如果不注意良好的生活方式，时间久了，平和体质也会变为偏颇体质。

(一)文武兼修，动静结合

静，可益心、肺、肝、肾、脑功能；动，可强健筋骨肌肉；只有动静结合，文武兼修，才能畅通气血，强健大脑和脏腑，增强免疫功能。有规律地适量运动是防止向亚健康状态以及疾病转化的重要措施之一，跳舞、旅游、登山、垂钓、打球、打太极拳、散步和跑步等运动项目均适合于平和体质的人群。现代人存在的一个大问题就是运动太少，导致抵抗力下降，疾病丛生。

(二)保健食疗

宜饮食调理，而不宜药补。饮食调理上首先要"谨和五味"。饮食应清淡，不宜有偏嗜。因五味偏嗜，会破坏身体的平衡状态，如过酸伤脾,过咸伤心,过甜伤肾,过辛伤肝,过苦伤肺。如若需要,平和质的人还可酌量选食具有缓补阴阳作用的食物,以增强体质。

(三)四季及生活起居调养

要法于阴阳,和于术数,顺应四时,调摄生活,食饮有节,起居有常,不妄作劳。若干扰和破坏了自然规律,就如同逆水行舟,会使体质出现偏颇,长期则易形成疾病。

(四)经络调养,消除疲劳

平和体质者因时、因人、因地制宜,通过沐浴、泡脚、艾灸、按摩等保健方法调养,消除疲劳、增强体质,使自己从亚健康状态中解脱出来,维持健康状态。

思考题:

1.了解九种体质的特征及其调养的原则与方法。

2.请结合所学,分析一下你的体质,并给自己制定一个调养规划。

第七章　营养与健康

　　饮食是人类获取营养、赖以生存和维护健康的根本。"安身之本，必资于食；不知食宜者，不足以存身也。"明代著名医药学家李时珍在《本草纲目》中明确提出："饮食者，人之命脉也，而营卫赖之。故曰：水去则营竭，谷去则卫亡。"

　　中国数千年来的生活体验，形成了源远流长、博大精深的中华饮食文化。数千年的饮食文化历史表明，中国以素食为主、肉食为辅、力求荤素搭配的全面膳食的传统饮食方式是最科学的。"食能排邪而安脏腑，悦神爽志以资血气。"天人相应的全面膳食、"药食同源"或"医食同源"，以及药食结合的饮食文化为中华民族的繁衍生息做出了巨大的历史贡献。

　　国民膳食与营养状况是国家昌盛、民族富强、人民幸福的重要标志，反映一个国家或地区经济社会发展、卫生保健水平和人口健康素质的重要指标。近年来，我国居民膳食质量明显提高，国民营养状况和体格发育明显改善，人均预期寿命不断增长。但与此同时，随着经济发展，工业化、城镇化等进程的加快，生活方式发生了很大变化，我国仍面临营养不足与营养过剩的双重负担，营养相关慢性病仍然呈现上升趋势，严重威胁人民群众生命健康。为积极推进"健康中国"建设，应对当前我国居民存在的主要营养健康问题，更好地为居民健康膳食提供科学指导，并以消费端引领促进供给侧结构性改革，推动建立可持续食物系统,中国营养学会组织专家修订形成了《中国居民膳食指南(2022)》,平衡膳食是指南的最基本原则。

健康是人人渴望与追求的,平衡膳食是人们健康的根本保证。怎样吃才最健康、怎样吃才能获得最佳营养等一系列的问题是现代人尤为关注的。本章将介绍一些有关食品营养学、平衡饮食和中医饮食养生等方面的常识,消除日常生活中容易忽视的一些饮食误区。

第一节 能量和能量平衡

人体的一切生命活动都需要消耗能量,食物是人体能量的主要来源。食物中的碳水化合物、脂肪和蛋白质在体内氧化可释放能量,统称为"产能营养素"。生理能值或称能量系数(或热能系数)指每克产能营养素在体内氧化产生的能量值。食物在消化道不能完全被消化吸收,脂肪、蛋白质和碳水化合物的消化率分别为95%、92%和98%,它们能量系数分别为37.56kJ(9kcal)、16.74kJ(4kcal)和16.74kJ。两种能量单位换算为:1kcal=4.184kJ。

正常情况下,人体所摄入和消耗的能量应保持平衡。当今世界中能量过剩问题已引起各国人民的极大关注。若长期摄入的热量大于消耗热量,多余的热量会转化为脂肪,暂存在体内,导致脂肪在体内异常堆积,体重增加,高血脂、心血管疾病、某些癌症、糖尿病等各种慢病的发生风险随之增加。当摄入能量不足时,人体则应用自身储备的能量,甚至消耗自身组织以满足机体的能量需要。

一、能量的消耗

人体能量消耗包括基础代谢、体力活动(或称劳动或效能代谢)、食物热效应、生长发育(和其他所需)等四方面。

（一）基础代谢

基础代谢（basal metabolism，BM）是指人体维持生命所需的最低能量需要。基础代谢率（basal metabolic rate，BMR）是指人体在 18～25℃室温、清醒安静、空腹、平卧状态下，单位时间内的基础代谢。BMR 与体表面积基本成正比而非体重，通常以 $kJ/(m^2 \cdot h)$ 来表示，即每小时、每平方米体表面积的产热量。$BMR=O_2 L/h \times 19.3kJ \div S$，基础状态下单位时间的耗氧量（$O_2 L/h$）用基础代谢仪测定。体表面积（$S$）的计算用线性回归方程：

$S(m^2)=0.00695 \times$ 身长(cm)$+0.0126 \times$ 体重(kg)-0.1603。

每日基础能量消耗（basic energy expenditure，BEE）可用以下简化公式计算：

女 BEE=体重(kg)×3.97kJ(0.95kcal)×24(h)

男 BEE=体重(kg)×4.18kJ(1kcal)×24(h)

通过 BMR 查表法（表7-1），也可计算出 24h 基础能量消耗。

表7-1 不同年龄的基础代谢率（BMR）

年龄（岁）	男 $kJ/m^2(kcal/m^2)$	女 $kJ/m^2(kcal/m^2)$	年龄（岁）	男 $kJ/m^2(kcal/m^2)$	女 $kJ/m^2(kcal/m^2)$
1	221.8(53.0)	221.8(53.0)	30	154.0(36.8)	146.9(35.1)
3	214.6(51.3)	214.2(51.2)	35	152.7(36.5)	146.9(35.0)
5	206.3(49.3)	202.5(48.4)	40	151.9(36.3)	146.0(34.9)
7	197.9(47.3)	200.0(45.4)	45	151.5(36.2)	144.3(34.5)
9	189.1(45.2)	179.3(42.8)	50	149.8(35.8)	139.7(33.9)
11	179.9(43.0)	175.7(42.0)	55	148.1(35.4)	139.3(33.3)
13	177.0(42.3)	168.5(40.3)	60	146.0(34.9)	136.8(32.7)
15	174.9(41.8)	158.8(37.9)	65	143.9(34.4)	134.7(32.2)
17	170.7(40.8)	151.9(36.3)	70	141.4(33.8)	132.6(31.7)
19	164.0(39.2)	148.5(35.5)	75	138.9(33.2)	131.0(31.3)
20	161.5(38.6)	147.7(35.3)	80	138.1(33.0)	129.3(30.9)
25	156.9(37.5	147.3(35.2)			

*何志谦《人类营养学》第三版，2008年

BMR与性别、年龄、健康状况等有关。一般男性BMR比女性高10%~15%。随年龄增长基础代谢逐渐下降,成年后每10年BMR约降低2%。婴幼儿生长发育快,BMR高。其次,尼古丁、咖啡因、内分泌、气温和少食禁食等因素都对BMR有影响。

一般BMR的实际数值与正常平均值相差10%~15%之内属于正常,超过正常值的20%时,才能算病理状态。某些疾病,如糖尿病、红细胞增多症、白血病等,会伴有BMR升高。发烧时体温每升高1℃,BMR可升高13%。

(二)体力活动

体力活动(physical activity,PA)(也称劳动或效能代谢)指人的各种体力活动所消耗的能量,占人体总能量消耗的15%~30%。体力活动是保持人体能量平衡、维持人体健康最重要的部分。适当的体力活动是健康的基石之一,可以降低慢性病的危险因素。

国际上普遍使用体力活动水平(physical activity level, PAL)对每日PA进行量化和分类。人体24h总能量消耗(total energy expenditure, TEE)除以24h基础能量消耗(BEE)的值即为PAL,我国将PAL分为轻、中、重三级,详见表7-2所示。

表7-2 体力活动水平(PAL)的划分

活动强度	职业工作时间分配	工作内容举例	PAL	
			男	女
轻	75%时间坐或站立 25%时间站着活动	办公室工作、修理电器钟表、售货员、酒店服务员、化学实验操作、讲课等	1.55	1.56
中	25%时间坐或站立 75%时间特殊职业活动	学生日常活动、机动车驾驶、电工安装、车床操作、金工切割等	1.78	1.64
重	40%时间坐或站立 60%时间特殊职业活动	非机械化农业劳动、炼钢、舞蹈、体育运动、装卸、采矿等	2.10	1.82

注:PAL=24h总能量消耗量/基础能量消耗量。

(三)食物热效应

人体对食物中营养素的消化、吸收及代谢等需要消耗额外的能量,同时引起热量散发和体温升高。这种因摄食引起的额外的能量消耗称食物热效应(thermic effect of food, TEF)或食物特殊动力作用(specific dynamic action, SDA)。

食物热效应与食物的成分、进食量等都有关。不同营养素产生的热效应有很大不同。碳水化合物食物的热效应占其热能的5%~6%,脂肪食物占其热能的4%~5%,而蛋白质能高达30%~40%。进食量越多、吃得越快,消耗的热量就越高。

(四)生长发育(和其他所需)

能量是人类赖以生存、发展以及从事各种活动的基础。对于婴幼儿、儿童、青少年,生长发育是能量需求的主要因素,如身体各种组织增长和更新所需要的能量需求,在婴幼儿生长发育中,每增加1g体重约需21kJ能量。对于孕妇、长期患病后处于康复期的患者等人群,也需要额外补充能量。但对于成年人来说,体力活动是保持人体能量平衡最重要的部分,经常性的体力活动类型以及体重是其能量需要的主要决定因素,生长发育已不再是能量需求的因素。

目前仍沿用要因估算法来计算成人的能量需要,某一年龄和不同人群组的能量的消耗或需要量=BMR×PAL。《中国居民膳食营养素参考摄入量》(2013版)中,中国居民膳食能量需要量(estimated energy requirement, EER)见表7-3。

膳食能量来源普遍存在于各类食物中。谷类以碳水化合物为主;动物性食物含有较多的脂肪和蛋白质;植物性食物中的油料作物含有丰富的脂肪;大豆和各种坚果富含脂肪和蛋白质;果蔬菜中含能量很少。粮谷类和薯类食物富含碳水化合物,是膳食能量最广泛、最经济的来源。根据我国的饮食习惯、经济状况、膳食与健康调查资料,营养学家建议:碳水化合物供能占总能量的50%~65%,脂肪占20%~30%,蛋白质占10%~15%。

表7-3 中国居民膳食能量需要量(EER)

年龄(岁)/人群	身体活动水平(轻)		身体活动水平(中)		身体活动水平(重)	
	男	女	男	女	男	女
	MJ/d (kcal/d)	MJ/d (kcal/d)	MJ/d (kcal/d)	MJ/d (kcal/d)	MJ/d (kcal/d)	MJ/d (kcal/d)
0~	—	—	0.38MJ/(kg·d) [90kcal/(kg·d)]	0.38MJ/(kg·d) [90kcal/(kg·d)]	—	—
0.5~	—	—	0.33MJ/(kg·d) [80kcal/(kg·d)]	0.33MJ/(kg·d) [80kcal/(kg·d)]		
1~	—	—	3.77(900)	3.35(800)	—	—
2~	—	—	4.60(1100)	4.18(1000)	—	—
3~	—	—	5.23(1250)	5.02(1200)	—	—
4~	—	—	5.44(1300)	5.23(1250)	—	—
5~	—	—	5.86(1400)	5.40(1300)	—	—
6~	5.86(1400)	5.23(1250)	6.69(1600)	6.07(1450)	7.53(1800)	6.90(1650)
7~	6.28(1500)	5.65(1350)	7.11(1700)	6.49(1550)	7.95(1900)	7.32(1750)
8~	6.90(1650)	6.07(1450)	7.74(1850)	7.11(1700)	8.79(2100)	7.95(1900)
9~	7.32(1750)	6.49(1550)	8.37(2000)	7.53(1800)	9.41(2250)	8.37(2000)
10~	7.53(1800)	6.90(1650)	8.58(2050)	7.95(1900)	9.62(2300)	9.00(2150)
11~	10.04(2050)	9.20(1800)	9.83(2350)	8.58(2050)	10.88(2600)	9.62(2300)
14~	12.13(2500)	9.62(2000)	11.92(2850)	9.62(2300)	13.39(3200)	10.67(2550)
18~	9.41(2250)	7.53(1800)	10.88(2600)	8.79(2100)	12.95(3000)	10.04(2400)
50~	8.79(2100)	7.32(1650)	10.25(2450)	8.58(2050)	11.72(2800)	9.83(2350)
65~	8.58(2050)	7.11(1750)	9.83(2350)	8.16(1950)	—	—
80~	7.95(1900)	6.28(1500)	9.20(2200)	7.32(1750)	—	—
孕妇(早)	—	+0	—	+0	—	+0
孕妇(中)	—	+1.26(300)	—	+1.26(300)	—	+1.26(300)
孕妇(晚)	—	+1.88(450)	—	+1.88(450)	—	+1.88(450)
乳母	—	+2.09(500)	—	+2.09(500)	—	+2.09(500)

注:—:未定制参考值;+:在同龄人群参考值基础上额外增加值。

*何志谦《人类营养学》第三版,2008年

二、人体胖瘦程度的衡量指标

衡量人体胖瘦程度的指标主要有体重指数、腰围和腰臀比。全美卫生研究所(NIH)推荐,还需要检测与各种慢病相关的危险因素,如高血压、高血糖、低密度脂蛋白胆固醇(low density lipoprotein cholesterol,LDL-C)(LDL、又称"恶性"胆固醇)过高、高密度脂蛋白胆固醇(high density lipoprotein cholesterol, HDL-C)(HDL、又称"良性"胆固醇)过低、吸烟等。

(一)体重指数

体重指数,即身体质量指数(body mass index,BMI),国际上常用衡量人体肥胖程度和身体质量的重要标准。体重指数BMI=体重(kg)/身高的平方(m^2)。世界卫生组织、亚洲以及中国的BMI分类标准详见表7-4。

表7-4　体重指数BMI分类标准(kg/m^2)

BMI分类	WHO标准	亚洲标准	中国参考标准	相关疾病发病的危险性
偏瘦	<18.5	<18.5	<18.5	低(但其他疾病危险性增加)
正常	18.5~24.9	18.5~22.9	18.5~23.9	平均水平
超重	≥25	≥23	≥24	
偏胖	25.0~29.9	23~24.9	24~26.9	增加
肥胖	30.0~34.9	25~29.9	27~29.9	中度增加
重度肥胖	35.0~39.9	≥30	≥30	严重增加
极重度肥胖	≥40.0			非常严重增加

BMI是评估个人体重和健康状况的较为可靠的指标。中国肥胖问题工作组研究报告表明,超重和肥胖是冠心病和脑卒中发病的独立危险因素。随着BMI增高,相关疾病发病的危险性会不同程度增高;BMI每增加2,冠心病、脑出血、缺血性脑卒中的相对危险分别增加15.4%、6.1%和18.8%。BMI≥24时,则患严重危害健康的疾病,如

冠心病、高血压、糖尿病、高血脂等的风险会显著增加。

(二)腰围和腰臀比

腰围和腰臀比可以反映腹部脂肪蓄积的程度,是衡量腹部肥胖的两个重要指标。

1.腰围:经脐的水平围长,或肋最低点与髂嵴上缘两水平线间中点线的围长(又称腰节围),空腹状态下用软尺测量,在呼气之末、吸气未开始时测量。一般前者大于后者。腰节围即我们平常所说的腰围,是国际糖尿病联合会(IDF)严格定义的腰围,近似于最小腰围。腰部最细处在男性略高于肚脐,女性则高出更多。

腰围的简易计算公式为:男性腰围为身高(cm)/2−11,女性腰围为身高(cm)/2−14。

中国成人男性腰围≥85cm,女性腰围≥80cm为腰部肥胖标准。研究发现,腰围每增加10cm,全因死亡风险便会增加11%。

2.臀围:臀部向后最突出部位的水平围长,用软尺测量。

3.腰臀比(waist−to−hip ratio,WHR):即腰围与臀围之比。腰围测量时采用腰节围或最小腰围,不采用脐点腰围。腰臀比是判定中心性肥胖的重要指标。腰臀比每增加0.1个单位,死亡风险会增加20%。这两种关联性在女性中表现得更强。亚洲男性平均为0.81,亚洲女性平均为0.73;欧美男性平均为0.85,欧美女性平均为0.75。

腹部脂肪的蓄积与一系列代谢异常有关。当人体摄入热量大于消耗的热量时,多余的热量会转化为脂肪暂存在体内。一般来讲,肥胖可分为苹果型肥胖和梨型肥胖两类,苹果型肥胖脂肪堆积在腰腹部,为腹型肥胖(也称中心性肥胖),腹围增大,腹部脂肪主要为内脏脂肪,更容易罹患冠心病、糖尿病、高血压、脂肪肝等疾病。梨型肥胖脂肪堆积在大腿和臀部,为皮下脂肪增多型,对身体的危害要小一些。

第二节 人体所需的营养素

营养(nutrition)指人体摄取、消化、吸收、利用食物中的营养物质,以给人体提供能量、构成机体成分、修复组织以及满足机体生理需要的生物学过程。

营养素(nutrient)是指食物中可以被人体吸收利用,用来维持人体健康,提供生长发育、劳动所需要的各种化学成分。现代医学研究表明,人体所需的营养素不下百种,其中部分营养素可由人体自身合成和制造,另一部分则必须由外界摄取、无法自身合成和制造的有40余种。人体所需营养素概括地分为碳水化合物、蛋白质、脂类、无机盐(矿物质)、维生素、膳食纤维和水这七大类。

母乳是唯一营养素全面的自然食物。除母乳外,任何一种天然食物都不能提供人体所需的全部营养素。母乳营养充足又均衡,能全面满足婴儿生长发育的需要,乳汁中的蛋白质和幼细脂肪粒很容易被宝宝消化和吸收,令肠胃舒适。母乳尤其初乳含有丰富的免疫物质(如免疫球蛋白、乳铁蛋白、生长因子、巨噬细胞、中性粒细胞和淋巴细胞),能增强免疫功能和抵抗力,富含牛磺酸、必需脂肪酸、必需氨基酸,促进脑和神经系统的发育。婴儿的吮吸会加速母体恢复;减少乳腺癌和卵巢癌、肥胖、骨质疏松的危险。哺乳行为还可增进母子间情感的交流,促进婴儿的心理和智能发育。要积极提倡母乳喂养。

一、蛋白质

蛋白质(protein)是生命的物质基础,由氨基酸(amino acid)以肽链连接而成的大分子有机物(多肽)。自然界约2000种蛋白质,蛋白质中平均含碳50%~55%、氢6%~7%、氧20%~30%、氮15%~18%、硫0～4%、磷0～3%,以及铁、锌、铜、硼、锰、碘、钼等微量元素。

(一)必需氨基酸

氨基酸为蛋白质的基本组成单位。构成人体蛋白质的22种氨基酸中,有13种人体可自行合成和制造,另外9种则是人体内不能合成或合成数量不足,必须由食物供给才能满足机体生理需要的,被称为必需氨基酸(essential amino acid,EAA),它们是赖氨酸(Lysine)、苯丙氨酸(Phenylalanine)、苏氨酸(Threonine)、色氨酸(Tryptophan)、蛋氨酸(Methionine)、缬氨酸(Valine)、异亮氨酸(Isoleucine)、亮氨酸(Leucine)和组氨酸(Histidine)(4岁以下婴儿所必需)。牛磺酸、精氨酸、酪氨酸、胱氨酸为早产儿所必需。

(二)蛋白质和氨基酸的营养学意义

没有蛋白质就没有生命。蛋白质是生命的物质基础,蛋白质和氨基酸有重要的营养学意义。

1.构成细胞和组织

蛋白质是组成人体一切细胞和组织的重要成分,人体内蛋白质的量约占体重的16.3%,即60kg体重者约有10kg蛋白质。人体生物的结构和性状都与蛋白质有关。膳食中的蛋白质被人体消化吸收后,主要用于合成新的组织、维持组织蛋白质分解与合成代谢的动态平衡。孕妇、乳母、婴幼儿、青少年以及处于病愈阶段或消耗性疾病患者等人群,对蛋白质的需要量高于普通成人。

2.提供能量

氨基酸可转变为葡萄糖和/或乙酰辅酶A,进而起到氧化供能的作用,每克蛋白质在体内氧化产生16.7kJ(4kcal)能量。氨基酸分解后可产生尿酸、尿素、肌酐、氨等小分子含氮物质,它们在体内过量蓄积对人体有害;另外,蛋白质的食物特殊动力作用明显高于其他两种产能营养素。因此,蛋白质供能但不甚经济,不能将蛋白质和氨基酸作为人体主要的热量来源。

3.维持正常的生理功能

蛋白质构成各种重要的生物活性物质,从而维持机体正常的生理功能。如体内各种生物化学反应中起催化作用的酶、与肌肉的收缩有关的肌动蛋白和肌球蛋白、许多重要的激素和神经递质(如胰岛素、甲状腺素、生长激素等)、补体、抗体、转运蛋白等等都是蛋白质。蛋白质还有维持细胞内外体液平衡、酸碱平衡、渗透压平衡、遗传信息的传递与调控等功能。

4.部分氨基酸及其代谢产物的特殊生理功能

部分氨基酸或其代谢产物是体内合成某些重要活性成分的前提物质。比如,蛋氨酸是肉碱、胆碱生物合成反应中甲基的主要供体,也是胱氨酸等多种含硫化合物的主要前体物质。酪氨酸是神经递质(多巴胺、去甲肾上腺素、肾上腺素等)和儿茶酚胺类激素、甲状腺素的前体物质。色氨酸是合成烟酸的前体物质。谷氨酸是合成精氨酸、脯氨酸、鸟氨酸、γ氨基丁酸的前体物质,是实现氨基酸相互转化的重要中介物质。

(三)蛋白质的消化与吸收

蛋白质的消化从胃腔内酶的水解开始。首先,在胃酸环境中,胃蛋白酶等可迅速将大分子蛋白质水解成较小的多肽片段。再由小肠内胰液分泌中性蛋白酶类(如胰蛋白酶、胰凝乳蛋白酶等)和小肠黏膜上皮细胞含有的寡肽酶、氨基肽酶、二肽酶类的进一步水解,使多肽片段一步一步水解成能被吸收的二肽、三肽和氨基酸,即由小肠的上皮细胞最后完成蛋白质的消化。人和哺乳动物体内蛋白质水解酶基本以无活性的酶原形式合成和分泌,这可以保护其合成及分泌器官,防止它们对有关器官的伤害。

水解后可被吸收的氨基酸和小肽主要通过主动转运(钠-钾泵相偶联)方式吸收,被吸收的氨基酸通过肠黏膜细胞进入肝门静脉,再被运送到肝脏和其他组织或器官而被利用。

(四)氨基酸的重要代谢产物

1.谷胱甘肽(Glutathione, GSH):是体内重要的抗氧化物和自由基清除剂之一。动物实验发现:给大鼠限制蛋白质的摄入后,大鼠小肠黏膜和肝中GSH含量明显降低。但在其饲料中补充半胱氨酸,就可使GSH水平得以部分恢复。因谷胱甘肽良好的抗氧化能力和本身的解毒作用,使得谷胱甘肽具有重要的保肝护肝作用,而成为临床保肝药物的重要成分。

2.牛磺酸(Taurine):是一种由半胱氨酸衍生的β-氨基磺酸,也是体内自由基和过氧化物的有效清除剂。哺乳类动物的组织细胞内含有较高的牛磺酸,细胞内外其浓度比为(100~50 000):1。骨骼肌、中枢神经系统和腺体内牛磺酸含量更高。膳食牛磺酸的主要来源是动物性食品,尤其是海生动物。牛磺酸的生理功能有:促进婴幼儿脑组织和智力发育、提高神经传导和视觉机能、增强机体免疫力、抗疲劳、降低血脂、抑制血小板凝集、防止心血管病等。

3.肌酸(Creatine):由甘氨酸、精氨酸和甲基合成。奶中谷氨酰胺、肌酸和牛磺酸的浓度较高,它们在婴幼儿的生长发育中有重要作用。肌酸在骨骼肌和脑中的含量较高,对骨骼肌内能量的输出非常重要。

4.一氧化氮(nitric oxide,NO):现代研究发现,一氧化氮对体内多种生理过程起重要的调控作用,如对高级认知功能的发育、胰腺分泌和小肠运动的神经调节作用,对血管张力调节,对巨噬细胞等免疫细胞之间附着和激活的相互作用的调节等等。体内的一氧化氮有酶生和非酶生两个来源,即由酶催化L-精氨酸脱胍基产生和所摄入的无机氮转化而来。

（五）食物蛋白质营养价值

食物蛋白质营养价值主要取决于食物中蛋白质的含量、消化率和必需氨基酸组成。

1.食物中蛋白质的含量

人体从膳食中获得的蛋白质数量主要决定于食物摄取量和食物中蛋白质的含量。

一般蛋白质的平均含氮量为16%,蛋白质换算系数为6.25(100/16),即一份氮相当于6.25份的蛋白质。常采用凯氏定氮法测定食物中蛋白质的含量,将测得的含氮量乘以换算系数6.25就得到食物中蛋白质的含量(粗蛋白含量)。因不同食物蛋白质的氨基酸构成比及方式不同,各种食物具有不同的蛋白质换算系数。常见食物蛋白质的换算系数为:奶为6.38,蛋、肉、玉米、青豆和荞麦都是6.25,稻米（大米）5.95,小麦（全麦）5.83,大豆5.71,花生5.46,核桃、葵花子、芝麻、榛子都为5.30。

常见食物中蛋白质的含量范围见表7-5。

表7-5　常见食物中蛋白质的含量范围

食物	蛋白质的含量	食物	蛋白质的含量
虾仁	35%~50%	大豆	30%~40%
鱼,虾	15%~22%	其他豆类	18%~25%
鸡蛋	11%~14%	核桃	12%~17%
猪肝	15%~22%	花生	18%~28%
鸡肉	17%~22%	大米	7%~10%
鸭肉	13%~18%	小麦粉	9%~12%

食物	蛋白质的含量	食物	蛋白质的含量
猪肉(瘦)	18%~22%	枣	0.8%~2.0%
猪肉(肥)	1%~3%	玉米	7%~10%
猪肉	14%~5.6%	牛肉干	0.5(20)
牛肉	19.5%~21%	木耳	11%~18%
羊肉	17.5%~19.5%	马铃薯,菠菜	1.5%~2.5%
鸭肉	13%~18%	梨,苹果,葡萄	0.1%~0.8%
鲜牛奶	2.5%~3.5%	奶粉	18%~25%

张立实,吕晓华《基础营养学》,2018年

2.必需氨基酸模式

构成人体组织蛋白质的氨基酸间有一定比例,为了满足蛋白质合成的要求,膳食蛋白质所提供的必需氨基酸除数量充足外,各种必需氨基酸之间应有适宜的比例,称为必需氨基酸模式。若膳食蛋白质的必需氨基酸模式与人体蛋白质的越接近,才能为机体充分利用,其营养价值也就相对越高;若能达到或接近人体蛋白质的必需氨基酸模式,则此蛋白质就是利用率最高、营养价值最好的蛋白质。

依据蛋白质的营养价值将其分为完全蛋白质、半完全蛋白质和不完全蛋白质三种,它们的氨基酸模式、功能及其食物来源见表7-6、7。

食物蛋白质中某一或几种必需氨基酸的缺乏或含量不足,可导致其他必需氨基酸不能在体内被充分利用,营养价值降低,这种含量不足的必需氨基酸称限制氨基酸,相对含量最低的为第一限制氨基酸,余者以此类推。植物蛋白质中的限制氨基酸有赖氨酸、苏氨酸、蛋氨酸、色氨酸等。

7-6 常见食物的必需氨基酸含量(mg/100g)

名称	粗蛋白(%)	缬氨酸	亮氨酸	异亮氨酸	苏氨酸	苯丙氨酸	色氨酸	蛋氨酸	赖氨酸	胱氨酸
鸡蛋	12.7	688	1030	619	568	612	219	357	837	241
牛奶	3.0	139	253	119	104	117	39	67	214	29
草鱼	11.2	899	13101	751	687	667	170	413	1474	208
大黄鱼	17.7	868	1362	741	762	751	200	402	1507	204
鸡肉	19.3	844	1366	812	747	728	266	450	1422	192
猪肉	13.2	589	913	519	467	464	152	181	904	157
牛肉	19.9	1257	1595	888	913	817	219	508	1440	200

详见杨月欣等《中国食物成分表》2002

表7-7 蛋白质(Pr)分类及其特征

Pr分类	必需氨基酸模式		作为唯一蛋白质来源		食物举例
种类	数量	相对比例	维持生命	生长发育	
完全Pr	齐全	充足 合适	能	能促进	乳类、蛋类、瘦肉和大豆中的蛋白质
半完全Pr	不齐全	不均 不太合适	能	不能促进	小麦和大麦中的麦胶蛋白;米、面粉、土豆、干果中的蛋白质
不完全Pr		不均 不合适	不能	不能促进	玉米中的玉米胶蛋白,动物结缔组织,肉皮中的胶质蛋白,豌豆中的豆球蛋白

　　氨基酸评分(amino acid score,AAS)用来评价蛋白质的营养价值,即将待评食物蛋白质的必需氨基酸与标准/参考氨基酸模式(鸡蛋蛋白质)进行比较,并以最低的氨基酸得分作为待评蛋白质的AAS。见表7-8。

表7-8　人体及不同食物蛋白的氨基酸评分

EAA	人体	全鸡蛋	牛奶	牛肉	大豆	面粉	大米
异亮氨酸	5.0	3.2	3.4	4.4	4.3	3.8	4.0
亮氨酸	9.8	5.1	6.8	6.8	5.7	6.4	6.3
赖氨酸	7.5	4.1	5.6	7.2	4.9	1.8	2.3
蛋氨酸+半胱氨酸	3.7	3.4	2.4	3.2	1.2	2.8	2.3
酪氨酸+苯丙氨酸	6.3	5.5	7.3	6.2	3.2	7.2	3.8
苏氨酸	3.8	2.8	3.1	3.6	2.8	2.5	2.9
缬氨酸	6.5	3.9	4.6	4.6	3.2	3.8	4.8
色氨酸	1.0	1.0	1.0	1.0	1.0	1.0	1.0

3.蛋白质消化率

食物蛋白质可被消化酶分解的程度即为蛋白质的消化率。消化率越高,食物蛋白质被人体吸收利用的可能性就越大,营养价值也就越高。蛋白质消化率(%)=(摄入氮量-粪氮量)/摄入氮量×100。见表7-9。

表7-9　一些常见食物的蛋白质消化率

食物来源	蛋白质真消化率	
	儿童	成人
鸡蛋	0.92,0.97	0.97
牛奶	0.93,0.97,0.90	0.97
玉米	0.62	0.78
大米(磨)	0.85	0.84
全麦	—	0.79
精面	0.93	0.89
大豆	—	0.78
大豆分离蛋白	0.92,0.95,0.88	—
混合食物		
玉米+豆	0.78	
小麦+大豆蛋白	0.83	
玉米+豆+奶	0.84	
玉米+大豆+奶	0.94	
鱼粉+小米+花生粉	0.83	

*据联合国世界粮农组织(FAO)2002年;何志谦《人类营养学》第3版,2008年

　　植物性蛋白质的消化率比动物性蛋白质的要低,因为植物性蛋
白质多被纤维素包围,而与消化酶接触不充分;但经加工或烹调处理
后,植物性蛋白质外层的纤维素会被破坏、除去或软化,消化酶的分
解作用恢复,消化率就会适当提高。如整粒大豆被加工成豆腐或豆
浆,其蛋白质的消化率可由60%提高到90%。部分植物性食品中因
存在抗消化酶的因子,使蛋白质消化率降低,如大豆中就存在抗胰蛋
白酶的物质,经烹调加热即可破坏它们,提高大豆蛋白的消化率。

　　4.蛋白质互补作用

　　必需氨基酸模式的意义在于要在饮食中提倡食物的多样性。将
富含某种氨基酸的食物与缺乏该种氨基酸的两种及以上食物蛋白质
混合食用,其中所含必需氨基酸,相互补充,取长补短,提高膳食蛋
白质营养价值的作用,称为蛋白质互补作用。大豆中第一限制氨基酸
为蛋氨酸,其次为苯丙氨酸。谷类中第一限制氨基酸为赖氨酸,小
麦、大麦、燕麦和大米中还缺乏苏氨酸,玉米中缺乏色氨酸。我国提
倡粮豆互补的膳食调配原则,就是发挥蛋白质的互补作用,提高杂合
面的营养价值。我国常用杂合面的组成及其蛋白质生物价见表7-10。

表7-10　我国常用杂合面的组成及其蛋白质生物价

蛋白质生物价	杂合面A	杂合面B	杂合面C
高粱蛋白质生物价(56)	30%		
玉米蛋白质生物价(60)	50%	75%	40%
小米蛋白质生物价(57)			40%
黄豆蛋白质生物价(65)	20%	25%	20%
杂合面蛋白质生物价	75	76	83

　　(六)人体氮平衡

　　氮平衡(nitrogen balance,NB)是指氮的摄入量和排出量之间的
平衡状态,以衡量机体蛋白质代谢概况的一种指标。氮平衡用公式:
$NB=I-E=I-(F+U+S)$表示,其中摄入氮(I)根据食品蛋白质摄入量计

算,排出氮(E)包括粪氮(F)、尿氮(U)、皮肤氮(S)等未被吸收的氮。

氮平衡有零氮平衡、正氮平衡和负氮平衡三种情况。健康成人应该维持在零氮平衡并富裕5%。一般营养正常的健康成年人属于零氮平衡,摄入氮与排出氮相等,表明体内蛋白质的合成量和分解量处于动态平衡。正氮平衡>0,表示体内蛋白质的合成量大于分解量,孕妇、生长发育阶段的儿童青少年、运动或劳动者、恢复期病人等都应该保持适当的正氮平衡,他们需要摄入蛋白质丰富的食物,来满足机体对蛋白质额外的需要。负氮平衡见于饥饿、慢性消耗性疾病和组织创伤等。蛋白质-能量营养不良(protein-energy malnutrition,PEM)大多数由贫穷和饥饿引起,能量和必需氨基酸的缺乏可进一步加重负氮平衡,促使肌肉和体内蛋白质的进一步分解。某些吃减肥膳食的人群,必需氨基酸的摄入虽基本维持在需要量水平,但因能量缺乏,也常处于负氮平衡。

蛋白质摄入过多同样对人体有害。所摄入过多蛋白质不能在体内储存,机体必须将它们脱氨分解,氮由尿排出体外,故可加重肾脏的负荷,尤其对肾功能不良者危害更大。而且,蛋白质在体内并不能完全氧化,产生的肌酐、尿酸、尿素、氨等小分子物质在体内过量蓄积也会对人体有危害。过多动物性蛋白的摄入,常伴有脂肪和胆固醇摄入、含硫氨基酸过多,可能导致心血管、肥胖和骨质疏松等疾病发生的风险增加。

(七)蛋白质的参考摄入量与食物来源

1.必要氮损失与蛋白质需要量

必要氮损失(obligatory nitrogen losses,ONL)指无氮(蛋白质)膳食条件下,机体经皮肤、尿、粪便及其他途径(毛发和黏膜的脱落、月经期失血、肠道菌体死亡等)排出的氮。一般正常成年人每千克体重每日损失的总氮量男女分别为54mg和55mg(从尿中约排出氮37mg,

粪中排出12mg,皮肤排出3mg,其他途径排出量男性为2mg、女性为3mg)。所以一个60kg体重的成年男人,每日共损失的氮估计为:54mg/kg×60kg=3240mg,约相当于20.3g蛋白质(3.24×6.25)。理论上只要从膳食中获得相当于必要氮损失量的蛋白质,就可满足人体对蛋白质的需要。

2.蛋白质的参考摄入量与食物来源

我国推荐成人膳食蛋白质的每日摄入量为1.16g/(kg·d),即成年男性约为75g,女性65g,占膳食总能量的10%~12%,儿童青少年应为12%~14%。膳食蛋白质的主要来源是肉类(畜、禽、鱼)、蛋类和豆类,优质蛋白质(动物性蛋白质、大豆蛋白质)应占蛋白质供给量的30%~50%。瘦肉中蛋白质含量最多,植物性蛋白以大豆及豆制品为佳,粮豆蛋白质互补食用。参加体育锻炼青少年蛋白质摄入一般要求达到2~3g/(kg·d),肌肉中蛋白质含量的增加才能使肌肉纤的加粗和肌肉力量加强。但要注意,肌肉和力量主要是练出来的,不是吃出来的。

二、碳水化合物

碳水化合物(carbohydrate)由碳、氢和氧元素组成,广泛存在于自然界。植物是最大和唯一能持续提供碳水化合物的储存库,碳水化合物占植物体干重的50%~80%。动物体内碳水化合物的含量小于2%。

碳水化合物有单糖、双糖、低聚糖(寡糖)和多糖四大类。葡萄糖、果糖、半乳糖和甘露糖等为单糖。麦芽糖、蔗糖、乳糖和海藻糖等为双糖,蔗糖是自然界存量最为丰富的双糖,以甜菜和甘蔗中含量最多,故称为甜菜糖;烹饪用白砂糖、绵白糖、红糖和冰糖的主要成分是蔗糖;乳糖为乳汁中的碳水化合物,牛乳中含乳糖4%,人乳含5%~

7%。低聚糖(寡糖)由3~10个单糖分子聚合而成,多数低聚糖能被肠道益生菌利用,产生短链脂肪酸。多糖包括糖原(动物细胞)、淀粉、抗性淀粉和膳食纤维。淀粉或糖原被淀粉酶水解的重要产物是麦芽糖,饴糖是糊精和麦芽糖的混合物。除单糖能被人体直接吸收外,其他糖都要在体内转化为葡萄糖后,才能被吸收利用。

(一)碳水化合物的生理功能

碳水化合物是人类维持生命活动的主要物质,具有供能、构成组织、节约蛋白质、抗生酮、解毒、增强肠道功能、改变食物色、香、味、型等多种功能。

1. 提供热能

膳食能量最广泛、最经济的来源是粮谷类和薯类食物,它们中碳水化合物含量较多。小麦、水稻、玉米、大麦、燕麦、高粱等粮谷类中碳水化合物的含量一般为60%~80%,薯类为15%~29%,豆类为40%~60%,坚果、种子类为20%~50%。新鲜蔬菜和水果除含少量单糖外,是纤维素和果胶的主要来源,碳水化合物的含量为蔬菜5%~15%、新鲜水果10%~20%。

《中国居民膳食营养素参考摄入量》(2013版)建议,我国1岁以上健康人群的每日碳水化合物供能比以50%~65%为宜,一般每日250~750g的主食就可满足人体热量的需求;碳水化合物供能比大于80%和小于40%都不利于健康的。摄入谷类膳食,能同时获得多糖、膳食纤维、蛋白质、脂类、矿物质及维生素等多种营养素。此外,考虑到脑组织需要和体内糖原消耗,提出不同人群碳水化合物的平均最低需要量:1岁以上人群为120g/d,其中11~17岁青少年为150g/d。

长期的高糖和高碳水化合物饮食会导致机体产生胰岛素抵抗,从而会增加心血管疾病、2型糖尿病、多囊卵巢综合征、非酒精性脂肪肝等多种慢性代谢性疾病的发病风险。糖被称为世界上用得最广泛的"合法毒药"。人们天生喜欢甜味食品,过量糖的摄入会抑制体内生成"饱腹感"荷尔蒙,导致"糖瘾",吃糖吃不停吃不够。添加糖是在食品中额外添加的糖,为失去纤维的游离糖,以单糖和双糖为主,仅提供热量无其他任何营养,血糖生成指数较高,升血糖的速度快。《中国居民膳食指南(2016)》控制添加糖的摄入量,添加糖的供能比应小于10%,每日摄入量不超过50g,最好控制在25g以下。

2.构成机体的重要物质

细胞中的碳水化合物分布在细胞(器)膜、细胞质以及细胞间质中,主要以糖蛋白、糖脂、蛋白多糖等形式存在,其含量为2%～10%。如核糖是遗传物质分子RNA的骨干,又是构成ATP、NAD、FAD等各种辅因子不可或缺的物质。免疫系统、血液凝固、受精等都与糖类衍生物有关联。

3.维持脑细胞的正常功能

神经系统只能利用葡萄糖供能。人类大脑仅占总体重的2%～3%,但它消耗全身葡萄糖源能量的20%,消耗能量占人体总能耗量的1/6。在大脑中,神经元对能量的需求最高,需要持续的葡萄糖供应,如果脑组织能量供应中断,脑细胞功能会受损,容易出现各种疾病。

4.节约蛋白质作用

碳水化合物的蛋白质节约作用是指:人体首先使用食物提供的碳水化合物作为能量来源,以预防蛋白质的供能消耗,保证蛋白质用于构成组织的作用。当食物中碳水化合物不足时,为满足机体能量需求,机体就会通过糖异生作用,动员脂肪和蛋白质产生葡萄糖来供能。因此,完全不吃主食,只吃肉类是不适宜的,因机体组织将用蛋白质去产热供能,对机体没有好处。

5.抗生酮、调节脂肪代谢作用

若碳水化合物不足,脂肪酸就不能被彻底氧化产生大量酮体,当酮体超过机体对它们的利用时就会引起酮血症,甚至导致酸中毒。足够碳水化合物的摄入,可预防体内酮体生成过多而起到抗生酮作用。人体有效预防酮血症的发生,至少需要每天摄入 50～100g 碳水化合物。

6.其他

如解毒、提供膳食纤维等功能。糖类代谢产生的葡萄糖醛酸可与细菌毒素、酒精、药物、重金属以及胆红素等结合,以降低或解除上述物质的毒性或生物活性,起到解毒作用。

(二)食物的血糖生成指数和血糖负荷

食物的血糖生成指数(glycemic index,GI)也称血糖指数,是评价食物引起餐后血糖反应的一项有效生理学参数。GI 的定义是:摄入含 50g 碳水化合物的待测食物(白面包)与摄入等量葡萄糖后 2h 血糖应答曲线下面积(AUC)之比,也即餐后 2h 引起体内血糖应答水平的百分比值。目前,将含碳水化合物食物分为低 GI(GI≤55)、中 GI(55<GI<70)和高 GI 食物(GI≥70)三个等级。常见食物的血糖指数见表 7-11 所示。

食物的种类、物理化学性质、加工或烹调方式等因素都影响着食物 GI 的高低。精制谷类食品和土豆的 GI 较高,豆类和未加工的谷类 GI 中等,无淀粉的水果和蔬菜 GI 较低。食物中直链淀粉含量越高、食物颗粒越大、淀粉颗粒越紧密则 GI 值就越低;碾磨、压榨等加工处理方法,会打断直链与支链淀粉分子,使食物易于进一步水解,GI 值增加。生食物经烹饪变熟后淀粉颗粒膨胀,易于消化,GI 值变高。水煮的烹调方式会使食物 GI 变小,如米饭 GI 为 83.2,米粥 GI 为 69.4;因水煮后食物中的水分增加,食物黏度影响胃肠道的搅拌,减少淀粉与消化酶的接触。

表7-11 一些常见食物的血糖指数

食物	血糖指数(GI)	食物	血糖指数(GI)
葡萄糖	100.0	黄豆(浸泡、煮)	18.0
大米(即食,煮6min)	87.0	甘薯(红、煮)	76.7
面条(小麦粉)	81.6	粗面条(小麦粉+鸡蛋)	55.0
玉米(甜)	55.0	意大利通心粉	46.0
小米(煮)	71.0	强化意大利细面条	37.0
粗大麦(整粒,煮)	25.0	巧克力	49.0
糙米(煮)	87.0	花生	14.0
燕麦麸	55.0	腰果	25.0
面包(全麦粉)	69.0	通心粉	45.0
面包(80%燕麦粒)	65.0	苹果	36.0
扁豆(鲜)	30.0	西瓜	72.0
利马豆	32.0	香蕉	62.0
豆腐(炖)	31.9		

*详见杨月欣等《中国食品成分表》2002;张立实,吕晓华《基础营养学》,2018年

1998年世界卫生组织与联合国粮农组织(WHO/FAO)专家委员会就肯定了糖尿病治疗饮食中低GI食物的重要作用,并建议为防治糖尿病和心脑血管疾病,糖尿病患者及健康人均应选择低GI食品。低GI食物入肠道消化慢,吸收率低,引起的血糖反应峰值低,可减少餐后血糖波动,有助于血糖控制。可以较长时间地维持饱腹感,改善肠道运动,促进排便。GI已应用于防治某些慢性疾病、降低血脂、控制体重。

因GI不能反映一定量食物中碳水化合物的总量,还受烹调加工方法、季节等多种因素的影响,1997年哈佛大学的Salmeron等又提出"血糖负荷(glycemic load,GL)"概念,使糖尿病患者合理选择及膳食搭配更加直观,简便易行。

血糖负荷 GL=100g 食物中可利用碳水化合物含量(g)×GI/100。GI 相同的食物 GL 却大不相同。如苏打饼干和西瓜的 GI 都为72,但每100g 苏打饼干含可利用碳水化合物约76g,其血糖负荷 72×76/100=54.7;而100g 西瓜所含可利用碳水化合物仅7.5g,其血糖负荷 72×7.5/100=5.4。若少量食用西瓜,对血糖的影响并不显著。

GI 反映食物中碳水化合物的性质,而 GL 则是碳水化合物性质和摄入量的综合反映。食物的 GL 越大,进食后血糖升高越明显。GL 分高、中、低三级:

高 GL 食物:GL≥20,提示食用相应重量食物对血糖的影响明显。

中等 GL 食物:10<GL<20,提示食用相应重量食物对血糖的影响一般。

低 GL 食物:GL≤10,提示食用相应重量食物对血糖的影响不大。

有效结合食物 GL 和 GI,合理搭配食物,合理膳食,以达到控制血糖、控制体重、改善胃肠功能和维护健康身体的目的。尽量少吃"四高"(高热量、高碳水化合物含量、高 GI 和高 GL)的食物。

(三)小心甜蜜的杀手——糖的麻烦

糖在肝脏中代谢,肝脏会将糖转化为脂肪,提高甘油三酯,造成胰岛素抵抗,血压升高,并可能损害肝脏,从而导致糖的毒性作用引发的代谢综合征。代谢综合征又可导致各种慢性病的发生。慢性病的元凶除烟酒外,可能就是含有糖的饮料和垃圾食品。目前,国内外相关文献(2002～2020年)证据表明,过多摄入添加糖可增加血脂异常、超重或肥胖、2型糖尿病、龋齿等的发病风险。

通过宣传让人们学会合理消费糖,建议每天添加糖的摄入不超过50g,最好控制在25g 以下。"控糖"小贴士:少喝或不喝含糖饮料,更不能用饮料替代饮用水,建议饮用白开水、淡茶水。少吃糕点、甜点、冷饮等甜味食品。做饭炒菜少放糖。要学会查看食品标签中的营养成分表,选择GL和GI低的食物,注意隐形糖。

注:我国国家标准《预包装食品营养标签通则》(GB 28050—2011)规定,含糖量≤5g/100g的饮料属于低糖饮料;含糖量≤0.5g/100g的饮料称为无糖饮料。中国营养学会团标规定≥11.5g/100g为高糖饮料。目前我国饮料市场中超过半数的饮料都是含糖饮料。

三、脂类

脂类(lipid)包括脂肪(甘油三酯)和类脂(磷脂、固醇类),在人体内发挥重要的生理功能,具有重要的营养学意义。

(一)脂肪

人体脂肪占体重的10%~20%,具有储存和提供能量、保温、维持体温、保护内脏器官以及内分泌等功能。当摄入能量超过机体需求能量时,多余的能量以脂肪形式储存在体内。研究发现,脂肪细胞对脂肪的储存没有上限,过多摄入的能量将不断转化成脂肪储存下来,脂肪组织不断增加,引起超重和肥胖。当摄入能量不能满足机体需求时,动员储存脂肪代谢产生ATP;因脂肪分解不能产生葡萄糖,饥饿状态下,红细胞和大脑神经元只能通过糖异生产生的葡萄糖提供能量。脂肪组织还可分泌白介素-6、肿瘤坏死因子α、瘦素、纤溶酶原激活物抑制物-1等因子,参与机体的生长发育、免疫、代谢等过程。

膳食脂肪有提供能量、提供必需脂肪酸以及脂溶性维生素、增加饱腹感、改善食物的感官品质等作用。1g膳食脂肪在体内氧化约产生37.6kJ(9.0kcal)能量,脂肪功能比20%~30%。膳食脂肪可刺激十二指肠产生肠抑胃素,减缓胃的蠕动,延长胃内容物排空时间,以增加饱腹感。亚油酸和α-亚麻酸两种必需脂肪酸,只能由膳食脂肪提供。鱼肝油富含维生素A和维生素D,植物油中富含维生素E。膳食脂肪还能促进脂溶性维生素等成分在肠道的吸收。

(二)磷脂

磷脂是体内除甘油三酯外含量最多的脂类,分为甘油磷脂与鞘磷脂两大类,含量较多的甘油磷脂有磷脂酰胆碱(又称卵磷脂)和磷脂酰乙醇胺(又称脑磷脂),鞘磷脂有神经鞘磷脂。除提供能量外,磷脂为构成细胞膜磷脂双分子层的主要成分,对细胞膜的完整性、细胞正常功能的发挥至关重要。磷脂的乳化作用不仅体现在食品工业中,如人造奶油、蛋黄酱、巧克力等的生产中常使用卵磷脂作为乳化剂;还是"血管清道夫",它能乳化和协助脂肪的吸收、代谢和转运,防止胆固醇在血管内壁的沉积,降低血脂和血液黏度,使血液循环顺畅,同时预防心血管疾病的发生。神经鞘磷脂中的胆碱可以合成神经递质乙酰胆碱,从而促进和改善大脑和神经系统的功能。

(三)固醇类

固醇类的主要代表是胆固醇和植物固醇,分别普遍存在于动物和植物性食物中。

胆固醇是细胞膜的重要构成成分,占细胞膜质量的20%～30%,占体重的0.2%,其中1/4分布在大脑。人体内胆固醇的主要来源是由肝脏和小肠黏膜细胞合成,每天合成胆固醇1～1.2g。膳食摄入来源仅占体内合成胆固醇的1/5。胆固醇在肝脏被彻底氧化生成胆汁酸,胆汁酸随胆汁排入小肠,促进脂类的消化与吸收。胆固醇还是人体内许多生物活性成分的合成原料,如维生素D、睾酮、肾上腺素(皮质醇)等。常见食物胆固醇含量见表7-12。

近年来的研究表明,人体自身脂肪代谢对血中胆固醇的影响远大于膳食中胆固醇摄入的影响,膳食胆固醇摄入量与冠心病的发病和死亡之间缺乏显著关联,《中国居民膳食营养素参考摄入量》(2013版)删除了对膳食胆固醇的上限值。2000年版中胆固醇上限值是300mg/d。因血胆固醇与心血管等疾病有一定关系,对慢性病、血脂偏高或有家族史的高危人群,仍需注意控制膳食胆固醇摄入量。

表7-12　常见食物胆固醇含量(mg%)

食品名称	胆固醇	食品名称	胆固醇
猪肉(瘦)	77	鸡蛋黄	1705
猪脑	3100	鸭蛋黄	1522
猪肝	368	大黄鱼	79
腊肠(广式)	123	青鱼	90
牛肉(瘦)	63	草鱼	81
牛舌	102	鲳鱼	68
羊肉(瘦)	65	马哈鱼	86
兔肉	83	鲢鱼	103
人乳	13	鱿鱼	265
牛乳	13	对虾	150
鸡肉	117	小虾米	738
鸭肉	80	猪油	85
鸡蛋	680	奶油	168
鸭蛋	634		

*何志谦《人类营养学》第三版,2008年

　　植物固醇广泛存在于植物细胞膜中,以植物油、豆、坚果类中含量较高,谷类、果蔬中含量较低,因日常摄入量较大,也为人类提供了不少植物固醇。其功能是降低血清胆固醇水平、调节免疫、抑制肿瘤、抑制乳腺增生、防治前列腺肥大等。很多国际组织都建议:摄入含植物固醇高的食物,以减少冠心病等慢性病的发生。

　　(四)脂肪酸和必需脂肪酸

　　脂肪由甘油和脂肪酸组成。自然界有40多种脂肪酸,碳原子由4到24个不等,脂肪的性质和特点主要取决于脂肪酸。

　　1.脂肪酸的分类与功能

　　脂肪酸(fatty acids, FA)是构成甘油三酯的基本单位,在有充足氧供给的情况下,脂肪酸可氧化分解为CO_2和H_2O,释放大量能量,因此脂肪酸是机体主要能量来源之一。根据碳链长度,可将脂肪酸分

为短链脂肪酸(SCFA,≤6个碳原子数)、中链脂肪酸(MCFA,8~12个碳)和长链脂肪酸(LCFA,14~24个碳)。人体视网膜、大脑组织及精子中还含有一些极长链脂肪酸(VLCFA)。SCFA主要是由大肠内微生物发酵产生的乙酸、丙酸等挥发性脂肪酸,对于维持大肠的正常功能具有重要作用,比如为结肠细胞提供60%~70%的能量、维持结肠屏障的完整性等。MCFA自然界中含量较少,来源为乳品、棕榈仁油和椰子油,可抑制脂肪沉积,降低血清胆固醇。因MCFA在肠道吸收和供能的速度快,临床主要用于治疗脂肪便、腹泻、胃肠切除等吸收不良综合征。LCFA是膳食能量的主要来源,见于各种植物种子和动物脂肪。

按照链中双键个数的不同,将脂肪酸分为饱和脂肪酸(SFA)与不饱和脂肪酸(UFA)两大类。按不饱和程度不饱和脂肪酸又分为单不饱和脂肪酸(MUFA)和多不饱和脂肪(PUFA)。一般室温下,以SFA为主组成的脂肪呈固态,如动物脂肪,而富含UFA的脂肪则呈液态,大多为植物油。但也有例外,如深海鱼油在室温下呈液态,虽是动物脂肪,但富含多不饱和脂肪酸(如EPA、DHA)。

对于不饱和脂肪酸中不饱和键(双键)的位置,目前国际上习惯从甲基端的碳原子数起,这个碳称为ω碳(或n碳)。根据脂肪酸第一个双键出现的位置进行分类,分为ω-3、ω-6、ω-9系列不饱和脂肪酸。自然界中比较常见的不饱和脂肪酸为:以茶油所含油酸为代表的ω-9系列不饱和脂肪酸,以植物油中所含的亚油酸为代表的ω-6系列不饱和脂肪酸,以α-亚麻酸和深海鱼油所含的二十碳五烯酸(EPA)和二十二碳六烯酸(DHA)为代表的ω-3系列不饱和脂肪酸。ω-3系列不饱和脂肪酸被证实对协调人体自身免疫系统,调节血脂,预防心血管疾病,促进循环系统的健康,改善内分泌都起着关键的作用。

2.必需脂肪酸

必需脂肪酸(essential fatty acids,EFA)是指机体正常代谢不可缺少,而自身不能合成或合成速度慢无法满足机体需要,必须通过食物供给的脂肪酸。人体的必需脂肪酸只有两种:ω-6族的亚油酸(C18:2, LA)和ω-3族的α-亚麻酸(C18:3 ,LNA),均为PUFA,它们在体内可以转化成多种PUFA:如亚油酸可转化为γ-亚麻酸(C18:3, GLA)、花生四烯酸(C20:4, AA)和二十二碳五烯酸(C22:5);α-亚麻酸可转化为二十碳五烯酸(C20:5, EPA)和二十二碳六烯酸(C22:6, DHA)等PUFA。

除在体内代谢产生能量外,必需脂肪酸在体内有多方面的重要功能:

(1)必需脂肪酸构成磷脂的组成部分,磷脂又构成生物膜双分子层,保持细胞膜的流动性、完整性和选择性。必需脂肪酸与胆固醇的代谢有关。在脂蛋白颗粒中,胆固醇与亚油酸结合形成胆固醇酯,然后被转运和代谢。研究发现,EPA、DHA等多不饱和脂肪酸都具有降低血清总胆固醇水平的作用。

(2)以亚油酸为原料,体内可合成前列腺素(PG)、血栓素(TXA)和白三烯(LT)等多种类二十烷酸的前体物质。必需脂肪酸缺乏,可引起生殖障碍、生长迟缓,以及肝、肾和神经系统的疾病。全身许多组织细胞都能利用花生四烯酸(AA)合成PG,PG参与介导细胞增殖与凋亡、炎症、癌症和心血管疾病的病理过程。PGI2由血管内皮细胞产生,可抑制血小板聚集并诱导血管舒张,TXA2由血小板产生,是强血小板激动剂并诱导血管收缩,它们之间的平衡与心血管系统、动脉血栓性疾病的形成密切相关。

(3)必需脂肪酸维持脑和视觉功能发育。DHA在眼睛视网膜中所占比例最大,约占其脂肪含量的50%,在神经组织中约占25%;

DHA有助于突触结构的完整性,增强记忆与思维能力、提高智力等作用显著,对婴幼儿脑发育和视觉功能发育具有重要的作用。DHA俗称"脑黄金"。早期DHA产品富含DHA和EPA,是以深海鱼油为原料经分子蒸馏而得到的。目前的产品藻油DHA不含EPA,是以海洋微藻菌株通过生物发酵提取制得。EPA俗称"血管清道夫",可防止胆固醇在血管内壁的沉积,降低血脂和血液黏度。

(五)脂类的参考摄入量与食物来源

脂肪摄入量过多或过少,都会影响机体能量、必需脂肪酸以及脂溶性维生素供应,生长发育,大脑和视觉功能发育,心血管系统的稳态等。中国人以植物性食物为主,成年人膳食脂肪的适宜摄入量远低于欧盟食品安全局所推荐的占能比20%~35%。必需脂肪酸来源于植物油类、坚果类食品以及深海鱼类等食物。《中国居民膳食营养素参考摄入量》(2013版)所推荐的脂类的参考摄入量见表7-13。

表7-13　脂类类型及其参考摄入量

脂类	每日适宜摄入量和总能量占比			每日适宜摄入量
	0~6个月	7~12个月	正常成年人	
脂肪	48%		20%~30%	摄入烹饪油脂25~30g
亚油酸	7.3%	6.0%	4.0%	
α-亚麻酸	0.87%	0.66%	0.6%	
DHA和/或EPA	DHA 100mg	DHA 100mg	EPA+DHA 0.25~2.0g/d	孕妇和乳母DHA的适宜摄入量为200mg。成年人和老人EPA+DHA可接受摄入量为0.25~2.0g/d ω-6族/ω-3族适宜比例应≤(4~6):1
胆固醇	未制订胆固醇摄入量上限。2000年版中胆固醇摄入推荐值是<300mg/d			
植物固醇	建议量0.9g/d(0.8~3.2g/d),国人日常膳食中的摄入水平远远低于此数值。同时配合低脂饮食,以预防和减少心血管疾病的发生			

烹调油是提供人体所需要脂肪的重要来源,占总脂肪的53%左右。烹调油可分为动物油和植物油,动物油所含脂肪酸比例和植物油不同(见表7-14),植物油富含维生素E。不同植物油的脂肪酸构成不同,各具营养特点。多不饱和脂肪酸含量是评价食用油营养水平的重要依据。豆油、玉米油、葵花子油中,ω-6系列不饱和脂肪酸较高,而亚麻油、紫苏油中ω-3不饱和脂肪酸含量较高。一般ω-6比ω-3应在(4~6):1。应经常更换烹调油的种类,食用多种植物油。

表7-14 常见油脂中脂肪酸组成表

常见油脂种类	饱和脂肪酸占比	单不饱和脂肪酸占比	多不饱和脂肪酸占比
菜籽油	7.3%	64.0%	26.8%
亚麻籽油	8.5%	19.5%	70.8%
油茶籽油	9.2%	80.8%	9.2%
葵花子油	11.4%	31.6%	53.9%
橄榄油	14.1%	78.6%	7.1%
芝麻油	14.6%	39.6%	43.9%
玉米油	14.6%	30.6%	52.4%
调和油	14.8%	28.2%	53.7%
大豆油	15.6%	23.8%	58.0%
稻米油	18.4%	42.7%	37.0%
米糠油	18.5%	42.0%	35.7%
花生油	19.3%	44.5%	34.5%
猪油(炼)	43.20%	47.90%	8.9%
棕榈液油(24°)	45.9%	43.1%	10.9%
奶油	46.70%	34.20%	19%
黄油	56.2%	36.7%	6.3%
羊油	57.30%	36.10%	5.3%
牛油	61.8%	34%	4.50%
类可可脂	64.9%	32.3%	2.80%
棕榈仁油	80.6%	16.5%	2.80%
椰子油	91.4%	6.9%	1.7%

《中国居民膳食指南(2022)》

(六)反式脂肪酸

脂肪酸的空间构象中,若氢原子分布在不饱和键的同侧为顺式脂肪酸,反之,氢原子在不饱和键的两侧,称为反式脂肪酸(TFA)。常用植物油的脂肪酸均属于顺式脂肪酸。反式脂肪酸(TFA)被称为"餐桌上的定时炸弹"。许多流行病学调查、动物实验研究均已证实:摄入过多TFA可增高胆固醇,增加心血管疾病发生的风险。2010年11月,国家卫生健康委员会已组织开展TFA风险监测评估和相关标准的制修订工作,并于2011年10月12日发布了国家标准《食品安全国家标准 预包装食品营养标签通则》(GB 28050—2011),2013年1月1日起正式施行。标准规定每天摄入TFA不应超过2.2g,摄入量应少于每日总能量的1%;食品的营养成分表中应标示TFA的含量。食品营养标签中的标示:代可可脂、人造奶油、起酥油、植物奶油、人造酥油、人造植物黄油、奶精、转化脂肪、氢化棕榈油、氢化植物油等都含TFA,不宜过多食用。《中国居民膳食营养素参考摄入量》(2013版)提出"我国2岁以上儿童和成人膳食中来源于食品加工产生的反式脂肪酸的最高限量为膳食总能量的1%",大致相当于2g。2011年专项调查显示北京、广州居民反式脂肪酸供能比为0.30%。

2012年国家食品安全风险评估专家委员会对我国居民反式脂肪酸膳食摄入水平进行了评估,估计摄入量较低。按功能比计算,反式脂肪酸来自加工食品的占71%(见表7-15)。

表7-15 常见包装食品反式脂肪酸含量

反式脂肪酸来源	食品名称	贡献率(%)
加工来源	植物油	49.81
	糕点(包括蛋糕、派、萨琪玛、其他糕点)	4.05
	比萨、汉堡、三明治	2.65
	饼干	2.50
	油饼、油条	2.36
	面包(包括牛角、奶油或其他)	2.31
	其他	7.49
	小计	71.17

2022年《中国居民膳食指南》

四、维生素

维生素(Vitamin)是维持人体和动物正常生命活动所必需的一类微量的低分子有机化合物,对机体生长发育、新陈代谢、免疫系统、神经系统等有重要作用。除维生素D外,维生素一般不能在体内合成,或合成量太少不能满足人体需求,需要通过饮食等手段获得。

维生素有脂溶性和水溶性两大类。脂溶性维生素有维生素A、D、E、K,它们溶于脂肪或某些有机溶剂中而不溶于水,吸收后可在体内蓄积和贮存,过量食入可引起中毒。水溶性维生素包括维生素C、尼克酸(PP)、B_1、B_2、B_5、B_6、生物素、叶酸、B_{12}等,都溶于水,若摄入过多,过量部分可以从尿中排出,一般不在体内大量蓄积贮存,不引起中毒,必须经常补充。

不同维生素有其特定的生理功能,缺乏和过量时都会导致疾病。维生素缺乏的常见原因有膳食中维生素含量的不足、食物储存或烹调方法不得当、不良饮食习惯(如挑食、偏食)等。常见维生素的生理功能及其食物来源详见表7-16。

表7-16　常见维生素的生理功能及其食物来源

维生素名称	生理功能	食物来源
维生素A (视黄醇) 维生素A原	维持视觉功能,防止夜盲症和视力减退;维持和促进免疫功能;维持骨骼正常生长发育;维护皮肤黏膜完整性;促进生长发育和维持生殖功能	类视黄醇来源为动物性食品,如畜禽及鱼类(鲨鱼、鳕鱼)、肝脏、蛋奶、鱼油和奶油等。维生素A原来源于深色果蔬、鱼肝油
维生素D	促进钙和磷的吸收与利用,强健骨骼和牙齿;帮助维生素A的吸收,有助于对结膜炎的治疗。调节免疫功能	鱼肝油、沙丁鱼、鲑鱼、鲐鱼、乳品、蛋、肝

维生素名称	生理功能	食物来源
维生素E (生育酚)	抗氧化;抑制眼睛晶状体内的过氧化脂反应,使末梢血管扩张,改善血液循环,预防近视眼发生和发展;维持生育功能,如促进性激素分泌、预防流产、使男子精子活力和数量增加等;维持免疫功能;改善脂质代谢,预防冠心病、动脉粥样硬化	油料种子、植物油、杏仁、榛子、麦胚、鸡蛋、肝脏、鱼类
维生素K	参与凝血过程,预防与治疗凝血酶原过低等引起的出血;参与骨代谢;与心血管健康有关	内脏、肉类、酸奶酪、蛋黄、海藻类、萝卜缨、椰菜、绿茶
维生素C	治疗牙龈出血;增强免疫系统功能;具有抗癌作用;预防感冒、坏血病;美白肌肤;有助于降低胆固醇;促进钙和铁的吸收	绿叶蔬菜、青椒、番茄、辣椒、菜花、土豆、杏、苹果、桃等
维生素B_1 (硫胺素)	促进成长;帮助消化,特别是碳水化合物的消化;改善精神状况;维持神经组织、肌肉、心脏活动的正常	米糠、全麦、燕麦、花生、猪肉、番茄、茄子、小白菜、牛奶等
维生素B_2 (核黄素)	参与生物氧化与能量生成;促进发育和细胞的再生;参与体内的抗氧化防御系统,提高机体对环境应激适应能力;促使皮肤、指甲毛发的正常生长;帮助消除口腔内炎症;增进视力,减轻眼睛的疲劳	牛奶、绿叶蔬菜、肝、蛋、鱼、奶酪等
维生素B_5 (泛酸、遍多酸)	以乙酰辅酶A的形式参加代谢;维持正常发育和中枢神经系统的发育;制造抗体;维护头发、皮肤及血液的健康	绿叶蔬菜、未精制的谷物、酵母、瘦肉、肝脏等

续表

维生素名称	生理功能	食物来源
维生素 B_6（吡哆醇/醛/胺）	为人体内某些辅酶的组成成分,参与氨基酸、糖原、脂肪酸代谢;参与某些微量营养素的转化与吸收、调节神经递质的合成和代谢、参与造血和抗体的合成。防治妊娠和放射性呕吐;防止各种神经、皮肤的疾病;缓解夜间肌肉的痉挛、脚的抽筋、手的麻痹等各种手足神经炎的症状	酵母菌、肝脏、谷物、肉、鱼、蛋、豆类、花生
维生素 B_{12}（钴胺素）	通过增加叶酸的利用率影响核酸和蛋白质的合成,促进红细胞的形成和再生,预防贫血;参与胆碱的合成,缺少胆碱会影响脂肪代谢;促进儿童发育,增进食欲;增强体力;维持神经系统的正常功能,促使记忆力集中,消除烦躁不安	动物内脏、瘦肉、蛋、鱼、乳品、紫菜、南瓜等
维生素 B_9（叶酸）	为体内生化反应的辅酶,参与嘌呤和胸腺嘧啶的合成,进一步合成 DNA、RNA;参与氨基酸代谢,参与血红蛋白及甲基化合物如肾上腺素、胆碱、肌酸等的合成。预防婴幼儿出现畸形、乳腺癌、贫血和心脑血管疾病等;增进皮肤黏膜的健康	酵母、肝及绿叶蔬菜、胡萝卜、南瓜、土豆、豆类、香蕉、辣椒、全麦、蛋黄等
生物素（维生素 B_7/维生素 H）	人体内多种酶的辅酶,参与碳水化合物/脂肪酸和蛋白质的代谢;维持上皮组织结构的完整和健全;预防白发、谢顶、湿疹、皮炎;还参与维生素 B_{12}、叶酸、泛酸的代谢;促进尿素合成与排泄	糙米、小麦、草莓、柚子、葡萄、啤酒、肝、蛋、瘦肉、乳品等
维生素 PP（维生素 B_3/烟酸/尼克酸）	在人体内转化为烟酰胺,烟酰胺是辅酶Ⅰ和辅酶Ⅱ的组成部分,参与体内脂质代谢,组织呼吸的氧化过程和糖类无氧分解的过程。有较强的扩张周围血管作用	肝、肾、牛、羊、猪肉、鱼、花生、黄豆、麦麸、米糠、小米、酵母、绿叶蔬菜、红枣

1.维生素A缺乏与过量

维生素A(Vitamin A)(视黄醇)指具有视黄醇生物活性的化合物。参与视觉循环的维生素A是11-顺式视黄醛,而人体内90%~95%维生素A以视黄酰酯-视黄醇棕榈酸酯的形式储存在肝脏中。肝脏释放的视黄醇与视黄醇结合蛋白(RBP)结合,再与血浆中前白蛋白结合,运送至视网膜,参与视网膜光化学反应。维生素A也是调节糖蛋白合成的一种辅酶,可稳定上皮细胞膜,维持上皮细胞的形态完整和功能健全。维生素A通过其受体途径实现多种重要的生理功能。

WHO最初采用国际单位(U)来表示维生素A活性,1U维生素A=0.3μg视黄醇;后以视黄醇当量(RE)表示。在2001年提出用视黄醇活性当量(RAE)来评估膳食维生素A活性。两种膳食来源维生素A的活性不同。换算关系为:动物性食物维生素A活性来自全反式视黄醇,1U维生素A活性=0.3μg视黄醇,即μg RAE=动物性食物维生素A活性U/3.33。植物性食物维生素A活性来自于类胡萝卜素,1U维生素A活性=0.6μg膳食全反式β-胡萝卜素=1.2μg其他维生素A原类胡萝卜素=1/20μg RAE,即μg RAE=植物性食物维生素A活性U/20。

维生素A包括类视黄醇和维生素A原两大类。类视黄醇(或称为预先形成的维生素A)指与视黄醇及其代谢产物,以及具有相似结构的合成类似物,膳食来源为动物性食品,如畜禽和鱼类(鲨鱼、鳕鱼)肝脏、奶蛋类和鱼油等。维生素A原能在体内转化为维生素A,目前已知约50种类胡萝卜素具有维生素A原活性,最具维生素A营养意义的三种是β-胡萝卜素、α-胡萝卜素和β-隐黄质,其食物来源主要为各种深红、黄、绿色蔬菜和水果,如绿芥菜、菠菜、莴苣叶、南瓜、羽衣甘蓝、大白菜、胡萝卜、红心甜薯、番茄、西兰花等。在高温环境、暴露于氧气或活泼金属中,维生素 A 及其衍生物很容易被氧化和异构化;一般烹饪过程对维生素 A 的破坏不大。类胡萝卜素较稳定,食物的加工、加热等有助于植物细胞内类胡萝卜素更好地释放,促进其吸收。膳食脂肪(每餐至少 3 ~ 5g)对类胡萝卜素的吸收是必需的。

眼睛的光感受器是视网膜中的视杆细胞和视锥细胞。视网膜黄斑中央凹只有视锥细胞,它对强光和颜色具有高度分辨能力。周缘部主要为视杆细胞,对暗光敏感,视紫红质是其感光色素,由视蛋白与视黄醛所构成的。视黄醛由维生素 A 转变而来。视紫红质的再生过程为:视紫红质经光照射后,11-顺式视黄醛异构成反式视黄醛,并与视蛋白分离而失色,若进入暗处,全反式视黄醛→反式视黄酯(储存于色素上皮中)→反式视黄醇→11-顺式视黄醛→与视蛋白重新结合为视紫红质,恢复对弱光的敏感性。据眼科专家统计,在暗处 5min 内就可以生成 60% 的视紫红质, 30min 左右即可全部生成。当人体内维生素 A 充足时,视紫红质再生快而完全,暗适应恢复时间短,使人在暗处可以看见物体的形和色。暗适应持续 30 ~ 40min。明适应相比暗适应进行得快些,大约 5min 明适应就基本完成了。

维生素 A 缺乏症好发于 6 岁以下婴幼儿。原发性缺乏属地方性流行病,多见于以大米为主食、缺少胡萝卜素食物来源的东南亚地区。维生素 A 持续缺乏数周或数月后就会出现各种症状。维生素 A 缺乏致视紫红质再生缓慢且不完全,眼睛暗适应能力下降,严重缺乏视紫红质不能再生时出现夜盲症(俗称"雀蒙眼")。其他症状还有球结膜皱褶、角膜溃疡或穿孔、毕脱斑等;骨骼生长障碍,骨质过度向外增生,干扰邻近器官尤其神经组织;皮肤毛发干燥易脱落,毛囊上皮角化过度的毛囊性丘疹,指甲变脆;免疫功能受损,感染性疾病的患病率和死亡率升高。

维生素 A 过多症大多系不遵医嘱摄入过量维生素 A 制剂引起。

急性维生素 A 过多症因一次剂量儿童超过 30 万 U、成人超过 30 万~100 万 U 即可发生急性中毒,一般服用后 8~12h 可出现颅内高压症状,皮肤红肿和脱皮,以手脚掌最为明显,数周后方可恢复正常。慢性维生素 A 过多症长期摄入过量维生素 A 制剂引起,如婴幼儿 5 万~10 万 U/d,成人每天摄入 8 万~10 万 U/d,超过 6 个月即可发生慢性中毒。

2.维生素 D 缺乏与过量

维生素 D(Vitamin D)又称抗佝偻病维生素。维生素 D 家族中最重要的成员是维生素 D_2(麦角钙化醇)和维生素 D_3(胆钙化醇)。维生素 D_3 主要帮助钙的吸收。在动、植物体内都存在维生素 D 原,如动物皮下 7-脱氢胆固醇、酵母和植物油中不能被人所吸收的麦角固醇。维生素 D 原经紫外线(波长 260~300nm)激活分别可转变成维生素 D_3 及能被人吸收的维生素 D_2。

维生素 D 通过与其受体(维生素 DR)结合而发挥生物学效应;维生素 D 重要的靶器官如小肠、肾脏和骨组织中维生素 DR 表达量较高。现代学术界认为,维生素 D 本身没有生理活性,维生素 D 要在肝肾中分别经过两次羟化形成 $1,25-(OH)_2D_3$(即活性维生素 D_3)后才具有生物学活性,行使其功能。

维生素 D 与结合蛋白(DBP)结合的形式在血浆中转运,被携带到肝脏中完成第一次羟化生成 $25-(OH)D_3$。$25-(OH)D_3$ 不储存在肝细胞内,被释放到血浆中,$25-(OH)D_3$ 是血液中浓度最高的维生素 D 代谢产物。$25-(OH)D_3$ 经肾皮质中 1-羟化酶的第二次羟化生成 $1,25-(OH)_2D_3$。机体通过 $1,25-(OH)_2D_3$、甲状旁腺素(PTH)、降钙素、钙磷的循环水平,以及雌激素等激素严格控制肾脏 1α-羟化酶活性,精确调节维生素 D 内分泌系统。

体内钙的内稳态机制:低血钙引起 PTH 的分泌;PTH 引起肾脏排

出磷酸盐,并导致刺激1,25-$(OH)_2D_3$的合成;1,25-$(OH)_2D_3$则直接作用于肠,促使其吸收钙;PTH及1,25-$(OH)_2D_3$均作用于骨和肾,协同刺激钙从骨骼脱钙,增加肾脏对钙的重吸收;通过调节血钙水平恢复正常,PTH的分泌关闭。

维生素D的膳食来源包括正常食物(如乳制品)、维生素D强化食物和浓缩的天然食物(鱼肝油)。1μg维生素D相对于40U维生素D。人体内维生素D的来源包括日光照射皮肤合成、食物和补充添加。皮肤日光暴露是人类最有效维生素D来源。合适的日光暴露,如在上午10点到下午3点,每周2次暴露双上下肢于日光下15~30min,通常可以产生满足人体需要的足够维生素D_3。应该大力提倡非剧烈日光的规律暴露。调查显示,人体维生素D水平随维度的降低而逐渐增高,这与环境紫外线辐射强度随维度的降低而逐渐增强相一致。

表7-17 常见食物中维生素D的含量[μg(U)/100g可食部)]

食物	含量	食物	含量
鱼干(虹鳟鱼、大马哈鱼)	15.6(623)	黄油	1.4(56)
奶酪	7.4(296)	香肠	1.2(48)
蛋黄(生鲜)	5.4(217)	牛内脏	1.2(48)
沙丁鱼(罐头)	4.8(193)	猪肉(熟)	1.1(44)
香菇(干)	3.9(154)	海鲈鱼干	0.8(32)
猪油	2.3(92)	干酪	0.7(28)
全蛋(煮、煎)	2.2(88)	奶油(液态)	0.7(28)
全蛋(生鲜)	2.0(80)	牛肉干	0.5(20)

张立实,吕晓华《基础营养学》,2018年

血中25-$(OH)D_3$不受钙磷和PTH的直接调节,是人体维生素D营养状况的有效测试指标,血清25-$(OH)D_3$≤30nmol/L为维生素D缺乏。维生素D缺乏会导致少儿佝偻病和成年人的软骨病。佝偻病主要表现为神经精神症状和骨骼的变化;神经精神症状为多汗、夜惊、

易激惹等;骨骼变化如颅骨软化、肋骨串珠等。骨软化症表现为肌无力或肌萎缩、骨头和关节疼痛、腹泻、失眠和紧张等,多见于体弱多病的老人和妊娠多产的妇女。

维生素D过量可导致血钙过高,早期有腹泻或便秘、头痛等。后期会出现食欲减退、恶心、皮肤瘙痒、多尿、肾脏衰竭甚至心血管系统的异常。一旦发现应采取措施改善高钙血症。使用利尿剂和低钙膳食等使血钙恢复正常水平后,停用利尿剂,加用糖皮质激素治疗。血钙维持正常水平3月后,激素逐步减量至停用。

3.维生素E缺乏与过量

维生素E(Vitamin E)是所有具有α–生育酚活性的生育酚和三烯生育酚及其衍生物的总称。α–生育酚活性最高,β–生育酚、γ–生育酚、δ–生育酚和α–三烯生育酚的活性分别为α–生育酚活性的50%、10%、2%和30%。人体内α–生育酚含量最高的是脂肪组织(150μg/g),肾上腺(132μg/g)次之,心肝肾三脏中为7～40μg/g。维生素E有维持生育功能、抗氧化、调节免疫等功能,在慢性病、运动和神经系统疾病、皮肤疾病等的防治中应用广泛。

表7-18 常见食物中维生素E含量

食物	含量(mg/100g)	α-TE(mg/100g)	食物	含量(mg/100g)	α-TE(mg/100g)
葵花子油	54.6	38.35	花生仁(生)	18.09	9.73
花生油	42.06	17.45	花生仁(炒)	14.97	8.32
玉米油	50.94	14.42	杏仁	18.53	0.82
色拉油	24.01	9.25	榛子(干)	36.43	0.71
茶油	27.9	1.45	腐竹	27.84	1.43
葵花子(炒)	26.46	74.5	豆腐皮	20.63	1.12
松子仁	32.79	29.22	黑豆(黑大豆)	17.36	0.97
核桃(干)	43.21	25.04	黄豆(大豆)	18.9	0.9

张立实,吕晓华《基础营养学》,2018年

健康人群一般不会因摄入不足而导致维生素 E 缺乏,多由疾病引起,如脂肪吸收不良综合征、腹泻、慢性胆汁淤积性肝病和短肠综合征等。儿童的神经系统还在发育中,对维生素 E 缺乏很敏感,若不能及时予以治疗,可迅速出现神经系统的异常,并影响运动发育和认知能力。成人神经系统已成熟对维生素 E 缺乏比较耐受,一般 5~10 年后才会出现神经系统的异常表现。维生素 E 缺乏可引起贫血。经常服用激素、阿司匹林、酒精以及避孕药者,血浆维生素 E 水平会降低。血浆维生素 E 还与总血脂有密切关系,建议二者的正常界限比值为 0.8mg:1g,低于此值可认为是维生素 E 缺乏。高脂血症的人会有假性维生素 E 增高,低血脂症者伴有低维生素 E 水平,也不一定是真正的维生素 E 缺乏。

动物实验未见维生素 E 有致癌、致畸、致突变作用。摄入低剂量维生素 E 具有抗氧化作用,大剂量时则起促氧化作用,还妨碍其他脂溶性维生素的吸收。人和动物均可耐受需求量 2 倍以上的剂量。

生育酚只在有光合作用的生物中合成,植物种子中含量较多。主要膳食来源是坚果和植物油。橄榄油和葵花子油中主要是 α-生育酚,玉米油中主要为 γ-生育酚,而大豆油中则含有较高的 δ-生育酚。三烯生育酚在大麦、燕麦、米糠和棕榈油中的含量较高。膳食摄入维生素 E 或其补充剂,吸收率仅 40% 左右。

4.维生素 K 缺乏

维生素 K(Vitamin K)是含有 2-甲基-1,4萘醌的一族同类物。K_1、K_2 是天然存在的,植物中只含有叶绿醌(K_1),甲萘醌(K_2)为动物来源,由肠道微生物合成。K_3、K_4 是人工合成的。

维生素 K 存在于植物和动物性食物中。维生素 K_1 最好的食物来源是绿叶蔬菜(50~800μg/100g),水果和谷物中含量低。动物性食物如牛奶、奶制品、肉蛋类中含有少量维生素 K(1~50μg/100g),为各种甲基萘醌和叶绿醌的混合同类物。人体所需维生素K有40%～50%来自植物性食物,其余由肠道细菌合成而提供。成人推荐量为 $2\mu g/(kg\cdot d)$。

表7-19 常见食物中维生素K的含量($\mu g/100g$可食部)

食物	含量	食物	含量
菜籽油	830	卷心菜	149
萝卜缨	650	蛋黄	149
羽衣甘蓝	275	生菜	129
黄瓜	275	莴苣	113
菠菜	266	猪肝	88
大豆	200	麦麸	83
花椰菜	191	鸡肝	80

张立实,吕晓华《基础营养学》,2018年

维生素K是凝血因子γ-羧化酶的辅酶,凝血因子7、9、10的合成也依赖于它,故也称"凝血维生素"。维生素K缺乏可引起凝血酶原的合成减少,凝血时间延长,严重者出血不止,甚至死亡。新生儿容易发生维生素K缺乏性出血,主要原因有三:新生儿肝脏对凝血酶原的合成尚未成熟;出生头几天新生儿的肠道是无菌的;母乳的含量低,仅含 $1～2\mu g/L$(牛乳含 $5～10\mu g/L$),甚至不能满足6个月大婴儿的需要。健康成人原发性维生素K缺乏并不常见,缺乏可见于最低限度膳食摄入量者。

5.B族维生素

B族维生素是个庞大的家族,包括维生素 B_1(硫胺素)、维生素 B_2(核黄素)、维生素 B_3(烟酸)、维生素 B_5(泛酸)、维生素 B_6(吡哆醇)、维生素 B_{12}(氰钴胺)、维生素 B_9(叶酸)、维生素 B_7(生物素)等。所有成员都是水溶性的,都是辅酶。

维生素B族的共融现象是指B族维生素成员需要相互协同才能

发挥作用,彼此是相辅相成的。其中任何一种或数种维生素B的单独补充,会使得未补充维生素B的需要量增加而出现缺乏症状,如唇干、口唇炎、舌炎、易激动、抑郁、呕吐、抽筋等。

维生素B_1(硫胺素)是脱羧辅酶的主要组成成分,参与丙酮酸的氧化脱羧,是碳水化合物代谢所必需的基础物质。维生素B_1可抑制胆碱酯酶对乙酰胆碱的水解,有促进胃肠蠕动作用。维生素B_1缺乏症又称脚气病,主要见于以精加工面粉为主食和长期酗酒的人群。脚气病有干型、湿型和混合型三型。干型脚气病表现为指(趾)端麻木、肌肉酸痛压痛(尤腓肠肌)等多发性周围神经炎的症状;湿型脚气病以水肿和心脏症状为主。长期酗酒者以脑性脚气病为主,有共济失调、眼球震颤、记忆力明显减退等表现。维生素B_1缺乏时胃肠蠕动会缓慢,腺体分泌减少,食欲减退。维生素B_1广泛存在于天然食物中,谷类、豆类及干果中含量丰富。谷类加工中去除麸皮和糠、过度淘洗、煮饭加碱等都会造成维生素B_1的大量损失。常见食物中维生素B_1的含量见表7-20。

表7-20　常见食物中维生素B_1(硫胺素)的含量(mg/100g可食部)

食物	含量	食物	含量
葵花子仁	1.89	小麦	0.4
花生仁(生)	0.72	玉米面(白)	0.34
猪肉(瘦)	0.54	粳米(标三)	0.33
辣椒(红、尖、干)	0.53	黑米	0.33
豌豆	0.49	小米	0.33
绿豆面	0.45	鸡蛋黄	0.33
黄豆	0.41	豆腐皮	0.31
青豆(青大豆)	0.41	猪肝	0.21

张立实,吕晓华《基础营养学》,2018年

维生素B_2(核黄素)缺乏多与不合理饮食、疾病、剧烈体育运动或

酗酒等有关,表现多为非特异,因维生素 B_2 缺乏会影响维生素 B_6、烟酸的代谢以及铁的吸收,常见唇炎、舌炎、口角炎、脂溢性皮炎、阴囊皮炎、结膜充血和怕光流泪等,还易出现继发性缺铁性贫血。维生素 B_2 广泛存在于动植物食品中,动物性维生 B_2 生物利用度更高,肝肾脏、奶制品、蛋类中含量丰富;植物中绿色蔬菜、豆类含量较高,谷类含量较少;谷物中的维生素 B_2 主要分布在胚芽和糠麸中,研磨加工可导致维生素 B_2 的丢失。在烹饪中维生素 B_2 可溶到水或肉汤中。维生素 B_2 耐热,但对光很敏感,光下暴露,如直接晾干或玻璃瓶装牛奶的日光照射等易导致大量维生素 B_2 的破坏。常见食物中维生素 B_2 的含量见表7-21。

表7-21　食物的维生素 B_2(核黄素)含量(mg/100g可食部)

食物	含量	食物	含量
猪肝	2.08	牛奶	0.14
麸皮	0.30	花生仁	0.13
鸡蛋	0.27	菠菜	0.11
黄豆	0.20	油菜	0.11
核桃	0.14	猪肉(瘦)	0.10
牛肉	0.14	小麦粉(标准)	0.08

张立实,吕晓华《基础营养学》,2018年

维生素 B_3(烟酸)缺乏可出现皮肤、消化系统和神经精神系统等的异常表现。最典型症状为皮炎,多在手足背、腕踝部、前臂等肢体暴露部位对称出现。消化系统以舌炎和腹泻为著。维生素 B_3 还有较强的扩张周围血管作用,常用于治疗耳鸣、内耳眩晕症、偏头痛等。维生素 B_3 主要食物来源是肝、肾、瘦肉、家禽、鱼、花生、豆类等。膳食中烟酸含量可用烟酸当量(NE)表示:烟酸当量(mg NE)=烟酸(mg)+ 1/60色氨酸(mg)。人体的部分烟酸由色氨酸转变而来,约60mg色氨酸可以转变为1mg烟酸。常见食物中维生素 B_3 的含量见表7-22。

表7-22　食物中烟酸的含量和烟酸当量(可食部)

食物	维生素B₃ (mg/ 100g)	色氨酸 (mg/ 100g)	烟酸当量 (mg NE/ 100g)	食物	维生素B₃ (mg/ 100g)	色氨酸 (mg/ 100g)	烟酸当量 (mg NE/ 100g)
口蘑	44.3	32	44.8	带鱼	2.8	207	6.3
花生仁	17.9	229	21.7	海虾	1.9	171	4.8
香菇	20.5	39	21.2	小米	1.5	178	4.5
鸡胸肉	10.8	226	14.6	稻米	1.9	142	4.3
瘦猪肉	5.3	267	9.8	小麦粉	2.0	139	4.3
黄豆	2.1	455	9.7	玉米	2.3	80	3.6
瘦牛肉	6.3	162	9.0	高粱米	1.6	—	1.6
瘦羊肉	5.2	223	8.9	马铃薯	1.1	29	1.6
海鳗	3.0	205	6.5	海带	1.3	7.0	1.4

张立实,吕晓华《基础营养学》,2018年

　　维生素B_6广泛存在动植物食物中,植物中所含为吡哆醇,动物性食物中大部分为吡哆醛和吡哆胺。以肉类、坚果、整谷(尤小麦)和蔬菜中含量较多。膳食维生素B_6在中性、碱性、光和热暴露条件下不稳定,烹饪加热过程中,植物性食物中的维生素B_6几乎不丢失,动物膳食中的则大量丢失,如牛奶经干燥,会丢失30%~70%的维生素B_6。单纯维生素B_6缺乏少见,一般伴有多种B族维生素摄入不足的表现。

　　维生素B_{12}(钴胺素)是人体内唯一含金属的维生素,缺乏可引起神经精神疾病、巨幼红细胞贫血和高同型半胱氨酸血症等。细菌单独控制着维生素B_{12}的合成,只有细菌发酵食物和部分动物组织中存在维生素B_{12}。维生素B_{12}膳食来源于动物性食品,肉、蛋、鱼和贝类中含量最为丰富,乳和乳制品中含量较少,植物性食物中基本不含维生素B_{12}。人体对维生素B_{12}的需求量极少,成人RNI为2.4μg/d。

　　维生素B_9(叶酸)一般不缺乏,但长期酗酒、膳食摄入不足、避孕药和抗惊厥药等会导致其缺乏,而引起巨红细胞贫血、舌炎和腹泻、

新生儿生长不良、儿童神经管畸形等。叶酸还与心血管疾病和癌症的发生相关。据报道,叶酸缺乏女性结肠癌发病率是正常人的5倍;叶酸缺乏引起的高半胱氨酸血症为心血管病的危险因素,它损害血管内皮细胞、激活血小板的黏附和聚集。膳食叶酸摄入量3.1μg/(kg·d),在此基础上孕妇和乳母摄入增加20～300μg/d,婴儿增加3.6μg/(kg·d),即可满足其生长发育的需要。叶酸广泛存在于动植物食品中,肝、蘑菇和绿色蔬菜是人类膳食中丰富的叶酸来源。

生物素(维生素H)缺乏可引起皮肤、黏膜及腺体的角化,出现皮肤干燥、毛囊丘疹、脱毛脱发(严重时"生物素缺乏脸")、干眼病,严重时角膜角化增厚甚至穿孔、失明等。生物素在体内氧化生成顺视黄醛和反视黄醛,缺乏时视杆细胞内不能合成足够感光物质,出现夜盲症。还影响机体的免疫力和抗感染能力。成人一般不会缺乏生物素,经常生食鸡蛋或长期服用抗生素的人才可能缺乏。蜂王浆和酿酒酵母中生物素含量高;生物素主要天然食物来源有牛奶、肝脏、鸡蛋黄、花生、葵花子和一些蔬菜。

维生素B_5(泛酸)缺乏会引起记忆衰退、倦怠、食欲丧失、口疮舌炎、胃酸缺乏、心跳过速、头痛、恶心、呕吐、体重减轻、对称性皮肤炎等。泛酸广泛分布于体内各组织,以肝、肾上腺、肾、脑、心和睾丸中的浓度最高,广泛存于多种食物中。

五、矿物质

矿物质(mineral)又称无机盐。人体内除碳、氧、氢、氮等主要以有机物的形式存在以外,其余60多种元素统称为矿物质。其中,钙、磷、钾、钠、氯、镁、硫约占体重的3.95%,占矿物质总量的60%～80%,称为宏量或常量元素。铁、铜、碘、锌、锰、钼、钴、铬、锡、钒、硅、镍、氟、硒等共14种含量小于体重0.01%的矿物质称为微量元素。铅、镉、汞、砷、铝、锡和锂等元素具有"双重效应"。

矿物质是人体必不可少的营养素,常量元素不仅构成人体组织,在人体代谢中也发挥许多重要的生理功能。

1.构成机体骨骼组织的重要成分:钙、磷、镁——骨骼、牙齿。缺乏钙、镁、磷、锰、铜,可能引起骨骼或牙齿不坚固。钙、磷是人体含量最多的两种元素;成人体内钙总量为1000~1200g,99%的钙以羟磷灰石$Ca_{10}(PO_4)_6(OH)_2$的形式存在于骨骼和牙齿,1%在混溶钙池,以游离钙或结合形式分布在软组织和体液中,血钙仅占总钙的0.03%。磷含量600~900g,80%~85%存在于骨骼和牙齿;总镁含量约25g,60%~75%以磷酸盐和碳酸盐的形式存在于骨和牙齿。

2.参与酶促反应:酶是新陈代谢过程中不可缺少的蛋白质,而矿物质为酶的活化剂、辅因子或组成成分。如镁、锌是ATP酶等多种酶的激活剂或组成成分,参与300多种酶促反应;钙参与cAMP、脂肪酶等多种酶的激活和活性调节,氯为唾液酶激活剂。若矿物质不足,酶促反应等代谢活动就会停止。

3.特殊生理功能物质的组成部分:碘是甲状腺素、铁是血红蛋白的组成成分。

4.维持酸碱平衡及渗透压:酸性和碱性无机盐适当配合,加上重碳酸盐和蛋白质的缓冲作用,维持着机体的酸碱平衡;无机盐与蛋白质一起维持组织细胞的渗透压。

5.其他:钾、钠、钙、镁是维持神经肌肉兴奋性和细胞膜通透性的必要条件。还参与凝血过程、激素分泌,维持体内酸碱平衡。

矿物质在人体新陈代谢过程中,会有一定量随着粪、尿、汗液、皮肤等途径排出体外,所以需要膳食摄入来补充。中国居民常量元素的参考摄入量见表7-23。

表7-23　中国居民常量元素的参考摄入量(mg/d)

年龄(岁)	钙	磷	镁	钾	钠
0~	200(AI)	100(AI)	20(AI)	350	170
0.5~	200(AI)	100(AI)	65(AI)	550	350
1~	600	300	140	900	700
4~	800	350	160	1200	900
7~	1000	470	220	1500	1200
11~	1200	640	300	1900	1400
14~	1000	710	320	2200	1600
18~	800	720	330	2000	1500
50~	1000	720	330	2000	1400
65~	1000	700	320	2000	1400
80~	1000	670	310	2000	1300
孕妇(早)	800	720	370	2000	1500
孕妇(中)	1000	720	370	2000	1500
孕妇(晚)	1000	720	370	2000	1500
哺乳期妇女	1000	720	370	2400	1500

《中国居民膳食营养素摄入量(2013版)》

　　下面介绍几种主要矿物质的食物来源、推荐每日摄入量(recommedded daily allowance, RDA)及其吸收的影响因素。

　　(一)钙

　　钙是构成机体骨骼和牙齿的重要成分。骨骼通过成骨和溶骨作用维持各种组分与血液间保持动态平衡。20岁之前为骨生长阶段,骨钙的更新速率因年龄增高而减低,骨质年转换率大约为1岁以内100%,1~3岁50%,生长发育期儿童10%,健康年轻成人骨吸收与形成维持平衡,每年约转换5%。20岁后10余年骨质继续增加,35岁左右达骨密度峰值,此后骨形成明显减弱。

　　钙缺乏主要有佝偻病、骨质软化和骨质疏松等骨骼病变。2岁以下婴幼儿常发生佝偻病,儿童伴有生长迟缓和骨骼变形;成人多发生骨质软化和骨质疏松,早期有腰腿疼,后可出现牙齿松动、骨盆变形、难产、骨折等,尤见于孕妇、乳母和老人。钙过量会增加肾结石的危险性,草酸、植酸、蛋白质、植物纤维等易与钙结合成结石相关因子。

钙推荐的每日摄入量为800mg,50岁后人群为1000mg。最佳食物来源有牛奶、酸奶、豆类、坚果类、燕麦片、海参、虾皮、小麦、金针菜等(表7-24)。促进钙有效利用的因素有适宜钙镁比(3:2)、钙磷比(2:1)、维生素D、硼、体育锻炼等。缺乏锻炼、压力大、酒精、咖啡因、茶、胃酸缺乏、激素分泌失衡、脂肪和磷的过多摄入等妨碍钙的吸收利用或致钙流失。如采取浸泡大米使植酸酶活跃、面粉发酵、沸水漂烫后再炒等措施可减少植酸含量,去除抑制钙吸收因素。膳食钙与高血压、乳腺癌和其他癌症的防治有关。最佳钙补充剂为氨基酸螯合钙和柠檬酸钙,吸收率为碳酸钙的2.5倍。

表7-24　钙含量较丰富的食物(mg/100g)

食物	钙含量	食物	钙含量	食物	钙含量
虾皮	991	苜蓿	713	酸枣棘	435
虾米	666	荠菜	294	雪里蕻	230
河虾	325	苋菜	187	紫菜	264
泥鳅	299	乌塌菜	186	海带(湿)	241
红螺	539	油菜薹	156	黑木耳	247
河蚌	306	炒榛子	815	全脂牛乳粉	676
鲜海参	285	黑芝麻	780	酸奶	118
黄豆	190	白芝麻	620	牛奶	120
杏仁	248	花生仁	284	炒葵花子	112

张立实,吕晓华《基础营养学》,2018年

(二)磷

磷参与骨骼、牙齿、细胞膜等的构成,为遗传物质和酶的组成成分,参与脂溶性维生素的吸收、脂类和能量的代谢过程。几乎所有食

物中都含有磷,磷缺乏非常少见。严重应激状态、长期使用抗酸剂等会引起磷的缺乏,幼儿可患佝偻病,成人患骨软化症(或称骨质疏松症),表现为肌肉无力、骨骼疼痛、食欲下降等。推荐每日摄入量800mg,最佳食物来源有瘦肉、肝肾、蛋奶、坚果、粗粮等。

表7-25 常见食物的磷含量(mg/100g)

食物名称	磷含量	食物名称	磷含量
南瓜子仁	1159	花生(炒)	326
虾皮	1005	葵花子(炒)	564
虾米	582	核桃	294
西瓜子	751	鸡蛋	182
大豆	577	蛋黄	532
黄豆	465	牛乳	73
瘦猪肉	300	河蚌	319
猪肾	215	鲫鱼	193
猪肝	310	籼米	112
瘦牛肉	233	标准粉	188
瘦羊肉	168	大蒜头	117
瘦鸡肉	156	银耳	369
香菇(干)	258	紫菜	350

张立实,吕晓华《基础营养学》,2018年

(三)镁

即使机体缺镁,血清镁也不降低,血清镁相当恒定,不能反映机体镁的营养状况。镁缺乏在临床中更常见,如胃肠道炎症及切除术后、肾小管功能障碍、乙醇中毒、利尿剂或洋地黄类药物的应用等,引起镁的摄入不足、吸收障碍或过多丢失,导致低钙血症和低钾血症,症状有神经紧张、易怒、烦躁、情绪不稳、肌肉颤抖或痉挛或软弱、四肢无力等。推荐每日摄入量为300mg。镁广泛存在于各种食物中,绿色植物富含镁,叶绿素是镁卟啉的螯合物。膳食镁约45%来自果

蔬、谷物和坚果,20%来自肉蛋奶类。锌、钙、磷和多种维生素能促进镁的吸收。草酸盐(菠菜)、植酸盐(麦麸和面包)、蛋白质、脂肪等抑制其吸收。氨基酸螯合镁和柠檬酸镁是较好补充剂,吸收率是碳酸镁和硫酸镁的2倍。

表7-26 镁含量较丰富的食物(mg/100g)

食物	含量	食物	含量	食物	含量	食物	含量
麸皮	382	黑豆	243	干香菜	269	干墨鱼	359
荞麦	258	黄豆	199	脱水白菜	219	干鲍鱼	352
小麦胚粉	198	杂带皮芸豆	197	干菠菜	183	干丁香鱼	319
大麦	158	眉豆	171	脱水甜椒	145	蛏干	303
早糯谷	149	红芸豆	164	干桑椹	332	虾皮	265
黑米	147	白扁豆	163	腰果	153	虾米	236
干苔菜	1257	豆腐卷	152	白芝麻	202	干鱿鱼	192
口蘑	167	葵花子仁	287	黑芝麻	290	干贻贝	169
干木耳	152	杏仁	275	炒榛子	502	海参	149
干香菇	147	干莲子	242	干山核桃	306	螺	149
海带	129	豆奶粉	184	生花生仁	178	江虾	131

张立实,吕晓华《基础营养学》,2018年

（四）钠

成人体内钠含量为6200～6900mg或95～106mg/kg,其中细胞外液占总钠的44%～50%,骨骼中占40%～47%,细胞内液中仅占9%～10%。钠是胰液、胆汁、汗和泪水的组成成分。钠参与水的代谢,维持体内水和酸碱的平衡。一般情况下人体不易缺钠,但在大量出汗、禁/少食、高温、重体力劳动或肠胃某些疾病状态下会引起钠缺乏。钠的主要来源为食盐、酱油、盐渍或腌制食品、发酵豆制品以及食物制备中加入的小苏打、谷氨酸等含钠的复合物。高钠膳食会引起高

血压和钙的丢失,因肾小管对钠和钙的竞争重吸收,尿钙丢失约为钙潴留的50%。

（五）钾

正常人体内约含钾175g,其中98%的钾以钾离子的形式贮存于细胞液内。钾调节细胞内适宜的渗透压和体液的酸碱平衡,参与细胞内糖和蛋白质的代谢,有助于维持心脏正常节律,预防中风,降血压。钾钠比失衡可导致低血压、思维混乱、精神冷漠。钾缺乏可引起心跳不规律、心电图异常、低血压、肌肉无力等,甚至心跳停止。肾病者避免摄取过量的钾,因不能自动地将多余的钾排出体外。推荐每日摄入量2000mg。在乳制品、瘦肉、动物内脏、蔬菜(豆瓣菜、芹菜、小黄瓜、萝卜、白色菜花、南瓜)、水果(香蕉、葡萄干)以及蜂蜜中都含有丰富的钾。最佳补充剂有葡萄糖酸钾或氯化钾、慢速释放钾和海藻。

（六）碘

缺碘会导致甲状腺肿大,发育停滞、痴呆等。常见食物的碘含量见表7-27。

表7-27　常见食物的碘含量(μg/100g)

食物	碘含量	食物	碘含量
大豆	9.7	紫菜(干)	4323
鸡蛋	27.2	核桃	10.4
小白菜	10.0	淡菜	346
菠菜(脱水)	24.0	银鲳(鲜)	7.7
胡萝卜(脱水)	7.2	虾米	82.5
海带(干)	36 240	巴鱼	7.8

杨月欣等.《中国食物成分表》2002

部分矿物质需要量很少,在体内的生理作用剂量带与毒副作用剂量带的距离较小,过量摄入易引起中毒,应谨慎适量摄取。部分微量元素的生理功能及其食物来源见表7-28。

表7-28　部分微量元素的生理功能及其食物来源

名称	生理功能	推荐每日摄入量及食物来源
铁	维持正常的造血功能,参与氧气和二氧化碳的运送和组织的呼吸过程。还与免疫(抗体产生)、脂类血中转运、肝脏对药物解毒等有关	摄入量14mg。动物性食物中为血红素铁,吸收率较高(10%~30%);植物性食物中为非血红素铁,吸收率低(3%~5%)。最佳食物来源肝、肾、鱼子酱、瘦肉、马铃薯、麦麸、大枣、干果等。补充剂氨基酸铁的吸收率是硫酸铁、氧化铁的3倍
锌	酶和核酸的组成成分,调节性器官的激素分泌,促进神经系统和大脑的健康,尤其发育期胎儿。有助于骨骼和牙齿的形成、头发的生长及压力缓解。缺铬易引起胆固醇增高、动脉硬化、心血管病、糖尿病等	摄入量成年男性15.5mg,女性11.5mg。最佳食物来源有牡蛎、小虾、肝、肉类、蛋类、山核桃、豆类、全麦谷物、花生、杏仁等。补充剂中氨基酸螯合锌、柠檬酸锌和甲基吡啶锌的效果比硫酸锌和氧化锌好
铬	为葡萄糖耐量因子的构建物质,协助胰岛素发挥作用,维持正常糖代谢;有保护DNA和RNA和心功能,促进人体生长发育,使食欲正常化,减少对食物的渴望	摄入量50μg。主要食物来源有面包、牡蛎、土豆、麦芽、青椒、鸡蛋、鸡肉、羊肉、苹果、黄油、玉米粉等。补充剂有聚烟酸铬、甲基吡啶铬、啤酒酵母
硒	有抗氧化抗癌作用,保护机体免受自由基和致癌物的侵害。增强免疫力,减轻炎症反应,促进心脏健康,增强维生素E的作用,也是男性生殖系统及新陈代谢的必需物质	摄入量50μg。食物来源有牡蛎、蜂蜜、蘑菇、鲱鱼、金枪鱼、卷心菜、牛肝脏、小黄瓜、鳕鱼、鸡肉。补充剂有硒代甲硫氨酸、硒代半胱氨酸

名称	生理功能	推荐每日摄入量及食物来源
碘	碘是甲状腺的重要组成部分。促进蛋白合成,活化多种酶,加速生长发育,调节能量转换,促进伤口愈合,保持正常新陈代谢	摄入量为0.15mg。常见含碘丰富的食物是海产品,如海带、紫菜、干贝、海参等
锶	人体骨骼和牙齿的组成部分,与神经肌肉的兴奋和心血管病有关,可强壮骨骼、防治心血管病,促进新陈代谢	摄入量约1.9mg
锂	调节中枢神经活动,镇静安神,控制神经紊乱。改善造血功能,提高人体免疫能力	摄入量约0.1mg

六、水

一切生命活动都起源于水。成年人体内水分占到体重的60%~70%,水是仅次于氧气的生命不可缺少的物质。不同组织器官中含水量不同,如血液含水83%、肾脏82.7%、心脏79.2%、肺脏79%、脾脏75.8%、肌肉75.6%、脑75%、皮肤72%、肝脏68.2%、骨骼22%、脂肪组织10%。随着年龄的增长体内水分含量降低,婴儿体内水分占体重的80%~90%,老年人仅占50%。人体衰老的过程就是体内细胞逐渐失去水分、活性降低的过程。

水是构成人体成分的重要物质,并发挥着多种生理作用。水在人体所有生命活动中起着媒介的作用,几乎所有的物质交换和化学反应都是在水中进行的,而且,水本身也参与体内所有的化学反应。水有很强的溶解和电离能力,不仅水溶性物质会以溶解或电解质离子状态存在水中,部分蛋白质和脂肪也会形成乳浊液或胶体溶液而溶解在水中。消化道的消化液中水含量高达90%以上。水也是体内所有营养物质、气体以及代谢产物的运输载体,有重要的稀释和排毒功能。比如,运送维生素、葡萄糖、氨基酸、酶、激素及氧气到全身,将尿素、尿酸等代谢废物、毒物及药物运输至肾脏,随尿液排泄,减少肠道对有害废物、毒素的吸收,防止它们在体内蓄积而引发中毒。水还有调节体温的作用,其比热高,通过水的蒸发可散发大量能量,避免体温升高,多喝水是防止中暑最好的办法。水有良好的润滑滋润功能。肌肉、韧带和关节等的活动,都由水作为润滑剂,因水黏度小,可润滑体内摩擦部位,并使内脏器官运动灵活。水的滋润功能还使肌肤丰满而柔软,细胞常处于湿润状态,故水也是美肤的佳品。

俗话说"人可三日无粮,不可一日无水"。没有食物人可存活 3 ~ 4 周,没水则顶多存活 3d。当体内缺水 1% ~ 2%,会感到口渴;缺水 5% ~ 10%,口干舌燥,皮肤起皱,意识不清,甚至幻视;缺水 15%,则心跳急促、失忆、意识消失,甚至会危及生命。人体一旦缺水,后果是很严重的。近年有证据表明,饮水不足会增加便秘、肥胖、肾脏及泌尿系统疾病的发生风险,降低机体的认知和活动能力等。

维持机体水摄入和排出的平衡对于维护机体适宜水合状态和健康很重要。人体每日平均耗水量总共约是 2500ml,其中排尿 1000 ~ 1500ml、皮肤蒸发 500ml、肺呼气 350ml、肠道粪便 150ml。体内物质氧化可生水 300ml,食物中含水约 1000ml。机体的缺水可在不知不觉中发生!口渴不是缺水的敏感指标,尿量才是客观指标,要保持每日尿量在 1300ml 左右才较适宜。《中国居民膳食指南 2022》推荐:每日要足量饮水,至少成年男性 1700ml、女性 1500ml。温开水是最佳的饮料,温开水的活性比自然水要高出 4 ~ 5 倍,其表面张力、密度、导电率等理化性能与生物活细胞里的水十分相似。

健康饮水的标准应该包括:干净的水,无毒、无害、无异味,水质未受污染;弱碱性水,pH 值 7.2 ~ 7.8;水中溶解氧和二氧化碳含量适度;小分子团水,核磁共振半幅宽度在100Hz以内,小分子团利于提高水的生理功能和生物效能;有功能的水,即水的溶解力、渗透力、扩散力、代谢力、洗净力、乳化力等性能要强,可以有效地清除体内的酸性代谢产物;有营养的水,含有均衡的矿物质和微量元素。水硬度是主要指钙和镁,还包括锌、铜、硒等,每升水的硬度在170mg左右,溶解性总固体在300ml左右;水的硬度和溶解性总固体是两个有益的因素,都和较低的心血管疾病死亡率有联系。

学会科学喝水让你身体更健康。健康饮水的5个小贴士(tips)如下:

tips1:起床一杯水

清晨可以说是一天之中补充水分的最佳时机,因为清晨饮水可以使肠胃马上苏醒过来,刺激蠕动、防止便秘,更重要的是具有迅速降低血液浓度,促进循环等。

tips2:睡前一杯水

人常常在起床会觉得口干,其原因就在于:人体在晚上睡眠时段会因自然发汗,不知不觉中流失水分及盐分。故建议睡前半小时要预先补充水分、电解质,让身体在睡眠中仍维持水的平衡状态,同时降低尿液浓度,防止结石发生概率。

tips3:要主动喝水,不要等到口渴才喝水

人感到口渴,表明体内水分已失去平衡,细胞已处于轻度脱水状态。应该养成良好的饮水习惯,经常主动饮水,少饮多次,让人体水分常处在良性状态。

tips4:运动后不宜一次性快速大量饮水

运动后不要狂饮,不能一次性快速大量饮水。为弥补运动的失水,要"细水长流",应该在运动前、运动中、运动后给予补充,并且建议在运动前饮水300~500ml,在运动中每隔15min饮150~250ml,在运动后再补足所需的水分。

tips5：餐前宜空腹饮水

饭前补充水分很重要。三餐前约1个小时，应该喝一定数量的水；尤其是早餐前多饮些水是非常重要的。饭前空腹喝水，水在胃内只停留2~3min，便迅速进入小肠并被吸收进入血液，1h左右可补充到全身组织细胞，供应体内对水的需要。

七、膳食纤维

随着人民生活水平的提高，人们对食品精细化的要求，膳食纤维的摄入量呈逐步下降趋势。近年来的研究发现，经常补充膳食纤维，能有效预防各种非传染性慢性病的发生。目前，非传染性慢性病已经成为危害各国居民健康的首要危险因素，故而膳食纤维营养缺乏的问题也成为了一个公众问题。

膳食纤维（dietary fiber，DF）已被认定为"第七大营养素"，成为人体不可缺少的营养物质之一。DF是指不能被人体小肠内的消化酶水解的非淀粉多糖，即非 α -葡聚糖的多糖，一般为10个及以上聚合度的碳水化合物聚合物。分为可溶和不可溶性两大类。菊糖、果胶、树胶、葡聚糖等为可溶/水溶性DF，主要存在于果蔬中，以胡萝卜、柑橘等中含量较丰富。纤维素、木质素、某些半纤维素为不可溶性DF，存在于植物细胞壁中，如谷物糠皮、果皮和根茎类蔬菜中。DF可改善肠道菌群、增加饱腹感、降低血浆胆固醇、调节血糖、促进排便、影响矿物质的吸收，因而具有保障人体健康、延长生命等重要效益。

DF具有庞大的吸附基团，吸水性强大。摄入适量DF能促进肠胃蠕动，有助于食物的消化吸收及粪便的排泄，可防治便秘、痔疮等疾病；还可增加饱食感，延缓胃排空，减少能量摄入。DF可延缓肠道中葡萄糖的吸收，通过吸附作用降低肠内葡萄糖的释放速度，改善机体胰岛素抵抗，从而降低血糖。能吸附胆汁酸，降低脂肪和胆固醇吸收率;同时短链脂肪酸(SCFA)能抑制肝脏胆固醇的合成,从而降低血胆固醇水平,有利于控制体重和减肥。

DF在结肠内被厌氧菌、厚壁菌门和拟杆菌门细菌发酵酵解后产生SCFA,如丁酸、异丁酸、乙酸、丙酸、戊酸、异戊酸等。抗性淀粉、菊粉、低聚果糖和低聚半乳糖是完全发酵的膳食纤维。SCFA具有供能、维持大肠上皮细胞的形态和功能、调节和维持肠道菌群的平衡、广泛抗菌和抗癌作用等重要功能。

SCFA可作为肠道上皮细胞和细菌的能量来源,能增加肠道抗菌肽的分泌,抗菌作用广泛,降低肠道pH值,抑制有害腐生菌生长,促进益生菌繁殖,维持肠道菌群平衡。现代医学认为,肠道菌群是人体内隐含的"第八大器官",消化系统功能、脂质和葡萄糖代谢、炎症、肿瘤、脂肪肝以及神经精神疾病都与肠道菌群失调相关。

SCFA抗癌作用广泛。它能抑制乳腺癌和白血病细胞系的细胞活性,使细胞停滞在G_0/G_1期;吸附胆汁酸,减少次级胆汁酸等促癌物质或刺激物的生成;降低致癌物形成相关酶的活性,抑制致癌物的产生,还可吸附致癌物,促进其排泄,从而预防结肠癌。流行病学调查显示,膳食纤维与结肠癌呈负相关。

膳食纤维主要来源为果蔬菜和粗加工的谷类。WHO推荐膳食纤维每日摄入量为27~40g;中国营养学会建议膳食纤维每日适宜摄入量为30.2g。据调查,我国人均每日膳食纤维实际摄入量仅为10~14g,且摄入量随食品精加工水平的提高呈逐步下降趋势。近年研究发现,经常补充膳食纤维,能有效预防糖尿病、高血脂、高血压、肥胖、脑卒中、心肌梗死以及某些癌症等非传染性慢性病的发生。

八、植物化学物

营养学上的植物化学物(phytochemicals)是指来自植物性食物中

的具有生物活性作用的次级代谢产物。植物中的初级代谢产物一般
为植物的营养物质,次级代谢产物是由植物中有机物代谢产生的、不
再对代谢过程起作用的多种低分子量末端产物。植物化学物中除个
别是维生素前体物质(如β-胡萝卜素)外,其余均为非传统营养素
成分。

　　植物化学物的种类繁多,据化学结构或功能特点,通常分为类胡
萝卜素、酚类化合物、植物雌激素、植物固醇、有机硫化物、萜类化合
物、皂苷、芥子油苷、蛋白酶抑制剂、植酸等几大种类。人体中摄入量
较高的几种主要植物化学物见表7-29。

表7-29　常见植物化学物的种类及食物来源

植物化学物分类	代表化合物	食物来源
类胡萝卜素	胡萝卜素、番茄红素、玉米黄素	红色、黄色蔬菜和水果
酚类化合物		
酚酸类	原儿茶酸、绿原酸	蔬菜、水果及整粒的谷物
类黄酮	黄酮、花色苷	蔬菜、水果、茶、红酒
二苯乙烯类	白藜芦醇	葡萄属植物
植物雌激素	异黄酮、木酚素	大豆、大豆制品、亚麻种子、葛根
植物固醇	β-谷固醇、豆固醇	豆类、坚果、植物油
含硫化合物	烯丙基硫化物	大蒜、洋葱等
萜类化合物	单萜、倍半萜、二萜、三萜	柑橘类水果、薄荷、芹菜等
皂苷	甾体皂苷、三萜皂苷	豆科植物
芥子油苷	异硫氰酸盐	十字花科蔬菜
蛋白酶抑制剂	丝氨酸蛋白酶抑制剂 半胱氨酸蛋白酶抑制	所有植物,特别是豆类和谷类
植酸	肌醇六磷酸	谷物、粮食作物

　　研究表明,植物化学物具有抗氧化、抗衰老、降血糖、降血脂、调
节血压、抗动脉粥样硬化、改善免疫功能、抗微生物、抗癌等多种生物

学效应,在慢性病的预防方面具有重要的意义。下面介绍几种常见的植物化学物。

(一)儿茶素

儿茶素(catechin,C)又称茶单宁、儿茶酚,是茶叶中黄烷醇类物质的总称。儿茶素是茶多酚中最重要的一种,占茶多酚含量的75%~80%。儿茶素类化合物主要包括儿茶素(C)、儿茶素没食子酸酯(CG)、表儿茶素(epicatechin,EC)、表没食子儿茶素(EGC)、表儿茶素没食子酸酯(ECG)、表没食子儿茶素没食子酸酯(EGCG)等。干绿茶和绿茶浸出液中主要儿茶素类的含量为:EGCG含量最高,占儿茶素的50%~60%,EGC约占19%,ECG约占13.6,EC约占6.4%。加工工序使氧化儿茶素的酶类如多酚氧化酶、过氧化物酶等失活,绿茶因其是不发酵茶,儿茶素类化合物种类较全、含量最高。

目前,大量的流行病学的研究以及人群干预试验的研究内容主要涉及儿茶素的吸收与代谢、抗氧化、降血脂、降血压、降血糖、预防肿瘤等作用。

儿茶素具有强的抗氧化作用,可增强机体多种抗氧化酶活性,减少自由基产生,或直接捕捉自由基,从而保护DNA氧化损伤,降低血浆过氧化物丙二醛(MDA)的含量,抑制脂质过氧化生成。儿茶素中酚羟基越多,抗氧化能力就越强;各儿茶素清除自由基能力的大小为ECG>EGCG>EGC>EC,且各成分间有协同作用。从现有人群干预试验研究表明,每人每日摄入儿茶素250mg就对机体有抗氧化作用。

流行病学研究和人群干预试验研究表明:饮茶对心血管疾病具有保护作用,可降低心肌梗死、冠心病、中风、糖尿病等的风险;绿茶可显著降低血胆固醇和低密度胆固醇,对高密度胆固醇无影响。但也有不一致的结果。从流行病学研究结果来看,每日饮3杯绿茶即可降低心血管疾病的风险,若按照每杯茶100~200mg儿茶素计算,支持干预试验得出每日摄入400mg儿茶素可降低心血管疾病的风险。

流行病学研究还表明饮茶可降低肿瘤发生的风险,但人群干预试验研究报道较少。人群干预试验表明,茶及儿茶素相关制品可降低前列腺癌、乳腺癌和口腔癌发生的风险,但对胃癌高危人群的干预试验研究,没有表明可降低胃癌发生的风险。不支持饮茶对胃癌和膀胱癌的预防作用。

目前尚没有国际组织制定儿茶素的可耐受最高摄入量。健康成人每日摄入800mg儿茶素42d未见不良反应。

(二)原花青素

原花青素(proanthocyanidins,PCs或P)是指一类由不同数量的儿茶素、表儿茶素或没食子酸聚合而成的同源或异源多酚类黄酮化合物,广泛存在于水果、蔬菜、坚果、花朵和树皮中,其中葡萄是原花青素最丰富、最重要的食物来源,尤其是葡萄籽中尤为丰富;蔓越橘中含量较为丰富,可可豆等豆类及野生水果(如玫瑰果、樱桃、木莓、黑莓、红莓和草莓等)等食物中都存在。原花青素在植物体内,可转变为花青素。

近年来的人群流行病学调查、临床干预研究以及动物实验证明,原花青素具有抗氧化、降低某些癌症的患病风险、预防心血管系统疾病以及预防女性尿路感染等生物学作用。原花青素(葡萄籽提取物)可能通过降低收缩压、改善血小板的功能、抑制血小板活化以及改善血管内皮功能等,实现对心血管疾病的预防作用。

黄褐斑患者口服200mg/d葡萄籽提取物(原花青素162mg),6个月后患者面部的色素沉着显著降低,黑色素指数显著下降。46g黑巧克力(原花青素含量为213mg),连续2周后,受试者的血管内皮功能得到显著改善。摄入200mg/d左右的原花青素,可能具有降低心血管疾病风险的作用。目前,建议可耐受最高摄入量(UL)为800mg/d。

(三)槲皮素

槲皮素(quercetin，又称栎精)为黄酮类化合物，广泛存在于很多植物的茎皮、花、叶(如萝卜叶、茴香叶、香菜叶)及果实(如野樱桃)中，多以苷的形式存在，经酸水解可得到槲皮素。近年来根据大量的流行病学观察资料以及人群干预试验表明，槲皮素具有清除活性氧的活性，可以降低某些慢性疾病的发病风险，在抑制肿瘤细胞活性、抗菌抗病毒、抗炎等方面有较好的作用。

槲皮素可通过调节外周血单核细胞中的核转录因子(NF-κB)，抑制肿瘤坏死因子-α(TNF-α)的生成和基因表达以及炎症介质基因的表达，从而减少炎症介质的释放。

槲皮素具有抑制血小板凝集和改善血管脆性等生物学活性，这些活性也与它的抗氧化活性或清除自由基活性有密切的关系，故可降低心血管疾病的发病风险。国外的研究还证实，增加槲皮素的摄入可以降低结直肠癌、结肠癌、胃癌、肾细胞癌的发病风险。

目前暂不定义槲皮素的特定建议值(SPL)，不能推导出槲皮素的可耐受最高摄入量。

(四)花色苷

花色苷(anthocyanin)是具有2-苯基苯并吡喃结构的糖苷衍生物，为植物界广泛分布的一种水溶性色素。流行病学和人群干预研究发现，花色苷具有良好的抗氧化、抑制炎症反应、预防慢性病以及改善视力等作用。

人群队列和干预研究显示花色苷具有防治慢病的作用，主要表现为降低2型糖尿病和心血管疾病的风险。有关矢车菊素糖苷氯化物和堆心菊素(叶黄素二软酸酯)对视力的改善作用的研究发现：两者对患者适光视力都有明显的改善作用，而只有矢车菊素糖苷氯化物可以改善患者的中间视力和暗视力。

通过正常饮食或者低于320mg/d的膳食补充剂摄入花色苷对普通人群是安全的。建议花色苷摄入量特定建议值为50.0mg/d。人类摄入的花色苷主要来源于深色浆果、蔬菜和谷薯类等富含花色苷的食物及其加工制品。

表7-30　常见食物中花色苷的含量(mg/100g可食部)

食物	花色苷	食物	花色苷
桑椹	668	紫苏	80.6
杨梅(黑)	147.5	花豆角	24.5
黑布霖	86.95	紫芋头	19.7
黑加仑	71.2	黑米	622.6
杨梅(红)	49.5	红米	21
三华李	47.6	黑豆	125
山楂	38.5	红豆	64
巨峰葡萄	13.58	绿豆	32.6
紫包菜	256	赤小豆	20.6
茄子皮	145.3	眉豆	2.3

《中国居民膳食营养素摄入量(2013版)》

(五)大豆异黄酮

大豆异黄酮(soy isoflavones)是一种多酚类化合物,具有苯并吡喃的化学结构,主要存在于豆科植物中,主要以糖苷形式存在,其苷元主要有染料木黄酮(又称金雀异黄素)、大豆苷元(又称大豆黄素)和黄豆黄素等。流行病学研究资料表明,长期食用大豆的东方人群中,癌症和心血管疾病的发病率明显低于西方人群。大豆异黄酮的生物学作用有雌激素样活性、改善绝经后骨质疏松、防治心血管疾病的发生以及降低乳腺癌的发病风险等。

1.雌激素样活性。大豆异黄酮被认为是选择性雌激素受体调节剂,在内源性雌激素水平较低时,表现为雌激素样作用;而在体内雌激素水平较高时,表现为抗雌激素作用。大豆异黄酮可以改善围绝经期综合征。

2.改善绝经后骨质疏松。大豆异黄酮或代谢产物在绝经后妇女表现为弱雌激素作用,与成骨细胞内的雌激素受体结合,加强成骨细胞的活性,促进骨基质的产生、分泌和骨矿化过程,从而改善骨质疏松。围绝经期和绝经后女性补充富含大豆异黄酮的食物或提取物半年以上,可以明显增加腰椎骨密度,而对于股骨颈、总髋部和大转子的骨密度没有影响

3.对心血管系统的影响。大豆异黄酮可以通过类雌激素和抗氧化作用防治心血管疾病。绝经后女性由于卵巢机能衰退,雌激素水平的下降导致脂肪和胆固醇代谢失常,使心血管疾病发病率增加。另外,脂质过氧化、自由基损伤等,在心血管疾病的发生发展中发挥重要作用。

4.降低乳腺癌的发病风险。大豆异黄酮可能通过增加雌激素代谢向抗癌产物 2–羟雌酮转化,从而发挥降低乳腺癌发病风险的作用。

我国普通黄豆中大豆异黄酮的含量为 77.3mg(25 ~ 166.2mg 等量苷元)/100g。除日本、美国、法国等外,其他国家没有制定大豆异黄酮的推荐量。日本 2006 年制定的大豆异黄酮每日建议剂量的安全上限为 70 ~ 75mg(等量苷元);不推荐孕妇、婴幼儿和儿童食用含大豆异黄酮的保健食品。我国女性摄入量 39.9 ~ 50.3mg/d,绝经前、围绝经期和绝经后女性预防乳腺癌的大豆异黄酮特定建议值为 55mg/d。大豆异黄酮改善绝经后骨质疏松的有效剂量一般为 80mg/d。确定我国绝经后女性的大豆异黄酮摄入的可耐受最高摄入量为 120mg/d。

大豆和以大豆为基础的食品是大豆异黄酮的主要来源,尤其富含染料木黄酮和大豆苷元,以及少量的黄豆黄素。腐竹中大豆异黄

酮含量最高（109.51mg/100g可食部），其次有大豆粗粉、速溶豆粉饮料、浓缩大豆蛋白（水洗）、大豆蛋白提取物（97.4mg/100g可食部）、冻豆腐干（67.5mg/100g可食部）、豆面酱粉、煮或发酵大豆（58.9mg/100g可食部）。

（六）姜黄素

姜黄素（curcumin）是从姜科姜黄属植物姜黄、莪术、郁金等的根茎中提取的一种多酚类物质。姜、芥末、咖喱富含姜黄素，是姜黄素的主要食物来源。姜黄中含量约为3100mg/100g，咖喱粉为50～580mg/100g。目前，姜黄素是世界上销量最大的天然食用色素之一，是许多国家准许使用的食品添加剂。近年来的研究表明，姜黄素具有抗氧化、抑制肿瘤细胞生长、抗炎等作用，但姜黄素的作用机制复杂，有待进一步深入研究。

国内外均缺乏人群姜黄素摄入量以及生化指标评价的资料，故尚不能对人群姜黄素摄入情况做出评价，尚不能提出其特定建议值。

（七）绿原酸

绿原酸（chlorogenic acid, CGA）是一种酚酸，广泛存在于植物性食物中，蔬菜、水果和咖啡饮品中含量尤多。近年来的研究结果显示，绿原酸具有抗氧化、清除自由基、抗炎、抗菌、抗病毒等生物活性。人群流行病学调查和干预研究以及动物试验结果显示，绿原酸在调节糖、脂代谢，改善胰岛素抵抗，降低2型糖尿病和心血管疾病风险，保护神经、肝、肺、眼睛、关节等器官免受氧化和炎症损伤，抑制化学致癌物的致癌作用，保护DNA等大分子方面，都发挥着重要的作用。

咖啡豆及其咖啡制品是绿原酸良好的来源，也是许多人摄入绿原酸的主要食物来源。如绿色咖啡豆（干）中绿原酸含量为6000～10 000mg/100g。菊苣（260mg/100g）、蓝莓50～200mg/100g、向日葵仁（63.0～97.1mg/100g）、樱桃和茄子（60mg/100g）、甘薯类（10～50mg/

100g)、苹果（6.2～38.5mg/100g）、梨（30.9mg/100g）、山楂（23.4mg/100g)等绿原酸含量也较高。

按英国和德国饮食习惯和食物消费量评估的结果,绿原酸通过膳食摄入量的估计值为 25～1000mg/d,经常喝咖啡(浓咖啡 2 杯/d),吃新鲜蔬菜和水果的人摄入量为 500～1000mg/d。目前,我国尚无绿原酸的特定建议值和可耐受最高摄入量。

（八）白藜芦醇

白藜芦醇(resveratrol)是含有芪类结构的非黄酮类多酚化合物,广泛存在于葡萄、桑椹、菠萝、花生、松树、虎杖等植物或果实中(见表7-31)。白藜芦醇化学名称为3,5,4-三羟基二苯乙烯,又称芪三酚。在自然界中主要以反式的形式存在,其反式异构体的生物活性要强于顺式异构体,单体强于糖苷。

表7-31　常见食物中白藜芦醇的含量（μg/100g）

食物	白藜芦醇(反式)	食物	白藜芦醇(反式)
桑椹	2688	冬笋	120
干葡萄皮(红、白)	2406	白花菜(秋)	116
新鲜葡萄皮(红)	1845	白花菜(春)	114
菠萝	912	茭白	106
水煮花生	510	啤酒花	50～100
蒲桃	455	花生酱	30～40
可可粉	185	小白菜	4～10
大蒜叶	173	葡萄肉	1～8

《中国居民膳食营养素摄入量(2013版)》

近期研究结果表明白藜芦醇具有抗氧化生物活性,对心血管系统具有一定保护作用。红酒是白藜芦醇的主要饮食来源,通常红酒中白藜芦醇的浓度在 0.2～5.8mg/L。且仅极少量的白藜芦醇是通过其他食物(如花生)摄入的。白藜芦醇人群干预和大型观察性研究证据尚较少,目前无法建议我国居民的特定建议值和可耐受最高摄入量。

(九)番茄红素

番茄红素(lycopene)广泛存在于番茄、番茄制品及西瓜、葡萄柚和番石榴等水果中(见表7-32)。番茄红素是成熟番茄中的主要色素,也是常见的类胡萝卜素之一。番茄红素不仅已广泛用作天然色素,我国已批准合成番茄红素(INS No.160d 作为着色剂。我国已批准合成番茄红素[INS 号 160d(i);CNS 号 08.017]《食品添加剂使用标准(GB 2760—2014)》作为着色剂,而且也已越来越多地被应用于抗氧化,增强免疫力等功能保健食品、药品和化妆品中。

番茄成熟度越高,其番茄红素含量亦越高,番茄红素是脂溶性物质,在人体内不能转变为维生素A,不属于维生素A原,其分子的稳定性很差,光、热、氧、酸、金属离子等因素都影响番茄红素稳定性,故容易发生顺反异构和氧化降解反应。天然存在的番茄红素绝大部分是全反式构型,加工后顺式构型增多,顺式构型比反式构型的番茄红素更易吸收。加入油脂热处理后的番茄红素比未加工的番茄红素更易吸收。

表7-32 常见食物中的番茄红素含量(mg/100g食部)

食物	番茄红素含量	食物	番茄红素含量
番茄酱	29.3	番石榴	5.2
调味番茄酱	17	番茄(熟)	4.4
番茄糊	16.7	番茄(生)	2.57
番茄酱汁	15.9	葡萄柚(红)	1.42
番茄汤料	10.9	辣椒(红)	0.38
番茄汁	9.3	柿子(日本)	0.159
胡萝卜(脱水)	0.018	紫甘蓝	0.02

《中国居民膳食营养素摄入量(2013版)》

番茄红素的长链多不饱和烯烃分子结构,使其具有很强的抗氧化和消除自由基能力。番茄红素在所有类胡萝卜素中对单线态氧的淬灭活性最高,其淬灭单线态氧的能力是β-胡萝卜素的2倍多,是维生素E的100倍。

番茄红素具有保护心血管功能,降低心血管疾病风险作用。番茄红素对DNA、蛋白质和脂质等生物大分子具有抗氧化作用,对炎症相关因子有调节作用,如抑制IL-6、一氧化氮的释放,降低血清中C反应蛋白的水平等;番茄红素干预实验研究结果显示,15mg/d的番茄红素可降低中度高血压患者的血压水平及健康男性的血压水平,18mg/d的番茄红素可降低高脂血症患者的血浆总胆固醇和甘油三酯。番茄红素抑制肿瘤发生发展的作用尚缺乏高质量的大规模前瞻性的证实。综合考虑前期队列研究成果,提出我国成人番茄红素的特定建议值(SPL)暂定为18mg/d。

(十)叶黄素

叶黄素(lutein)又名植物黄体素,是一类含氧类胡萝卜素,命名为3,3-二羟基-β,α-胡萝卜素,广泛存在于自然界中(见表7-33),是玉米、蔬菜、水果、花卉等植物色素的主要组分。水果、蔬菜中的叶黄素是以全反式叶黄素为主;人体血清、视网膜中含量较高的叶黄素主要构型为(3R,3'R,6'R)-顺式叶黄素,称叶黄素A。

表7-33　常见食物中叶黄素的含量(μg/100g可食部)

食物	叶黄素含量	食物	叶黄素含量
万寿菊	18 740	开心果	3 336.5
韭菜	18 226.9	豌豆苗	3 212.8
苋菜	14 449.6	油麦菜	2 544.4
甘栗南瓜	13 265	生菜	2 211.7
芹菜叶	12 922.6	油菜	1 656.0
香菜	11 434.1	蒜黄	1 646.9

续表

食物	叶黄素含量	食物	叶黄素含量
菠菜	6 892.0	结球甘蓝(绿)	1 627.8
小白菜	6 699.5	黄瓜	1 585.1
空心菜	5 323.5	芦笋(茎)	1 430.4
茴香	4 658.1	蒜薹	1 319.0
枸杞子	4 644.2	荷兰豆	1 196.6
小葱	3 939.5	毛豆	1 147.9
芥菜	3 548.9	娃娃菜	1 036.9
西兰花	3 507.2	青椒	886.5

《中国居民膳食营养素摄入量(2013版)》

　　叶黄素具有较强抗氧化,改善视觉功能,预防心血管疾病、癌症、糖尿病等慢性疾病的作用,已被作为食品补充剂允许在食品、饮料、保健食品、化妆品,甚至婴幼儿食品中添加。

　　叶黄素被发现是构成人眼视网膜黄斑区的主要色素。叶黄素可在人眼视网膜内部形成一种有效的蓝光过滤器,能将蓝光造成的氧化损害减至最小。叶黄素作为抗氧化剂能有效地淬灭单线态氧,清除活性氧,从而保护视杆、视锥状细胞。近年来,叶黄素与老年性黄斑变性(age-related macular degeneration,AMD)的关系及其改善效果成为研究的热点,人们利用提取的叶黄素对 AMD 患者进行补充干预,初步显示叶黄素补充可显著增加视网膜黄斑区色素密度,改善视觉功能。我国成人叶黄素的特定建议值10mg/d,可耐受最高摄入量40mg/d。

　　叶黄素的食物来源广泛,主要存在于植物性食物中,在万寿菊中含量较高,并且易于分离纯化。羽衣甘蓝、菠菜等深绿色叶蔬菜是膳食叶黄素的主要来源,黄橙色水果中也含有丰富的叶黄素。天然叶黄素在动物性食物中主要存在于蛋类和乳类。蛋类中叶黄素含量虽然不高,但是其生物利用度较高,为等量蔬菜的3倍。母乳是婴幼儿叶黄素主要食物来源。

(十一)植物甾醇

植物甾醇(植物固醇,phytosterol)是植物中存在的一大类化学物质的总称,目前已发现的植物甾醇有百余种,其中自然界存在最多的包括β-谷甾醇、菜油甾醇、豆甾醇、谷甾烷醇等,它们以环戊烷全氢菲为基本骨架,在结构上与胆固醇很相似,仅侧链不同。

流行病学资料和实验室研究显示,摄入较多的植物甾醇可降低人群部分慢性病的发生率。目前已有许多国家将其作为功能成分在食品中广泛使用,以降低慢性病发生。

降低血清胆固醇水平是目前国际公认的植物甾醇的重要功能之一。植物甾醇降低血清总胆固醇和低密度脂蛋白胆固醇(LDL-C),但不降低高密度脂蛋白胆固醇(HDL-C)和甘油三酯(TG)的含量。流行病学研究还表明,膳食中植物甾醇的摄入与部分癌症如前列腺癌、卵巢癌、胃癌等的发生率呈负相关。植物甾醇可能还具有抗氧化、抑制促炎物质形成或加速其降解的功效。

特定建议值主要是根据其能够有效降低TC和LDL-C而得出的最低值。参考上述国外研究资料,结合考虑中国居民膳食中较高的植物甾醇摄入量,提出我国居民植物甾醇的特定建议值为0.9g/d,植物甾醇酯为1.5g/d,同时建议配合以低饱和脂肪和低胆固醇的膳食,以预防和减少心血管疾病的发生。建议我国成人植物甾醇的可耐受最高摄入量为2.4g/d,植物甾醇酯的可耐受最高摄入量为3.9g/d。

各类植物食物中均含有植物甾醇,以β-谷甾醇为主。植物油、豆类、谷类食物中植物甾醇含量较高,蔬菜、水果含量相对较少。植物油中植物甾醇含量最高的是玉米胚芽油1032mg/100g,菜籽油、芝麻油次之为560~570mg/100g,花生油约245mg/100g。豆类食物中,黄豆、黑豆、青豆中植物甾醇含量较高,为83~114.5mg/100g。

(十二)异硫氰酸盐

异硫氰酸盐(isothiocyanates,ITCs)是一类通式为"R-N=C=S(R

为取代基)"的有机化合物,可从天然植物中提取或通过化学合成。自然界中存在的异硫氰酸盐大多以硫代葡萄糖苷(简称硫苷)的前体形式存在于十字花科蔬菜中,包括卷心菜(又名甘蓝,红白甘蓝和皱叶甘蓝)、芽甘蓝、抱子甘蓝、椰菜、花椰菜、芜菁、芜菁甘蓝、大头菜、羽衣甘蓝及叶、芥蓝、中国大白菜、海甘蓝、萝卜、芝麻菜、水芹菜、油菜等。一般认为蔬菜中的硫苷含量从 $10 \sim 250mg/100g$ 不等。

近年来,异硫氰酸盐的生物活性引起了广泛的关注,目前有证据表明:十字花科蔬菜有抗肿瘤、降低心血管疾病风险、抗氧化以及抑菌等作用,但还没有异硫氰酸盐单体的大规模人群研究。日本长野县的研究结果发现,摄入每周摄入多于3次的西兰花可以降低胃肠癌风险。美国的有研究结果发现,每月摄入西兰花在 $625 \sim 1024g$ 或超过1024g可以有效降低绝经前妇女的乳腺癌风险。

因缺乏异硫氰酸盐和健康关系研究的确切数据,目前无法提出异硫氰酸盐的特定建议值(SPL)。但食用十字花科蔬菜对健康有益。

第三节　平衡膳食与中医饮食

合理膳食或平衡膳食是指膳食所提供的能量和营养素必须满足人体的生长、发育和生理功能和体力活动的需要,且各营养素之间比例适宜的膳食。

膳食指南(dietary guidelines,DG)是国家实施健康中国行动、推动国民营养计划的一个重要组成部分,是根据人体营养需要和营养科学原则,结合人群生活实践等提出的食物选择和身体活动的指导意见。指南旨在引导合理膳食,引导居民形成科学的膳食习惯,全面普及膳食营养知识,推进健康饮食文化建设;对于鼓励健康膳食模式,特别是鼓励植物性食物消费、限制过度消费油盐糖和深加工食物等,创造更有利于健康食物消费指导的舆论环境和政策干预有着重要意义。

自1989年以来,我国已在1997、2007、2016年先后发布四版居民膳食指南,在国家卫生健康委员会的组织和领导下,《中国居民膳食指南(2022)》第五版于2022年发布。《中国居民膳食指南(2022)》是在第四版指南基础上,结合居民实际营养状况和膳食消费,根据营养学原理而提出的健康膳食准则,以指导生命全周期的各类人群追求平衡膳食和合理运动,维持适宜体重,预防慢性病、增强健康素质。同时积极倡导绿色低能耗消费行为,在食物生产、流通、加工、消费等各环节更好地发挥引导作用,为构建营养导向的可持续食物系统提供重要支撑。《中国居民膳食指南科学研究报告(2021)》更加详细地描述了制定程序和数据证据。视图、视频、宣传用折页和挂图等可利用资源,可以在http://dg.cnsoc.org 获得。

一、中国居民膳食营养素参考摄入量

膳食营养素参考摄入量(Dietary Reference Intakes,DRIs)研究的发展史已有一百多年,其目标由最初单一防治营养缺乏病,到预防营养素过量摄入所引起的毒副作用,再发展到现在预防非传染性慢性病(Chronic noncommunicable diseases,NCD)等多种目标。DRIs是由营养学术团体提出的,健康人每日营养素摄入量的一组数值,目的是指导人们合理摄入营养素,避免其缺乏或过量,减少某些慢性病的发生风险。中国营养学会推荐的DRIs,是依据我国居民膳食营养素每日推荐摄入量和适宜摄入量而制定。

平均需要量(Estimated average requirement,EAR):是某一特定性别、年龄及生理状况群体中对某营养素需要量的平均值。营养素摄入量达到EAR水平时可满足群体中50%个体的需要。

推荐摄入量(recommended nutrient intake, RNI):在群体 EAR 基础上再加 2 个标准差即可得到 RNI。若营养素摄入达到 RNI 水平,可满足某一特定群体中 97%~98% 个体对这种营养素的生理需求。

适宜摄入量(adequate intakes, AI):通过实验或观察获得的健康人群某营养素的摄入量,如纯母乳喂养的足月产健康婴儿,摄入母乳中的营养素量即婴儿的 AI。

可耐受最高摄入量(tolerable upper intake levels, UL):指几乎对某一生理阶段和性别人群中所有个体的健康都无任何副作用的平均每日营养素最高摄入量,用于防止在慢病防治中的营养素过量。

《中国居民膳食营养素参考摄入量》(2013 版)内容包含 39 种营养素及 8 种其他膳食成分,1300 多个参考摄入量数值都是国内外营养学研究成果的结晶。基于充足的营养流行病学研究证据,《中国居民 DRIs》(2013 版)在几方面体现了营养学的理论发展与实践进步。

1. 更新某些营养素的 DRIs 数值:增设了饱和脂肪酸和反式脂肪酸的限制量,取消饮食胆固醇的 300mg/d 限量;增加了维生素 B_6、维生素 B_{12}、烟酸、钙、磷、镁、铁、碘、铜、钼的 EAR/RNI 数值;并对维生素 D、锌、铬、锰、钼、碘和蛋白质的 RNI/AI/UL 数值进行了较大调整。

2. 提出预防非传染性慢性病(Chronic noncommunicable diseases,NCD)的相关指标和数值。引入宏量营养素可接受范围、预防非传染性慢性病的建议摄入量、特定建议值等新概念,分别提出了植物化学物等营养素的适用数值。

宏量营养素可接受范围(acceptable macro-nutrient distribution range,AMDR):为三种产能营养素设立的合理摄入范围,指定了营养素上限和下限摄入量。控制在上限水平以内则可降低 NCD 的发生危险,达到下限即可以满足机体对该营养素的生理需要。

预防非传染性慢性病的建议摄入量(proposed intakes for pre-venting non-communicated chronic disease, PI-NCD):PI-NCD 是以

NCD一级预防为目标提出的必需营养素的每日摄入量。

特定建议值(special proposed levels,SPL):结合本国居民的膳食营养特点提出,专用于植物化合物等非营养成分的摄入量指标,是DRIs研究发展史上的一个创新。第一次把植物化合物与必需营养素列在一起,提出6种维护健康食物成分的建议摄入量。

注:中国居民膳食营养素参考摄入量(中国居民 DRIs,2013)相关表格详见附录表。

二、平衡膳食宝塔

平衡膳食宝塔以中国居民膳食指南为依据,将平衡膳食原则转化为可视化分层金字塔图形,各层的位置和面积大小不同,反映出各类食物在膳食中的数量/地位和所占比例,体现了膳食合理比例搭配,是在营养上比较理想的基本食物构成(图7-1)。水和身体活动的图示也包含在可视化图形中,强调足量饮水和增加身体活动的重

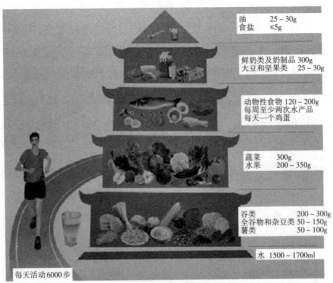

图7-1 平衡膳食宝塔

要性。平衡膳食宝塔共分五层,代表谷薯类、果蔬类、畜禽鱼蛋奶类、大豆和坚果类以及烹调用油盐等五大类食物。标注食物量是一段时间内成年人[在6695～10 040kJ(4600～2400kcal)能量需要量水平时]每人每天各类食物摄入量的建议值范围。

　　(一)第一层　谷薯类食物

　　谷薯类为主是合理膳食的重要特征,也是膳食能量的主要来源。谷薯类和杂豆类是碳水化合物、膳食纤维、其他多种营养素的良好来源。碳水化合物能量占比为50%～65%。建议摄入谷类(包括小麦、稻米、玉米、高粱等)200～300g,其中包含全谷物和杂豆类50～150g,薯类50～100g(相当于15～35g大米)。健康人群应保证全谷物摄入量,全谷物是理想膳食模式的重要组成,保证食物的多样性。见表7-34。

表7-34　日常全谷物营养成分与精制谷物的比较(每100g可食部)

食物	蛋白质 (g)	维生素 B₁(mg)	维生素 B₂(mg)	烟酸 (mg)	维生素 E(mg)	铁(mg)	锌(mg)	膳食纤维(g)
精制大米	7.3	0.08	0.04	1.1	0.2	0.9	1.07	0.4
精制小麦粉	13.3	0.09	0.04	1.01	Tr	Tr	0.94	0.3
全麦	13.2	0.50	0.16	4.96	0.71	3.6	2.6	10.7
糙米	7.9	0.40	0.09	5.09	0.59	1.47	2.02	3.50
燕麦	16.9	0.76	0.14	0.96	—	4.72	3.97	10.6
荞麦	9.3	0.28	0.16	2.2	0.9	6.2	3.6	6.5
玉米	8.5	0.07	0.04	0.8	0.98	0.4	0.08	5.5
小米	9	0.33	0.1	1.5	0.3	5.1	1.87	1.6
高粱	10.4	0.29	0.1	1.6	1.8	6.3	1.64	4.3
青稞果仁	8.1	0.34	0.11	6.7	0.72	40.7	2.38	1.8
黑麦	9	0.37	1.7	1.7	1.15	4	2.9	14.8

《中国居民膳食指南(2022)》

（二）第二层　蔬菜水果

果蔬类是维生素、膳食纤维、植物化学物和矿物质的重要来源，指南中鼓励多摄入，摄入至少蔬菜类300g，水果类200～350g。推荐吃新鲜水果，深色蔬菜占总体蔬菜摄入量的1/2以上，因为深色蔬菜多富含维生素、膳食纤维和植物化学物。

（三）第三层　畜禽鱼蛋奶等动物性食物

鱼、禽、肉、蛋等动物性食物是优质蛋白质、脂溶性维生素、脂肪和矿物质的良好来源，指南中推荐适量食用，推荐每天动物性食物摄入量共计120～200g，即每天1个鸡蛋（相当于50g左右）、鱼虾类40～75g、瘦肉或禽肉40～75g。蛋黄富含胆固醇、胆碱、卵磷脂、锌、维生素A、B族维生素、叶黄素等营养成分，所以吃鸡蛋的时候，不能丢弃蛋黄。少吃含脂肪较高的肉类，少吃加工类肉制品。几种鸡蛋的营养素含量比较见表7-35。

表7-35　不同鸡蛋营养素含量（每100g可食部）

营养素	白皮鸡蛋	红皮鸡蛋	土鸡蛋	营养素	白皮鸡蛋	红皮鸡蛋	土鸡蛋
蛋白质(g)	12.7	12.2	14.4	烟酸(mg)	0.2	—	—
脂肪(g)	9	10.5	6.4	钙(mg)	48	44	76
碳水化合物(g)	1.5	0	5.6	镁(mg)	14	11	5
胆固醇(mg)	585	—	1338	铁(mg)	2	1.0	1.7
维生素A（μg RAE）	310	138	199	锌(mg)	1	0.38	1.28
维生素E（mg）	1.23	0.84	1.36	硒(mg)	16.55	13.83	11.5
维生素B$_1$（mg）	0.09	0.05	0.12	铜(mg)	0.06	—	0.32
维生素B$_2$（mg）	0.31	0.11	0.19	锰(mg)	0.03	0.01	0.06

《中国居民膳食指南（2022）》

（四）第四层 奶类、大豆和坚果

奶类、大豆和坚果是优质蛋白质、钙和 B 族维生素的良好来源，指南中鼓励多摄入，多样化摄入。奶类营养价值丰富，可提供优质蛋白质、维生素 B_2，尤其是钙的良好来源。牛奶中蛋白质含量平均为 3%，其必需氨基酸比例符合人体需要，属于优质蛋白质。脂肪含量为 3%～4%，以微脂肪球的形式存在。奶类中的乳糖能促进钙、镁、锌等矿物质的吸收。经发酵的酸奶营养物质更容易被人体消化吸收，还含有丰富的益生菌，对人体健康益处良多。摄入奶及奶制品 300～500g。每 300ml 鲜牛奶提供的营养价值见表 7-36。

表 7-36 300ml 牛奶提供的营养价值

营养素	含量	占 RNI 的百分比（%）	
		成年女性	成年男性
蛋白质	9.9g	16	14
维生素 B_2	0.36mg	35	30
钙	321mg	39	39
镁	33mg	10	10
钾	540mg	27	27
锌	0.84mg	17	10
硒	4.02mg	10	10

《中国居民膳食指南（2022）》

大豆和坚果富含必需脂肪酸和必需氨基酸，推荐摄入量共为 25～35g，其中坚果每天 10g 左右。大豆类包括黄豆、黑豆和青豆，含有丰富的蛋白质、不饱和脂肪酸、钙、钾和维生素 E。大豆中蛋白质含量为 22%～37%，必需氨基酸的组成和比例与动物蛋白相似，而且富含谷类蛋白质缺少的赖氨酸，是谷类蛋白质互补的天然理想食物。大豆中脂肪含量为 15%～20%，其中不饱和脂肪酸约占 85%，亚油酸高达 50%，而且消化率高，还含有较多磷脂。大豆中还含有大豆异黄酮、植物固醇、大豆皂甙等多种益于健康的成分。综合评价分析表明大豆及其制品的摄入可降低乳腺癌的发病风险。适量增加大豆及其制品摄入对健康有益,如可降低心血管疾病的发生风险;大豆异黄酮摄入量与冠心病发病风险呈线性反比关系,还可显著改善更年期女性腰椎、髋部、股骨颈的骨密度。豆浆必需煮透,因为大豆中含有一些抗营养因子,如脂肪氧化酶、胰蛋白酶抑制因子等,饮用未煮开的豆浆可能会引起中毒;这些抗营养因子遇热不稳定,通过加热处理即可消除,一般先用大火煮沸,再用文火维持5min左右。豆浆中钙的含量远低于牛奶,锌、硒维生素A和B_2的含量也低于牛奶。豆浆和牛奶在营养上各有特点,两者最好每天都饮用。

(五)第五层 烹调油和盐

油盐作为烹饪调料必不可少,烹调油包括各种动植物油,提供各种脂肪酸,建议尽量少用。正常成人脂肪的摄入量为36~80g,其中推荐烹调油平均每天不超过25~30g(提供10%左右的膳食能量),要经常更换种类,力求多样化。食盐摄入量不超过5g,还需要控制隐形高盐食品的摄入量。

(六)身体活动和饮水

身体活动和水的图示仍包含在可视化图形中,强调增加身体活动和足量饮水的重要性。水是生命之源,是膳食的重要组成部分,推荐低身体活动水平成年人每天饮水和整体膳食水摄入共计2700~3000ml,其中整体膳食大约占1/2,包括来自食物中水分和膳食汤水,饮水至少1500~1700ml(7~8杯)。

身体活动是保持能量平衡、维持适宜体重、保持身体健康的重要手段。鼓励养成天天运动的习惯,推荐每周最好进行150min中等强度的骑车、跑步等运动,每天至少相当于快步走6000步以上的身体活动。

三、《中国居民膳食指南(2022)》

膳食指南新版坚持平衡膳食模式是最大程度上保障人类营养需要和健康的基础,增加了"高龄老年人"指导准则;突出了食物量化概念和营养的结合,更加强调了膳食模式、食物份量、分餐、不浪费等启迪新饮食方式变革的倡导。下面简要介绍一下《中国居民膳食指南(2022)》平衡膳食的八条准则:

(一)准则一　食物多样,合理搭配

平衡膳食模式的基本原则是食物多样,即膳食应包括谷薯类、蔬菜水果类、畜禽鱼蛋奶类、大豆坚果类等几大类食物。建议平均每天摄入12种以上食物,每周25种以上。

表7-37　建议摄入的主要食物品类数(种)

食品类别	平均每天种类数	每周至少品种数
谷类、薯类、杂豆类	3	5
蔬菜水果类	4	10
畜禽鱼蛋奶类	3	5
奶、大豆坚果类	2	5
合计	12	25

按照一日三餐食物品种数的分配,早餐至少摄入4~5个食物品种,午餐摄入5~6个食物品种,晚餐4~5个食物品种,加上零食1~2个品种。烹调油和调味品不计算在内。

平衡膳食模式的重要特征是谷类为主。建议平均每天摄入谷类食物200~300g,其中全谷物和杂豆类50~150g;薯类50~100g。此模式中碳水化合物供能占膳食总能量的50%~65%,脂肪占20%~30%,蛋白质占10%~15%。

(二)准则二　吃动平衡,健康体重

保持健康体重的关键是膳食平衡和运动。人人都应坚持天天运动,坚持日常身体活动,减少久坐时间。推荐每周应至少150min以上中等强度身体活动,可每周5d,每天30min;坚持主动身体活动,最好每天6000步。

(三)准则三　多吃果蔬、奶类、全谷、大豆

多吃果蔬、奶类、全谷、大豆对降低慢性病的发病风险具有重要作用。果蔬是维生素、膳食纤维、植物化学物和矿物质的重要来源;奶类和大豆类是优质蛋白质、钙和B族维生素的主要来源;全谷保留了天然谷物的全部成分,是维生素、膳食纤维和矿物质等的主要来源。推荐餐餐有蔬菜,每天摄入蔬菜不少于300g,深色蔬菜应占1/2。天天吃水果,每天摄入新鲜水果200～350g,果汁不能代替鲜果。奶类摄入多样化,相当于每天300ml以上液态奶。经常吃全谷物和豆制品,适量吃坚果。

(四)准则四　适量吃鱼、禽、蛋、瘦肉

动物性食物富含优质蛋白质、维生素A、B族维生素等。鱼和禽类脂肪含量相对较低,鱼类富含不饱和脂肪酸,故动物性食物优先选择鱼和禽类。瘦肉脂肪含量较低,蛋类营养成分齐全。推荐成年人平均每天摄入动物性食物总量120～200g,相当于每周摄入鱼类2次或300～500g,蛋类300～350g,畜禽肉300～500g。应当少吃烟熏和腌制肉类。

(五)准则五　少盐少油,控糖限酒

避免过多动物性油脂和饱和脂肪酸的摄入,推荐成年人每天摄入烹调油25～30g,食盐不超过5g。酒和添加糖不是膳食组成的基本食物,尽量避免单独食用和烹饪使用。建议每天摄入糖不超过50g,最好控制在25g以下,不喝和少喝含糖饮料。成年人每天饮酒的酒精量不超过15g,孕妇、乳母、儿童、青少年不应饮酒。

反式脂肪酸(TFA)每天摄入不应超过2.0g,摄入量应少于每日总

能量的1%。

(六)准则六 规律进餐,足量饮水

一日三餐,饮食有度,定时定量,不暴饮暴食。三餐提供能量应占全天总能量的比例分别是早餐25%～30%、午餐30%～40%、晚餐30%～35%。建议要足量、主动饮水,成年男性每天喝水1700ml、女性每天喝水1500ml。推荐多喝白水或茶水,不喝或少喝含糖饮料。

(七)准则七 会烹会选,会看标签

按需购买,学会挑选营养素密度高的、新鲜的食物,学会看食品营养标签选购食品,学习家常烹饪技术,享受营养与美味,实践平衡膳食。在外就餐注意荤素搭配等。

(八)准则八 杜绝浪费,兴新食尚,公筷分餐

"食物标准份量"的概念在《中国居民膳食指南(2016)》中首次被提出,使食物定量更容易更形象化,更好把握食物用量和力求平衡膳食。《中国居民膳食指南(2022)》继续推广和使用"食物标准份量"。

表7-38 常见食物的标准份量(以可食部计)

食物类别	食物重量(g/份)	能量(kJ)	备注
谷类	50～60	669～752	面粉50g=70～80g馒头 大米50g=100～120g米饭
薯类	80～100	334～376	红薯80g=马铃薯100g(能量相当于0.5份谷类)
蔬菜类	100	63～146	高淀粉类蔬菜,如甜菜、鲜豆类,应注意能量的不同,每份的用量应减少
水果类	100	167～230	100g梨和苹果,相当于高糖水果如枣25g/柿子65g
畜禽瘦肉(脂肪含量<10%)	40～50	188～230	瘦肉的脂肪含量<10%

续表

食物类别	食物重量 （g/份）	能量（kJ）	备注
畜禽肥瘦肉 （脂肪含量 10%~35%）	20~25	272~334	肥肉、五花肉脂肪含量一般超过50%，应减少食用
鱼类	40~50	209~251	鱼类蛋白质含量15%~20%，脂肪1%~8%
虾贝类	40~50	146~209	虾贝类蛋白质含量5%~15%，脂肪0.2%~2%
蛋类 （含蛋白质7g）	40~50	272~334	一般鸡蛋50g/个，鹌鹑蛋10g/个，鸭蛋80g/个左右
大豆类 （含蛋白质7g）	20~25	272~334	黄豆20g=北豆腐60g=南豆腐110g=内酯豆腐120g=豆干45g=豆浆360~380ml
坚果类 （含脂肪5g）	10	167~230	淀粉类坚果相对能量低，如葵花子仁10g=板栗25g=莲子20g（能量相当于0.5份油脂类）
全脂类乳制品（含蛋白质2.5%~3%）	200~250ml	460	200m液态奶=20~25g奶酪=20~30g奶粉 全脂液态奶：脂肪含量约3%
脱脂类乳制品（含蛋白质2.5%~3%）	200~250ml	230	脱脂液态奶：脂肪含量约<0.5%
水	200~250ml	0	500ml瓶装水，2.5份

《中国居民膳食指南（2022）》

还可以采用以手为参照的更为简易的"食物标准份量"来把握食物用量（见表7-39）。

表7-39 手为参照的"食物标准份量"

参照物	规格和尺寸	用途
	两手并拢,一捧可以托起的量	双手捧,衡量蔬菜类食物的量 双手捧一捧约100g蔬菜
	一只手可以捧起的量	单手捧为五指弯曲与手掌可拿起的量,用于大豆、坚果等颗粒状食物,单手捧一份坚果10g,大豆20~25g
	食指与拇指弯曲接触可拿起的量	一把,衡量叶茎类蔬菜的量,一把约100g;一手抓起或握起的量,衡量水果的量
	一个掌心大小的量	一个掌心,衡量片状食物的大小。25g五花肉(脂肪40%~58%)50g瘦肉(脂肪5%~10%)50g三文鱼 65g带鱼段
	五指向内弯曲握拢的手势的大小的量	一季,衡量球形、块状食物的大小
	两指厚长	两指,衡量肉类、奶酪等

注:以中等身材成年女性的手为参照。

中等身材成年女,伸出你的小手手。

双手并拢可托起,不费力是一大捧。

叶菜大约一百克,每天要吃四五捧。

食指弯曲触拇指，一把也是一百克。

单手捧起一小捧，黄豆花生二十克。

拇指在内握住拳，苹果红薯二百克。

百克面粉蒸馒头，正好一拳一百六。

掌心肉肉五十克，畜禽水产可食部。

示指中指并拢了，瘦肉大约二十五。

食物份量记清楚，吃出健康很容易。

传承健康生活方式，树饮食文明新风，坚决制止餐饮浪费行为。选购新鲜卫生的食物，食物制备生熟分开，储存得当，不食用野生动物。人人都应尊重和珍惜食物，节约粮食，不铺张不浪费，继承和发扬中华民族勤俭节约的文化传统。对于儿童更有助于学习认识和熟悉量化食物，养成良好饮食习惯。食源性疾病的发生风险涉及从农场到餐桌的各个环节。近些年我国重大食源性疾病的发生情况，能反映出我国用餐方式打破传统合餐饮食的习惯，推行和倡导份餐、分餐制、公筷公勺等科学文明的饮食行为新食尚，促进公众健康和食物系统可持续发展。

四、中医饮食与养生

中华饮食文化源远流长，中国千年来的生活体验，形成了"药食同源"或"医食同源"的文化。中药和食物均来源于自然界，而且都能够防治疾病。许多食物也是药物，如《伤寒论》112个古方中，含有姜、枣、甘草、薏米、扁豆、酒、醋及动物胶膏等食物成分的方剂约占1/2以上；《内经》13个方剂中，有食物成分的占近一半。再如，黄芪、山药、茯苓、枸杞、丁香、豆蔻和桂皮等药物又被普遍用在食谱和菜谱中。

中医饮食在中医哲学思想的指导下，以阴阳、五行学说等中医基础理论为依据，研究饮食的性味特征对机体的影响，重视饮食调养，利用饮食来维持生命、防治疾病、强身健体和延年益寿,形成了天人相应的整体营养观、调理阴阳的营养观以及整体与个性化相结合的营养观。

"谨察阴阳之所在,以平为期。"中医认为,在饮食中要懂得食物和饮食者的阴阳属性,在食物搭配、饮食制备、饮食宜忌等方面要注重调和阴阳,注意食物对脏腑的生克制化等作用,以维持机体阴阳动态平衡的状态。比如,"冬吃萝卜夏吃姜,不劳医生开药方","早上三片姜,胜过人参汤"等俗语中就蕴含着中医阴阳学说的思想,春夏属阳,早上属阳,早上吃姜可以帮助人体阳气生发。再如,温性调料葱姜酒常用于鱼、虾、蟹等寒性食物的烹调之中,就是防止菜肴偏于寒凉。

数千年的饮食文化历史表明,中国传统饮食方式是最科学的,为中华民族的繁衍生息做出了巨大的历史贡献。中国传统饮食方式以素食为主,肉食为辅,力求荤素搭配的全面膳食,正如《素问·脏气法时论篇》中所说"五谷为养,五果为助,五畜为益,五菜为充,气味合而服之,以补精益气"。膳食指南要求的平衡饮食,食物要合理搭配,尽可能做到多样化、不偏食、不过食、不废食。

"有胃气则生,无胃气则死。""五谷"能够补养"五脏之真气",是胃气的主要来源,养护后天之本脾胃的核心在于饮食。现代营养学研究表明,"五谷"的营养素非常丰富,除碳水化合物、蛋白质之外,纤维素、矿物质的含量高于普通白米数倍,富含不饱和脂肪酸、维生素 A、B_1、B_2、C 等。五谷精粗搭配营养互补,可提高各食物的营养价值。"五果为助,五菜为充",果蔬是平衡饮食中的重要辅助食品。

五畜为益,即动物性食物对人体有补益作用,能增补五谷主食营养素的不足。以五味为中介,将五畜分属五行,得出五畜之肉的五行属性,即牛甘、犬酸、猪咸、羊苦、鸡辛。从五畜之肉的四性,以五行属性和五味功效归类,可知牛肉性温、鸡肉性微温、犬肉性温、羊肉性大热、猪肉性微寒。这为中医临床运用五畜肉类用以补精益气奠定了一定理论基础。五畜之肉的补益功效具体如下:

羊肉性温热,入脾、肾经,具有温补脾胃与肝胆,益肾气,助元阳,益精血,祛寒冷,补肝明目等功效,可治疗肝血虚寒的病证,适合体质虚寒的人在秋冬季食用。女性月经和男性性功能都与肝脏相关,"当归生姜羊肉汤"对于男性阳痿、筋骨痿软,现代女性产后虚损、抑郁,少女痛经、手足逆冷等病证有很好的食疗作用。中医认为肝开窍于目,肝血不足会引起许多视力方面的问题,如小儿弱视、近视、老花眼以及夜盲症(也叫雀盲)等,把羊肝煮熟,不放盐吃,即可调补肝的气血,缓解症状。现在医学证实夜盲症是因为缺乏维生素 A。

鸡肉性微温热,入脾、胃经,具有温中益气、活血强筋、健脾养胃、补虚填精等功效。能温补心脏、鼓舞心经气血,善于治疗心气、心血不足的虚损证。在我国女性产后调补的首选食谱就有公鸡炖汤。吃雏鸡或公鸡时,要用阴寒的食材去中和平衡鸡肉的热性,如小鸡炖蘑菇的吃法。

牛肉性甘平,偏温,归脾、胃、肾经,具有补益气血、强健筋骨、滋养肌肤、促进生长发育等功效。五谷为养的基础上,喝牛肉汤增强补益气血的作用,尤适于脾胃虚弱、大病初愈体弱的人,牛肉汤配小米干饭是最好的补益脾胃的食疗佳品。普通人食用慢火炖牛肉或炒嫩牛肉。牛的全身都是宝,比如牛黄,其味苦性寒,入心经和心包经,能清热解毒、醒神开窍;牛百叶补益胃肠,改善消化功能;牛筋中富含胶原蛋白质,能增强细胞代谢,使皮肤更富有弹性和韧性,延缓皮肤的衰老,还可强筋壮骨,青少年食用可促进骨骼的生长发育,中老年食用可预防骨质疏松,对于过度运动损伤筋腱、腰膝酸软、身体瘦弱者都有很好的食疗作用。

猪肉性寒,入肾、膀胱经,能滋阴润燥,填精益髓。中医认为肾阴不足会引起女性更年期综合征,食用猪脊髓可滋补阴液,也可将猪脊髓连同黄柏、知母一同蒸熟,敲骨吸髓连汤带药一起服用效果好。猪肉性寒,多吃不易消化,还会因阴寒过重出现痰湿水饮,导致血糖、血脂或尿酸增高。烹调猪肉时,要加入葱姜蒜、桂皮、豆蔻、砂仁、高良姜、吴茱萸等辛温辛热的香料。

鸭肉性偏寒凉,味甘,归脾、胃、肺和肾经,可滋阴补虚,养胃生津,补血行水。肺阴不足的一些病证,如咽痒、干咳无痰、皮肤干燥、毛发焦枯脱落、自汗盗汗、便秘等,可食用沙参麦冬鸭汤来滋补肺脏。鸭子要烤着吃,烤可以平衡鸭的寒性,吃起来更香而且容易消化,还要加上葱丝、萝卜丝,蘸着甜面酱吃,以通阳散寒,消食化痰,平衡鸭肉的寒气,解除它的腥味和油腻。马肉入肺经,但现在饮食中已很少见了。

古代医家认为,中药和食物都具有"四性(或四气)五味"。食物的"四性(寒、凉、温、热)"是指人体吃完食物后的身体反应;"五味"即酸、甘(甜)、苦、辛(辣)和咸。"五味入口,藏于肠胃,味有所藏,以养五气,气和而生、津液相成,神乃自主。""五味"对五脏有特定的选择性,"酸入肝、苦入心、甘入脾、辛入肺、咸入肾",五味入于胃,分走五脏,以对五脏进行滋养,气足神旺,使脏腑功能正常发挥。五味也有其阴阳属性,酸、苦、咸属阴,辛、甘、淡属阳。《内经》中说:"是故谨和五味,骨正筋柔,气血以流,腠理以密,如是则骨气以精。谨道如法,长有天命。"五味相互配合又相互制约,如果能按照季节、身体状况等来调节五味饮食,就会对身体大有裨益。中医饮食在"合而服之"的全面膳食基础上,还注重个性化营养观,提倡"辨证用膳"和"审因用膳",即因人、因地、因时、因病的不同,饮食要有所变化。如冬季应佐以辣椒、花椒、肉桂等辛热之品,多选用温热食物以增温祛寒。

"药补不如食补",药膳食疗学也是中医学的重要组成部分,药膳发源于我国传统的饮食和中医食疗文化。中医学十分看重食补预防,"食能排邪而安脏腑,悦神爽志以资血气"。预防之道在于法于阴阳,遵循自然原则,食补前应先了解个体体质特征和食物或药物的四性五味、归经及阴阳属性等,才能辨证施膳。

古代医家提倡药食结合,如《内经》中的"药以祛之,食以随之";金元四大家的张从正主张"攻邪居先,食养善后"。根据所用药物的偏盛不同,如"大毒、常毒、小毒、无毒",仅需祛除病邪的六分到九分就要停药,再用食物调养到邪气去尽为止。所以用药不能太过,否则会伤及人体正气,在病邪已衰时,及时饮食营养,"气味合而服之,以补精益气",恢复人体正气。中医食疗是综合疗法中重要且不可缺少的内容,其目的就在于通过调整饮食,使人体的气足、精充和神旺,增强机体的抵抗力和免疫力,从而防病治病、保健强身、延年益寿。

吃完后身体有发热感觉的食物为温热性,有清凉感觉的则为寒凉性。常见食物中以平性食物居多,温热性次之,寒凉性更次之。常见食物的"四性五味"及其功效、代表性食物详见表7-40、41。

表7-40　常见食物的属性与功效

食物属性	功效	适宜体质	代表性食物
温性	散寒温中、补虚助阳、活血通络	虚或湿性(素食为主者)	牛肉、猪肝、姜葱蒜、韭菜、香菜、枣、糯米等
寒性	清热泻火、凉血解毒、滋阴	热性(肉食为主者)	螃蟹、海带、冬瓜、西瓜、大白菜、芹菜、空心菜、甘蔗等
凉性	泻火除燥、滋阴静心、凉血解毒	燥性	鸭肉、菊花、白萝卜、莴笋、菠菜、草莓、小麦等
热性	散寒温经、补虚助阳、活血通络	寒性	鳟鱼、肉桂、花椒、辣椒、胡椒等
平性	开胃健脾、强壮补虚	各种体质	银耳、胡萝卜、黄花菜等

表7-41 常见食物的五味与功效

五味	功效	代表性食物	过食危害
酸味	收敛固涩,生津养阴,保肝。预防感冒、降血压、软化血管	麻芝麻、李子、狗肉、韭菜、山楂	伤脾伤筋骨。引起消化道功能紊乱
甘味	能补能和能缓。健脾生肌补气血,补虚强壮	粳米、大枣、牛肉	伤肾。肤色晦暗、骨骼疼痛、头发脱落
苦味	能泄能燥能坚。降火除烦,清热解毒	麦、杏、羊肉、苦瓜、薤、芥蓝	腹泻,消化不良,皮肤枯槁、毛发脱落
辛味	能散能行。发散解表、行气血	黄黍、桃、鸡肉、姜、葱、辣椒	筋脉不舒、指甲干枯
咸味	能下能软。补肾虚	栗、猪肉、大豆、海带、紫菜等	血脉瘀滞,升高血压

附:《健康食疗歌》(摘自《安享天年:首届国医大师何任养生防病治病术略》)

饭后生津化痰液,苹果消食养分高;

杨梅开胃祛暑热,益气祛风有樱桃;

香杏生津润肺腑,西瓜解暑止咳妙;

蜜橘爽口益肠胃,酸枣柑橘营养好;

增进食欲数草莓,止咳润肺枇杷骄;

龙眼滋补胜参芪,荔枝全身能入药;

菠萝健胃又止咳,便秘便血吃香蕉;

崩漏止痢吃石榴,治疗紫癜煎大枣;

凉血止血有莲藕,栗子补肾强筋好;

紫茄祛风通经络,海带含碘瘰结消;

大蒜杀菌治痢疾,韭菜补肾暖膝腰;

胡椒驱寒又防湿,葱辣姜汤治感冒;

荞麦医治糖尿病,常吃花菜肿瘤少;

红薯食米好处多,香菇胜过抗癌药;

白菜通便排毒素,瓜豆消肿又利尿;

番茄补血又润肤,芹菜降压效率高;

苦瓜清心又明目,黄瓜减肥消热好;

玉米抑制胆固醇,山楂降压抗衰老;

鱼虾猪蹄催母乳,禽蛋益智蛋白高;

牛羊猪肝令眼明,牛羊乳奶含钙高;

花生降脂治贫血,健脑乌发吃核桃;

芝麻润肤又乌发,蜂蜜益寿又润燥;

依据情况选食疗,多样进食营养好;

若问食疗之根本,平衡膳食最重要。

五、合理烹调,锁住营养

食物是人体获得所需营养素的重要途径,适当的烹饪加工可提高营养素的消化吸收率,同时杀灭常见微生物保证食品安全;但是,加工和烹调均不可避免地造成营养素不同程度地流失和破坏,降低其利用价值。所以,烹制不宜过度。

将加工、切配好的烹饪原料通过加热和调制,熟制成菜肴的操作过程即为烹调。最常用烹调方法有煮、煨、炖、炒、煎、炸及烤等,烹饪方法的多样性对营养素的影响各异,蒸:对食物营养素损失的影响较小;煮、炖(煨):水溶性维生素和矿物质溶于水中或汤内。如水煮面时维生素 B_1 和 B_2 损失约35%;煮饭时维生素 B_1 损失原含量的17%,维生素 PP 损失21%。焖:焖的时间越长,B 族维生素和维生素 C 的损失越大;炸:对 B 族维生素的破坏最明显,其他营养素都有不同程度的破坏;烤:水溶性维生素 A、B、C 的破坏相当大,如炸油条时,维生素 B_1 全部破坏,维生素 B_2 和维生素 PP 损失达45%左右。要根据食材特点选择适当的烹饪方法。

　　烹饪对蔬菜中维生素C含量的影响。炒菜:急火快炒对的损失最少,维生素C的损失率可以控制在10%～30%,胡萝卜素损失率更小为6%～14%。青菜切段再用油炒5～10min,维生素C损失36%。煮菜损失率15.3%～19%,煮熟后所含有的维生素C有50%左右在菜汤中;开水中焯菜后再炒,维生素C的损失率最大,达83.3%。炖菜:炖10min,维生素C的损失率在0.4%～45.2%,炖30min,维生素C的损失率在11.4%～66.9%。蔬菜烧好后不及时吃,存放20min到1h,维生素C损失率在73%～75%。烹调前,蔬菜的存放时间越长,因维生素C被氧化而造成的损失也越多。

　　动物性食物烹调后,除维生素外,一般营养素的变化不大。猪肉中的维生素B_1在炒时损失最少,损失率约13%,蒸和炸次之,约45%,红烧和清炖时损失最多,损失率为60%～65%。维生素B_2则在炒肉丝时损失最少约20%;清炖和红烧次之,约40%;蒸时最高,约87%。炒和煮鸡蛋维生素B_2的损失很少,为7%～13%,而维生素B_1的损失可达22%。

　　植物矿物质含量最多的地方为果蔬外皮、外层叶片和所有绿叶,去皮、去叶等休整处理使富含矿物质的部分被废弃,直接带来矿物质的损失。谷物的精制加工,主要导致维生素和矿物质的很大损失。食品的不当烹调,如富含草酸的菠菜、苋菜、甜菜、马齿苋、芋头、甘薯和大黄等食物,如果不提取经过焯水,就与高钙食品烹调,部分钙则无法被人体吸收。还要考虑溶水损失,它也是加工中矿物质损失的重要原因。有利于营养素保存的措施有:原料加工应先洗净再切制、焯菜宜用旺火沸水、炒菜时宜旺火急炒、炒菜时油温不宜过高、上浆挂糊以及烹调时宜适当加醋等。

六、抗氧化的食物与营养素

抗氧化自由基作用简称抗氧化作用,主要目的是把自由基保持在正常的范围内,维持氧化与抗氧化之间的平衡。自由基是机体代谢过程中不断产生的未配对电子的原子、原子基团或分子,适量活性氧自由基具有参与免疫和信号传导等生理功能,过多则会对机体有破坏作用。自由基无处不在,运动过量、精神压力过大、吸烟、放化疗,以及阳光辐射、空气污染、农药应用与残留等等,都会使人体产生过多的活性氧自由基。现代的研究表明,老年痴呆、癌症、心血管病、糖尿病等慢性病与过量自由基的产生有关联。

如何维持自由基的稳态?这有赖于人体抗氧化系统的抗氧化能力和修复能力。人体抗氧化系统主要包括酶类和非酶类两大类。酶类抗氧化系统是体内抗氧化的第一道防线,抗氧化酶类在体内自行合成,主要有谷胱甘肽过氧化物酶(GSH-Px)、谷胱甘肽还原酶(GR)、超氧化物歧化酶(SOD)、过氧化氢酶(CAT)等。只要每天摄入足量蛋白质、氨基酸种类齐全、配比合理,酶就会正常合成。非酶类抗氧化系统包括植物化学物质、部分维生素、微量元素(硒、铜、锌、锰等)以及内源性褪黑激素(MT)等抗氧化物质,是体内的第二道抗氧化防线。植物化学物质种类繁多,如萜类化合物(灵芝提取物)、酚类化合物、植物多糖、植物甾醇、有机硫化合物(大蒜素等)以及部分中草药成分等。

当今社会,全民健康意识、抗氧化抗衰老意识逐渐强烈,不少抗氧化物质已被较广泛地应用在化妆品、保健食品、医药等领域之中。大自然赐给人类丰盛的食物,表7-42列出了常见几种具有抗氧化、抗衰老作用的食物及其营养素。

表7-42 抗氧化营养素及其食物来源

营养素	功效	食物来源	摄入量(d)
类胡萝卜素	维生素A原主要来源,抗氧化、免疫调节、抗癌、延缓衰老。叶黄素有抗氧化和光过滤作用,保护视力,防止视力衰退,预防白内障等眼科疾病	动物、高等植物、真菌、藻类的色素中。红薯、胡萝卜、菠菜、枸杞、蓝莓、小叶橘富含	6mg
虾青素	非维生素A原的类胡萝卜素。抗氧化能力很强,增强免疫力、免疫调节、抗炎、抗肿瘤、预防心脑血管疾病	虾、蟹、鱼、鸟、某些藻类及真菌	8mg
番茄红素	清除自由基,增强免疫力,抗癌	番茄及其加工产品酱和汁	10mg
花青素	属类黄酮物质,抗氧化性能优于维生素E和维生素C。天然阳光遮盖物,阻止紫外线侵害皮肤	开花植物中。接骨木浆果、葡萄籽与松树皮的提取物富含	100 ~ 200mg
硒	为谷胱甘肽过氧化物酶的必需成分	海参、猪肾、牡蛎	100 ~ 250μg
辅酶Q$_{10}$	又名泛醌,脂溶性维生素类似物,参与线粒体中电子传递链和有氧呼吸。抗氧化、抗疲劳、保护心血管、辅助治疗癌症	猪肝(25g/500g)、猪心、牛肉;玉米、西红柿、猕猴桃	30mg
维生素E	d-α-生育酚,强力抗氧化剂,抗癌、保护皮肤及器官	压榨植物油、果蔬、坚果、瘦肉、乳类、蛋类、柑橘皮	400 ~ 800IU

营养素	功效	食物来源	摄入量(d)
维生素C	修复突变细胞损伤,巩固结缔组织,促进胶原蛋白的合成,增强抗应激能力和免疫力。可使多余胆固醇转变为胆汁酸,预防胆结石	人类不能自身合成,必须膳食/药物摄取。蓝莓、刺梨、酸枣、猕猴桃、山楂、柑橘、菠菜、辣椒、苦瓜	0.5 ~ 2.0g
茶多酚	以黄烷酮类(占总量60% ~ 80%)、黄酮类为主。抗氧化、防辐射、抗衰老、降血脂、降血糖、抑菌抑酶	绿茶富含,占其质量的15% ~ 30%	500mg
白藜芦醇	非黄酮类多酚,又称植物抗生素。葡萄酒和葡萄汁中的生物活性成分。抗氧化、抗炎、调节血脂、抑制血小板聚集黏附、保护心血管、抗癌	葡萄的叶和皮、虎杖及花生等富含	

七、母乳是唯一营养素全面的自然食物

产后,母体内的激素水平发生变化,乳房开始分泌乳汁。但泌乳有一个逐渐的质与量的变化,一般把生后4 ~ 5d以内的乳汁称作初乳,生后6 ~ 10d的乳汁称作过渡乳,产后11d到9个月的乳汁称成熟乳,10月以后的乳汁叫晚乳。母乳的这种质与量的变化,正好是适应了新生儿的消化吸收以及身体需要。

除母乳外,任何一种天然食物都不能提供人体所需的全部营养素。母乳营养充足又均衡,乳汁内含有碳水化合物、蛋白质、脂肪、维生素、矿物质及对宝宝脑部发育很重要的脂肪酸和牛磺酸等,而其中的蛋白质和幼细的脂肪粒,很容易被宝宝消化和吸收,令肠胃舒适(见表7-43)。

表7-43 中国母乳营养成分参考值(2022年)

营养素	推荐值	营养素	推荐值
能量(kJ/L)	2634	碳水化合物(g/L)	70.0*
蛋白质(g/L)	12.0	脂肪(g/L)	34.0
ALA(%FA)	1.8	LA(%FA)	18.0
DHA(%FA)	0.30	EPA(%FA)	0.05
维生素 A(μg/L)	400.0	钙(mg/L)	270.0
维生素 B_6(mg/L)	0.08	钠(mg/L)	110.0
泛酸(mg/L)	2.2	镁(mg/L)	25.0
维生素 K(μg/L)	2.50	锌(mg/L)	2.0
维生素 B_1(mg/L)	0.18	铜(mg/L)	0.30
维生素 B_{12}(μg/L)	0.42	铬(μg/L)	0.252
维生素 D(μg/L)	2.0	碘(μg/L)	112.0
维生素 E(mg α-TE/L)	2.50	氟(mg/L)	318.3
维生素 B_2(mg/L)	0.50	磷(mg/L)	140.0
烟酸(mg/L)	1.00	钾(mg/L)	490.0
生物(μg/L)	8.5	铁(mg/L)	0.30
维生素 C(mg/L)	50.0	硒(μg/L)	11.0
叶酸(μg/L)	87.0	锰(mg/L)	0.01
胆碱(mg/L)	160	钼(μg/L)	4.0
		氟(mg·L^{-1})	0.008

注:*乳糖实测值

FA:脂肪酸;ALA:α-亚麻酸;DHA:二十二碳六烯酸;EPA:二十碳五烯酸;α-TE:α-生育酚当量。

目前,世界卫生组织认为,母乳喂养可以降低儿童的死亡率,它对健康带来的益处可以延续到成人期。世界卫生组织和联合国儿童基金会建议,在婴儿出生的头一个小时里就开始母乳喂养。出生后最初6个月纯母乳喂养,接着以持续母乳喂养并添加适当的补充食品的方式进行喂养,直至2岁或更长。母乳喂养的优点有:

1.母乳中营养素齐全,能全面满足婴儿生长发育需要的牛磺酸、EFA、EAA。

2.母乳,尤其初乳,含有丰富的免疫物质,能提高婴儿的抵抗力。初乳内含比正常奶汁多5倍的蛋白质,尤其是含有比常乳更丰富的免疫球蛋白、乳铁蛋白、生长因子、巨噬细胞、中性粒细胞和淋巴细胞。这些物质都有防止感染和增强免疫的功能。维生素含量也显著高于常乳。维生素B_2在初乳中有时较常乳中含量高出3～4倍,尼克酸在初乳中含量也比常乳高。初乳中乳糖含量低,灰分高,特别是钠和氯含量高。微量元素铜、铁、锌等矿物质的含量显著高于常乳,口感微咸。初乳中含铁量为常乳的3～5倍,铜含量约为常乳的6倍。

3.哺乳行为可增进母子间情感的交流,促进婴儿的心理和智能发育。

4.母乳既卫生又无菌,经济、方便、温度适宜,而且新鲜不变质。

5.吮吸,加速母体恢复;减少乳腺癌和卵巢癌、肥胖、骨质疏松的危险。

6.科学家研究已经发现:母乳含有超过700种细菌。这种微生物多样性能够帮助婴儿消化母乳或者促进婴儿的免疫体系形成。还发现,超重母亲的母乳以及计划剖腹产的母亲含有较少的细菌多样性。

思考题:

1.人体所需的营养素及其功能。

2.简述蛋白质和必需氨基酸的营养学意义。

3.简述膳食脂肪的健康意义及其食物来源。

4.熟悉平衡膳食宝塔与《中国居民膳食指南》。

5.说说你对"药补不如食补"的认识和理解。

主要参考书目

1. 吕志平，董尚朴. 中医基础理论[M]. 2版. 北京:科学出版社，2017.

2. 陈利国. 中医基础理论研究[M]. 北京：高等教育出版社，2007.

3. 闻晨植. 五行结构论[M]. 上海:学林出版社，2012.

4. 玉昆子. 阴阳五行里的奥秘[M]. 北京:华夏出版社，2012.

5. 李济仁. 养生保健体悟[M]. 北京:科学出版社，2016.

6. 李济仁. 新安名医及学术源流考[M]. 北京:中国医药科技出版社，2014.

7. 赵萌. 经络穴位按摩大全[M]. 天津：天津科技翻译出版公司，2018.

8. 郭长青，段莲花，郭妍. 九种体质经络养生与治疗[M]. 2版. 北京:中国中医药出版社，2019.

9. 廖映烨. 经络养生学[M]. 青岛:青岛出版社，2014.

10. 朱文增，倪金霞.《黄帝内经》十二时辰经络养生法[M]. 北京:中国中医药出版社，2017.

11. 路新宇. 徒手祛百病:经络通的女人老的慢·女性篇[M]. 天津:天津科学技术出版社，2019.

12. 赵萌. 人体经络大全[M]. 天津：天津科学技术出版社，2018.

13. 程凯.百年程氏经络养生操[M].北京:中国医药科技出版社,2018.

14. 程凯.百年程氏穴位养生[M].北京:中国医药科技出版社,2018.

15. 徐凤霞,谢英彪.平衡膳食一身轻[M].北京:人民军医出版社,2012.

16. 张哲,葛玲玉,陈润.四季养生[M].上海:上海科学技术出版社,2020.

17 邓沂.从胃肠病谈养生[M].北京:人民卫生出版社,2017.

18. 姜敏.古代导引养生辑要[M].北京:中医古籍出版社,2019.

19. 何若苹,何永生,徐光星.安享天年:首届国医大师何任养生防病治病术略[M].北京:中国中医药出版社,2016.

20. 梁少帅,苏亚哲,徐苏林,等.中医养生文化导论[M].北京:中国中医药出版社,2017.

21. 王兴国.八大平衡决定健康[M].北京:人民军医出版社,2012.

22. 许庆友,杨长春.老中医教你调体质补气血养五脏[M].南京:江苏凤凰科学技术出版社,2019.

23. 何天有,何彦东.何氏养生保健灸法[M].北京:中国中医药出版社,2016.

24. 吴家睿.人体神奇之穴[M].长沙:湖南科学技术出版社,2013.

25. 祝总骧.健康312经络锻炼法[M].北京:北京出版社,2004.

26. 倪青,王祥生.实用现代中医内科学[M].北京:中国科学技术出版社,2019.

27. 吴焕林,黄燕.中西医结合内科学[M].北京:科学出版社,2018.

28. 李祖长.黄帝内经中医养生与疾病预测[M].南京:江苏凤凰科学技术出版社,2015.

29. 罗登林.膳食纤维 菊粉特性与应用[M].北京:化学工业出

版社, 2019.

30. 厉曙光. 营养与食品卫生学[M].上海:复旦大学出版社, 2012.

31. 孙长颢. 营养与食品卫生学[M].7版.北京:人民卫生出版社, 2012.

32. 张立实,吕晓华.基础营养学[M].北京:科学出版社, 2018.

33. 何志谦.人类营养学[M].北京:人民卫生出版社, 2008.

34. 中国营养学会.中国居民膳食营养素参考摄入量(2013版)[M].北京:科学出版社, 2014.

35. 中国营养学会.中国居民膳食指南(2016版)[M].北京:科学出版社, 2016.

36. 中国营养学会.中国居民膳食指南(2022版)[M].北京:人民卫生出版社, 2022.

37. 孙秀发,周才琼,肖安红.食品营养学[M].郑州:郑州大学出版社, 2011.

38. 江开达,李凌江,陆林.精神病学[M].3版.北京:人民卫生出版社, 2015.

39. 郭长青.人体经络穴位使用大图册[M].北京:中国医药科技出版社, 2016.

40. 刘乃刚.杨甲三精准取穴全图解[M].北京:人民卫生出版社, 2017.

41. 贺志光.中医学[M].3版.北京:人民卫生出版社,1990.

附　表

附表来源于《中国居民膳食营养素参考摄入量》(2013版)。

附表1　中国居民膳食能量需氧量(EER)、宏量营养素可接受范围(AMDR)、蛋白质推荐摄入量(RNI)

人群	EER* 男		EER* 女		AMDR 总碳水化合物(%E)	AMDR 添加糖(%E)	AMDR 总脂肪(%E)	AMDR 饱和脂肪酸 U-AMDR(%E)	RNI 蛋白质(g/d) 男	RNI 蛋白质(g/d) 女
	kJ/d	kcal/d	kJ/d	kcal/d						
1~6月	376.56 kJ/(kg·d)	90kcal/(kg·d)	376.56 kJ/(kg·d)	90kcal/(kg·d)	—	—	48(AI)	—	9(AI)	9(AI)
7~12月	334.72 kJ/(kg·d)	80kcal/(kg·d)	334.72 kJ/(kg·d)	80kcal/(kg·d)	—	—	40(AI)	—	20	20
1岁	3 765.6	900	3 347.2	800	50~65	—	35(AI)	—	25	25
2岁	4 602.4	1100	4184	1000	50~65	—	35(AI)	—	25	25
3岁	5230	1250	5 020.8	1200	50~65	—	35(AI)	—	30	30
4岁	5 439.2	1300	5230	1250	50~65	<10	20~30	<8	30	30
5岁	5 857.6	1400	5 439.2	1300	50~65	<10	20~30	<8	30	30
6岁	5 857.6	1400	5230	1250	50~65	<10	20~30	<8	35	30
7岁	6276	1500	5 648.4	1350	50~65	<10	20~30	<8	40	35
8岁	6 903.6	1650	6 066.8	1450	50~65	<10	20~30	<8	40	40

续表

人群	EER* 男 kJ/d	EER* 男 kcal/d	EER* 女 kJ/d	EER* 女 kcal/d	AMDR 总碳水化合物(%E)	AMDR 添加糖(%E)	AMDR 总脂肪(%E)	AMDR 饱和脂肪酸 U-AMDR(%E)	RNI 蛋白质(g/d) 男	RNI 蛋白质(g/d) 女
9岁	7322	1750	6 485.2	1550	50~65	<10	20~30	<8	45	45
10岁	7 531.2	1800	6 903.6	1650	50~65	<10	20~30	<8	50	50
11岁	8 577.2	2050	7 531.2	1800	50~65	<10	20~30	<8	60	55
14~17岁	10 460	2500	8368	2000	50~65	<10	20~30	<8	75	60
18~49岁	9414	2250	7 531.2	1800	50~65	<10	20~30	<8	65	55
50~64岁	8 786.4	2100	7322	1750	50~65	<10	20~30	<8	65	55
65~79岁	8 577.2	2050	7 112.8	1700	50~65	<10	20~30	<8	65	55
80岁	7 949.6	1900	6276	1500	50~65	<10	20~30	<8	65	55
孕妇(早)	—	—	7 531.2	1800	50~65	<10	20~30	<8	—	55
孕妇(中)	—	—	8 786.4	2100	50~65	<10	20~30	<8	—	70
孕妇(晚)	—	—	9414	2250	50~65	<10	20~30	<8	—	85
乳母	—	—	9 623.2	2300	50~65	<10	20~30	<8	—	80

注:①未制定参考值者用"—"表示;②%E为占能量的百分比;③EER能量需氧量;④AMDR宏量营养素可接受范围;⑤RNI蛋白质推荐摄入量;*6岁以上是轻身体活动水平

附表2 不同能量需要水平下的平衡膳食模式所提供的能量和营养素

能量和营养素	能量需要量														
能量(MJ/d)	4.18	5.02	5.86	6.69	7.53	8.37	9.20	10.04	10.88	11.72	12.55
能量(kcal/d)	1000	1200	1400	1600	1800	2000	2200	2400	2600	2800	3000
蛋白质(g)	37	47	54	60	67	72	86	90	95	106	114
脂肪(g)	40	45	60	56	64	66	75	80	82	89	96
胆固醇(mg)	206	228	242	353	374	432	485	485	485	537	566
碳水化合物(g)	130	153	191	221	245	284	306	338	380	406	430
维生素A(μg AE)	416	474	499	547	658	752	766	831	834	856	966
维生素B$_1$(mg)	0.57	0.69	0.84	0,96	1.09	1.24	1.36	1,47	1.60	1.75	1.84
维生素B$_2$(mg)	1.02	1.11	1.00	1.04	1.14	1.25	1.35	1.42	1.46	1.55	1.64
维生素C(mg)	80	93	110	126	150	187	187	215	222	230	256
烟酸(mg)	4.80	6.30	8.50	10,55	12.23	13.47	15.72	16.79	17.79	20.07	21.67
钙(mg)	723	805	697	673	736	784	859	897	910	949	1026
铁(mg)	9.11	12	14	15.6	17.9	20.1	22.6	24.5	26.1	28.0	30.3
锌(mg)	5.8	7.2	8.1	8.9	10.1	11.1	12.8	13.6	14.4	15.9	17.1
硒(mg)	26.03	32.28	39.06	43.3	49.5	53.5	64.9	67.3	70.5	81.8	90.7

附表3　中国11~13岁青少年膳食营养素参考摄入量

能量或营养素	RNI 男	RNI 女	AMDR
能量(MJ/d)			
PAL(Ⅰ)	8.58	7.53	—
PAL(Ⅱ)	9.83	8.58	—
PAL(Ⅲ)	10.88	9.62	—
蛋白质(g/d)	60	56	—
总碳水化合物(%E)	—		50~65
添加糖(%E)			<10
总脂肪(%E)			20~30
饱和脂肪酸(%E)			<8
亚油酸(%E)	4.0(AI)		—
α-亚麻酸(%E)	0.60(AI)		—
DHA+EPA(mg/d)			—

营养素	RNI 男	RNI 女	PI	UL
钙(mg/d)	1200		—	2000
磷(mg/d)	640		—	—
钾(mg/d)	1900(AI)		3400	—
钠(mg/d)	1400(AI)		1900	—
镁(mg/d)	300		—	—
氯(mg/d)	2200(AI)		—	—
铁(mg/d)	15	18	—	40
碘(μg/d)	110		—	400
锌(mg/d)	10.0	9.0	—	28
硒(μg/d)	55		—	300
铜(mg/d)	0.7		—	6
氟(mg/d)	1.3(AI)		—	2.5
铬(μg/d)	30(AI)		—	—
锰(mg/d)	4.0(AI)		—	8.0
钼(μg/d)	90		—	650

营养素	RNI 男	RNI 女	UL
维生素A(μg RAE/d)	670	630	2100
维生素D(μg/d)	10		50
维生素E(mg α-TE/d)	13(AI)		500
维生素K(μg/d)	70(AI)		—
维生素B_1(mg/d)	1.3	1.1	—
维生素B_2(mg/d)	1.3	1.1	—
维生素B_6(mg/d)	1.3		45
维生素B_{12}(μg/d)	2.1		—
泛酸(mg/d)	4.5(AI)		—
叶酸(μg DFE/d)	350		800
烟酸(mg NE/d)	14	12	25/240
胆碱(mg/d)	400(AI)		2000
生物素(μg/d)	35(AI)		—
维生素C(mg/d)	90		1400

附表4 中国14～17岁青少年膳食营养素参考摄入量

能量或营养素	RNI 男	RNI 女	AMDR
能量(MJ/d)			
PAL(Ⅰ)	10.46	8.37	—
PAL(Ⅱ)	11.92	9.62	—
PAL(Ⅲ)	13.39	10.67	—
蛋白质(g/d)	75	60	—
总碳水化合物(%E)	—	—	50～65
添加糖(%E)	—	—	<10
总脂肪(%E)	—	—	20～30
饱和脂肪酸(%E)	—	—	<8
亚油酸(%E)	4.0(AI)	—	—
α-亚麻酸(%E)	0.60(AI)	—	—
DHA+EPA(mg/d)	—	—	—

营养素	RNI 男	RNI 女	PI	UL
钙(mg/d)	1000		—	2000
磷(mg/d)	710		—	—
钾(mg/d)	2200(AI)		3900	—
钠(mg/d)	1600(AI)		2200	—
镁(mg/d)	320		—	—
氯(mg/d)	2500		—	—
铁(mg/d)	16	18	—	40
碘(μg/d)	120		—	500
锌(mg/d)	11.5	8.5	—	35
硒(μg/d)	60		—	350
铜(mg/d)	0.8		—	7
氟(mg/d)	1.5(AI)		—	3.1
铬(μg/d)	35(AI)		—	—
锰(mg/d)	4.5(AI)		—	—
钼(μg/d)	100		—	800

营养素	RNI 男	RNI 女	UL
维生素A(μg RAE/d)	820	630	2700
维生素D(μg/d)	10		50
维生素E(mg α-TE/d)	14(AI)		600
维生素K(μg/d)	75(AI)		—
维生素B₁(mg/d)	1.6	1.3	—
维生素B₂(mg/d)	1.5	1.2	—
维生素B₆(mg/d)	1.4		55
维生素B₁₂(μg/d)	2.4		—
泛酸(mg/d)	5.0(AI)		—
叶酸(μg DFE/d)	400		900
烟酸(mg NE/d)	16	13	30/280
胆碱(mg/d)	500(AI)	400(AI)	2500
生物素(μg/d)	40		—
维生素C(mg/d)	100		1800

附表 5 中国 16～49 岁人群膳食营养素参考摄入量

能量或营养素	RNI 男	RNI 女	AMDR
能量(MJ/d)			
PAL(Ⅰ)	9.41	7.53	—
PAL(Ⅱ)	10.88	8.79	—
PAL(Ⅲ)	12.55	10.04	—
蛋白质(g/d)	65	55	—
总碳水化合物(%E)			50～65
添加糖(%E)			<10
总脂肪(%E)			20～30
饱和脂肪酸(%E)			<10
n-6 多不饱和脂肪酸(%E)			2.5～9.0
亚油酸(%E)	4.0		—
n-3 多不饱和脂肪酸(%E)			0.5～2.0
α-亚麻酸(%E)	0.60(AI)		—
DHA+EPA(g/d)			0.25～2.0

营养素	RNI 男	RNI 女	PI	UL
钙(mg/d)	800	800		2000
磷(mg/d)	720	720		3500
钾(mg/d)	2000	2000	3600	
钠(mg/d)	1500	1500	2000	
镁(mg/d)	330	330		
氯(mg/d)	2300	2300		
铁(mg/d)	12	20		42
碘(μg/d)	120	120		600
锌(mg/d)	12.5	7.5		40
硒(μg/d)	60	60		400
铜(mg/d)	0.8	0.8		8
氟(mg/d)	1.5	1.5		3.5
铬(μg/d)	30	30		
锰(mg/d)	4.5	4.5		11
钼(μg/d)	100	100		900

营养素	RNI 男	RNI 女	PI	UL
维生素 A(μgRAE/d)	800	700		3000
维生素 D(μg/d)	10	10		50
维生素 E(mgα-TE/d)	14	14		700
维生素 K(μg/d)	80	80		
维生素 B_1(mg/d)	1.4	1.2		
维生素 B_2(mg/d)	1.4	1.2		
维生素 B_6(mg/d)	1.4	1.4		60
维生素 B_{12}(μg/d)	2.4	2.4		
泛酸(mg/d)	5.0	5.0		
叶酸(μgDFE/d)	400	400		1000
烟酸(mgNE/d)	15	12		35/310
胆碱(mg/d)	500	400		3000
生物素(μg/d)	40	40		
维生素 C(mg/d)	100	100	200	2000

附表6 中国50~64岁人群膳食营养素参考摄入量

能量或营养素	RNI 男	RNI 女	AMDR
能量(MJ/d) PAL(Ⅰ)	8.79	7.32	—
PAL(Ⅱ)	10.25	8.58	—
PAL(Ⅲ)	11.72	9.83	—
蛋白质(g/d)	65	55	—
总碳水化合物(%E)	—		50~65
添加糖(%E)	—		<10
总脂肪(%E)	—		20~30
饱和脂肪酸(%E)	—		<10
n-6多不饱和脂肪酸(%E)	—		2.5~9.0
亚油酸(%E)	4.0(AI)		—
n-3多不饱和脂肪酸(%E)	—		0.5~2.0
α-亚麻酸(%E)	0.60(AI)		—
DHA+EPA(g/d)	—		0.25~2.0

营养素	RNI 男	RNI 女	PI	UL
钙(mg/d)	1000		—	2000
磷(mg/d)	720		—	3500
钾(mg/d)	2000(AI)		3600	—
钠(mg/d)	1400(AI)		1900	—
镁(mg/d)	330		—	—
氯(mg/d)	2200(AI)		—	—
铁(mg/d)	12		—	42
碘(μg/d)	120		—	600
锌(mg/d)	12.5	7.5	—	40
硒(μg/d)	60		—	400
铜(mg/d)	0.8		—	8
氟(mg/d)	1.5(AI)		—	3.5
铬(μg/d)	30(AI)		—	—
锰(mg/d)	4.5(AI)		—	11
钼(μg/d)	100		—	900

营养素	RNI 男	RNI 女	PI	UL
维生素A(μg RAE/d)	800	700	—	3000
维生素D(μg/d)	10		—	50
维生素E(mg α-TE/d)	14		—	700
维生素K(μg/d)	80		—	—
维生素B$_1$(mg/d)	1.4	1.2	—	—
维生素B$_2$(mg/d)	1.4	1.2	—	—
维生素B$_6$(mg/d)	1.6		—	60
维生素B$_{12}$(μg/d)	2.4		—	—
泛酸(mg/d)	5.0		—	—
叶酸(μg DFE/d)	400		—	1000
烟酸(mg NE/d)	14	12	—	35/310
胆碱(mg/d)	500	400	—	3000
生物素(μg/d)	40		—	—
维生素C(mg/d)	100		200	2000